Jennifer Wright

ジェニファー・ライト［著］
鈴木涼子［訳］

世界史を変えた13の病

History's Worst Plagues and the Heroes Who Fought Them

世界史を変えた13の病

目次

「自然なものは病原菌だ。つまり――健康、無傷、(言うなれば)清潔――はすべて人間の意志、不断の用心の産物である」

アルベール・カミュ著『ペスト』

「ぞくぞくする。どんどん激しくなって。もう止まらない」

ジョン・ファーラー作『グリース』挿入歌「愛のデュエット」

はじめに

疫病について本を書いていると話すと、知人たちは現代的なひねりを加えたらどうかと善意から勧めてくる――「ほら、携帯電話ばかり気にしてしまうこととか」。自撮りに関する章を入れろとか。

わたしはこう答える。「いいえ、わたしが関心を持っているのは、全身に腫れ物ができるような疫病なの。あなたの愛する人たちが大勢、数カ月以内に人生の盛りでばたばたと死んでいくような。なすすべはなく、誰もが死に、何もかも死滅して、世界が死骸だらけの広大な荒れ地になってしまうような。そうだ、ぞっとするような写真があるから見せてあげる」

すると、彼らはこう言う。「ちょっと飲み物のお代わりを取りに行くわ」

だから、あなたがこの本を手に取ってくれたことが本当にうれしい。わたしが熱心に話しても、過去の病気の話を聞きたがる人は誰もいないということがよくあるから。その理由は主に、疫病がとても気味が悪くて、遠い世界の出来事に思えるからだろう。自撮りが好きだという話をするほうが無難だ。楽しいし、わたしも友人の笑顔の写真を見るのは好きだ。生き生きとした姿を。

わたしたちの住む世界では多くの人にとって、〝疫病〟という言葉が驚くほど意味を持たないように思える。疫病について考えたとしても、汚れた小屋や、六年生の教科書を連想するくらいで、たとえば映画マニアなら、あきれるほどチェスが好きな死神を思いだす。先進資本主義国の人々は、自分は老人ホームで九〇歳で死亡すると思っているようだ。それにはもっともな理由がある。状況が変わらなければ、二〇〇〇年に生まれた子どもたちの五〇パーセントが一〇〇歳まで生きる。

状況が変わらなければ。

わたしたちはあり得ないほど幸運な時代に生きている。先進資本主義国では、健康だった若者が何千人も死んでしまうような——治療法が不明の——病気は、およそ三〇年近く発生していない。この幸運が尽きるかどうかはわからない——続くことを願っているが、過去に続いたことはない。この不愉快な事実を忘れてしまいたい。そうすれば心が落ち着くし、おそらくそれが人の性だ。だが過去の疫病を無視し、無知でいると、いつか必ず発生する疫病に対してますます脆弱になる。

疫病が発生すると、驚くほどうまく対処する人がいる。そういう人々が周囲の死や破滅を最小限に抑えるのだ。彼らは心優しく勇敢で、人間の最良の本質を示してくれる。

その他の人々は迷信深く常軌を逸した行動を取って、死者の数を増やす。

あいにく、わたしには病気を撲滅するワクチンや治療法について語れるような科学的知見がない。わたしは未来のノーベル賞受賞者に感銘を受け、応援してはいるが、本書はそういう人々のためだけのものではない。なぜなら、疫病にすばやく対処できるかどうかは、医師や科学者の努力だけにかかっているわけではないからだ。週末に朝寝坊し、映画を観て、フライドポテトを食べて、ありふれた楽しいことをするのが好きな人々、つまり、わたしたち全員にかかっているのだ。危機の際に文明人がうまくやっていけるかどうかは、科学者でない一般市民の反応の仕方と深く関わっている。本書で考察する、疫病に対して講じられるさまざまな対策は、驚くほどわかりきったことに思えるだろう。たとえば、罹患者を罪人と見なして、文字どおりにしろ比喩的にしろ火あぶりにしてはならない。この意見にはみな、建前としては同意するだろう。だが、新たな疫病が発生したとき、わたしたちは三〇〇年前とまったく同じ過ちを犯す。

最近読んだ歴史書に、過去を現代の視点から見るべきではないと書いてあった。異なる時代をまったくの別物として考えるのだ――鎖状のソーセージのように。作者は時間の原理に対する理解の根本的な欠如を示しているのだと、わたしは思った。過去はガラス鐘の下に存在するわけではない。過去の時間やアイデア、そして悲劇が現在に流れこんでいるのだ。悲しいかな、現在まで残ったアイデアが、最良のものばかりとは限らない。たとえば、ユダヤ人が井戸を汚染して腺ペストを広めたのだから、彼らを嫌うのは当然だといまだに思っている人がいる（本書で考察するが、これは不可能だ）。食事の用意をしてくれる人が手をきちんと洗っているかどうか心配するのは、接触感染症を媒介した料理人、メアリー・マローン、別名腸チフスのメアリーと大きな関係がある。過去の時間がそれほど自然に現在に浸透しているのなら、現在の時間も過去を理解する役に立つかもしれない。結局、過去は現在に劣らず不合理なのだ。どちらの時代も人間からなっている。

わたしの大きな願いのひとつは、現代の人々が過去の人々を親しい（あるいは腹立たしい）知人と考えて、アドバイスを求めることだ。過去の人々が無味乾燥な教科書に出てくる二次元の白黒写真や線画ではないことを、人は簡単に忘れてしまう。彼らは単なるシルクハットをかぶって青白い顔をした人ではない。彼らは生きて、呼吸をして、ジョークを言い、げっぷをする人間で、うれしかったり悲しかったり、面白かったり退屈だったり、冷淡だったりした、あなたが人生で出会う最も時代遅れの人なのだ。彼らはみな、自分たちが現代に生きていると考えていた。それゆえに、過去の人々も現在の人々と同様に、利口で親切で医学の天才であると同時に、まったく退屈な人間ということもあり得るのだ（ジョン・スノウの演繹が優れている一方、一〇分以上話をしたいと思える相手ではないと確信できるという事実を、わたしはどうにか受け入れようとしている）。魅力的でカリスマ性を持つ社会病質者もいる（ウォルター・ジャクソン・フリーマン二世は魅力的とまでは言わないまでも、人に好かれていた。下品で、首に奇妙なペニスリングをつけていた。嫌われる理由はたくさんあったはずだ）。

本書に登場する人々を、生気のない〝歴史的人物〟ではなく、人間と考えてほしい。そうすれば、彼らに対する個人的な意見を持てる。わたしたちと彼らのあいだにそれほど違いはないのだ。そして、驚くほど愚かな知識人が何を言おうと、過去の人々やその関心事は、現在のそれと同様、必ずしも高尚なわけでも真面目なわけでもなく、軽薄でばかげている。ポップカルチャーについて知っているからといってばかげているわけではない。自分の生きる世界に関心を持っているということだ。結核患者はアリゲーター猟師になるべきだと考えた人物を知ったあとで、過去の人がみな深い尊敬に値する真面目な人だと考えるのは不可能だ。

過去を解明することで――過去を笑い、過去に関する情報を、好きなテレビ番組について話をするときと同じくらい熱心に検討することで、いっそう幸せになれるとわたしは期待している。なぜなら、新たな疫病が発生したときに進み出るのが、ツイードの上着を着て、えせイギリス訛りで、(水銀を愛し、女を嫌った)パラケルススを論じる高齢の学者だけだと思うと我慢ならないからだ。次の疫病が発生したとき――発生しないと考えるような楽天主義ではない――に生じる難題の多くは、過去と同じものだろう。現代と未来の人々の最大数が、本書に登場する優れた人物のように冷静沈着に病気に対処すれば、はるかによい状態になるはずだ。率直に言うと、ツイードの上着を着て、訛りが出たり出なかったりする人は真っ先に死ぬだろう。

わたしがこの病気の研究に没頭しているのは、過去に病気とどのようにして闘ったかを知ることが未来に役立つと考えているからである。未来まで生きるつもりなら、みなさんも同じように考えてくれることを願っている。非常に分が悪いが、人類の歴史の暗い時代について読み、学ぶことを楽しいと感じてもらえるよう努力する。

アントニヌスの疫病
医師が病気について書いた最初の歴史的記録

朝起きると、生きていること——息をし、考え、楽しみ、愛する
ことができることのありがたさを実感する。

マルクス・アウレリウス

ときどき——同意した成人たちがヴィクトリア時代は禁じられていたであろう方法でセックスをしていたと語られるときは頻繁に、テレビのコメンテーターは首を横に振り、その行動がどのようにしてローマ帝国の滅亡につながったかについて論じる。そういった専門家たちはしばしば、思いやりや人類の仲間への慈悲、社会的道徳観の進歩的な流れに対する理解が乏しいように思われる。そして、〝ローマ帝国の滅亡〟についてもきちんと理解できていないと断言できる。

誤解のないように言っておくと、ローマ帝国が滅亡したのはみんながセックスしていたからではない。〝セックスの時間が多すぎて〟没落した文明はない——例外は一八四八年のバイエルン王国だが、その話は（面白いが）無関係だ。

ローマ帝国の滅亡は、同性愛者の心あたたまる結婚がきっかけとなったわけではない。一六〇年

代に発生した疫病とともに始まったのだ。ちょうどその頃、ローマ人は権力の絶頂にあり、巨大帝国はスコットランドからシリアまで広がっていた。

そのような巨大帝国を手に入れ、守ることができたのは、ローマ軍が強大だったからだ。一六〇年頃には二八の軍団《レギオン》が存在し、各レギオンは五一二〇人の兵士からなっていた。志願兵は二五年間、服役したあとは、退役して約一四年分の高額の年金給付を受けられる。兵士の数が一四万三三六〇名でも少ないと考えられたときは（ちなみに現在のアメリカには現役の兵士がおよそ五二万人いる）、軍隊の約六〇パーセントを占める追加の補助軍が存在した。補助軍はしばしば非市民で構成され、兵役を無事勤め上げると、ローマ市民権が与えられた。

ここで、疑問がわくかもしれない。軍隊にいて二五年も生き延びられるだろうか？　一三五年から一六〇年のローマ兵だったら、生き残るチャンスはそこそこあった。正確な数は不明だが、その時期は比較的戦争が少なかった。戦う必要さえなかったかもしれない。スタンフォード大学のウォルター・シャイデル教授によると、「おそらく、一六〇年頃に第七軍団クラウディアから除隊した二三九名の退役軍人（二年分の除隊）は、二五年、または二六年の兵役中、実際の戦闘活動に参加しなかった[1]」

その軍団は、二五年ものあいだ戦闘に加わらなかったのだ。彼らは笑いものになったに違いない。しかし、いいことだ！　一度も戦わずにすんだのだから！

戦っていたら、ローマ軍は驚くほど、そしておそらく不必要なまでに万全の装備で臨めただろう。

軍団兵には、ロリカ・セグメンタタという、細長い金属板で作られたきわめて柔軟な鎧が支給された。一世紀の歴史家ヨセフスは、見事に盛装したローマ軍を次のように描写している。「彼らは静かに正しい順序で前進し、それぞれ戦闘と同様に特定の位置を維持する。歩兵は胸甲とかぶとを装着し、両脇に剣をつけている。将軍を護衛する歩兵は投げ槍と長方形の剣を携帯している。さらにのこぎりとかご、シャベル、斧、革砥、大鎌、鎖、三日分の食料も」[2]アーミーナイフを携帯しているも同然だ。

つまりローマ軍には、すばらしい鎧を装備し、一流の訓練を受けた兵士が大勢いて、一部の者たちには常に三日分の食料が支給されていた。その直後に、戦争に負け始め、ゲルマン民族に都市を明け渡すようになった。

ゲルマン民族は装備が非常に立派だったから、ローマ帝国の軍隊に勝てたのだろうと最初は思っていた。さいわい、タキトゥスが事実を明らかにしてくれた。ゲルマン民族はほとんど裸で戦ったのだ。あるゲルマン民族について、タキトゥスはこう記している。「彼らは裸か、小さなマントでわずかに覆われている。装備を誇ってはいない。盾はえり抜きの色で装飾されているだけだ。鎖かたびらを支給されている者はほとんどおらず、かぶとやヘルメットをかぶっているのも稀だ」[3]ゲルマン民族の盾は技巧的に劣っていると、ページを割いてばかにしているのが特に気に入った。『ブリタニカ百科事典』は非常に有用な特異性の一例で、タキトゥスを支持し、ゲルマン民族は六世紀になるまできわめて装備が不充分だったと説明している。

主な武器は長い槍で、剣を携帯している者はごくわずかだった。かぶとや胸甲はほとんど知られていなかった。木か小枝で作られた軽い盾を鉄で縁取ったものや、革で強化したものが、唯一の防御用武器だった。装備が不充分だったから、ゲルマン民族は重武装のローマ軍に、迅速で激しい突撃を行った。接近戦が長引き、軽い盾と槍対剣と鎧の戦いになると、ゲルマン族が勝つ見込みはほとんどなかった。[4]

装備が劣っていたにもかかわらず、ゲルマン民族は驚くほど勇敢だった。女性も男性と一緒に戦い、子どもが加わることもあった。多くの人にとって、名誉の戦死を遂げることが一番の望みだった。一九世紀の歴史家、ジョン・ジョージ・シェパードはゲルマン民族について次のように述べている。「しばしば負けたが、決して征服されることはなかった。波は引いても潮が満ちた。目的を達成するまでそれにしがみついた。笏と玉をローマ人の手からもぎ取って、現在まで持ち続けている」[5]ゲルマン民族は数で圧倒され、鎧や武器の面でも劣っていたにもかかわらず、ローマ帝国を攻撃し続けた。戦う覚悟ができていて、戦うために生きていた。紀元前一〇一年にガイウス・マリウス将軍に負けて以来ずっと、ローマ帝国の国境を突破できなくとも、脅かし続けていた。彼らが攻撃したことが驚きだと言っているわけではない。勝てるはずがなかったと言っているのだ。論理上、いまもなお世界一の軍隊が、おそらくモグラ色の盾を持ったほとんど裸の人たちに負けるはずがない。

だが、ゲルマン民族には世界一強力な味方がいた。人間ではない。アントニヌスの疫病だ。ローマ軍が旅した領域に彼らの破滅の原因があることが判明した。この疫病は一六五から一六七年頃にメソポタミアからローマに伝わった。その地域で戦っていたローマ軍が故郷に持ち帰ったのだ。ローマに到来したその疫病は、悪夢だった。病気に慣れていた人々の基準から見ても。

ローマ文明の崩壊に続く暗黒時代に比べると、ローマは技術的に進歩していたと考えられているが、充分ではなかった。公衆トイレはあったものの、公共下水道につながっている個人住宅はほとんどなかった。多くの人が排泄物を直接通りに捨てた。ティベリス川は氾濫しがちで、つまり、ときどきクソの川（これしか明確に表現する方法がないのでご容赦を）が通りを流れた。さらに、人々は浴場を使用したものの、風呂の水は殺菌されず、しばしば細菌を含んでいた。ご推察のとおり、マラリアや腸チフス、赤痢、肝炎、これらはすべてこの時期に蔓延したが、エドワード・ギボンいわく、「人類は最も幸福で繁栄した」。ギボンに少しは理解を示すべきとはいえ（ギボンは一七七六年から『ローマ帝国衰亡史』を出版し始めた）、ちゃんとした屋内トイレができる前の時代を輝かしい時代と言うのはばかげた妄想だ。現代の歴史家、フランク・マクリンは、『マルクス・アウレリウス、人生　*Marcus Aurelius, A Life*』で次のように述べている。「マラリアやその他の死に至る病は恐ろしかったが、ローマ人はそれらを日常生活の一部として受け入れた。奴隷やその他の地に呪われたる者たちはすでに生ける屍のような生活を送っていたので、死神がやってきてもあまり狼狽しなかったのかもしれない。だがマルクス・アウレリウスの治世下にローマを襲った〝疫病〟は、それまでローマ人が経験したものとは、程度の面でも種類の面でもまったく異なるものだった」[6]

この疫病の性質について知られていることの多くが、マルクス・アウレリウスお抱えの医師、ガレノスの記述によるものだ。実際、アントニヌスの疫病は、ガレノスの疫病と呼ばれることもある。

ガレノスは優れた医師だったが、度胸はそれほどなかった。何よりも自己アピールに長けていた。歴史家のフランク・マクリンによると、ガレノスは自力で出世したと言い張り、非常に裕福な家の出で、多数の地所やきらびやかな人脈を受け継いだことについては口をつぐんでいた。議論に勝つために陰険な方策を使い、自身の業績を高めるのに熱心だった。性格の面では、古代ローマのドナルド・トランプだ。そして、病気のこととなるといくぶん臆病だった。生きるか死ぬかの状況で、臆病になるのが普通だと思う。理性的な自衛本能によく似ているとも言える。わたしも疫病が発生すれば、弱って意気地がなくなるに違いない。しかし、医師がそれでは困りものだ。

ガレノスはあと少しで、この疫病についてまったく記録しないところだった。一六六年に病気が流行し始めると、ローマから、それほど病気が蔓延していない田舎へ逃げだしたのだ。ローマを離れたのは怖くなったからではなく、ほかの医師たちがみな腕のいい彼をひどくねたむので、ローマの居心地が悪くなったからだと主張している。一六六年から一六八年にかけてガレノスがいた正確な場所は不明だが、一六八年にアクイレイア（現在のイタリアの北アドリア海）にいたマルクス・アウレリウスに呼び戻された。一年後、その地域で病気がますます流行すると、ガレノスはマルクス・アウレリウスに、アスクレーピオス神が夢に現れ、ガレノスはローマに絶対に戻るべきだと告げたと言った。夢のなかで頻繁に神と話をし、医療問題に関して数多くの助言をもらっていたそうだ。〃神のお告げがあった〃と言い訳して危険を避けるくらい、ガレノスならやりかねないが、彼が本当にお告げを信じていた可能性もある。マルクス・アウレリウスはガレノスがローマに帰ることを許可し、ガレノスはそこでのちの皇帝コンモドゥスのお抱え医師として生涯を過ごした。とても幸福な人生を送ったらしく、八〇代まで生きた。平均寿命が短かった時代としては、大往生である。

わたしたちにとってはさいわいなことに、ガレノスは最大限に努力したにもかかわらず、アントニヌスの疫病と関わり合いにならないようにするという目論見は破れ、それについて研究し、綿密に記録した。その記録から、この病気の症状と進行に関する詳細を知ることができる。患者は突然全身に小さな赤い斑点が現れ、一日か二日後に発疹に変化する。その後二週間、単純疱疹ができたあと、かさぶたになってはがれ、全身に灰のような外観が残る。また患者は熱を出すが、顕著なものではない。ガレノスによると、「この疫病の患者に触れてもあたたかくも熱くもないが、トゥキュディデスの記述どおり、体の内側で激しい熱が生じている」[7]

トゥキュディデスの記述とはおそらく、後述の紀元前四三〇年にアテネの人口の約三分の二を死滅させたアテネの疫病のことだろう。無理からぬことだが、このふたつの病気は同じものだと考えたのかもしれない。六〇〇年前に書かれたものにさりげなく言及できるとは！　歴史書を読むことはすばらしい！　とはいえ、患者が高熱を出して死ぬという点のほかに、このふたつの疫病にほとんど共通点はない。今日では、アテネの疫病は腺ペストかエボラウイルスだったと一般に考えられている。一方、アントニヌスの疫病は天然痘だったのではないかと、現代の医師は推測している。それでもなお、アテネの疫病は黙示録的な出来事と見なされているため、トゥキュディデスに言及する価値はある。トゥキュディデスは次のように述べている。

死亡率がどんどん上昇した。死にかけている人が積み重なり、半死半生の人間がよろよろと通りをさまよい、水を求めて泉という泉に群がった。寝泊まりしていた聖地にも、そこで死んだ人々の死体があふれた。疫病が蔓延し、自分の行く末がわからなくなると、神聖だとか冒瀆だとか、何もかもどうでもよくなったのだ。[8]

このふたつの疫病を比較することによって、ガレノスはアントニヌスの疫病の規模を表している――著しく誇張しているのでない限り。彼の性格からすると、その可能性もなくはない。だがガレノスは目立ちたがり屋だったとはいえ、自身の技術のすばらしさを別にすれば、故意に誤ったことを述べることはなかった。

ガレノスはトゥキュディデスに比べて、〝自分の〟疫病で歴史的・社会的影響を与えることに興味はなかった。彼の記述は、特定の病気の進行の仕方、患者の生存率を示す要因に焦点を絞っている。「黒い便はその病気の患者の症状で、生き延びるか死亡するかにかかわらず……便が黒くなければ、必ず発疹が出た。黒い便を排泄した患者は全員死亡した」[9]このような記述はすばらしい。歴史家ではなく医師として病気について書かれた最初の歴史的記録のひとつである。その情報に愛する人を看護する人々は強い関心を持っただろう。病人の顔が黒くなれば、葬式の準備を始めたほうがいいという程度に。

現在、専門家たちは、疫病の正確な性質を確定するために、ガレノスが書いたものを調べている。彼の正確な記述を通して、アントニヌスの疫病の最初の症状（疱疹）が出た約二週間後に、舌と喉が発疹で覆われたとわかる。また、多くの患者が血を吐いたと書かれている。ある患者はかさぶたを吐いたと記述されているが、これほど不快な描写はほかにないかもしれない。

恐ろしい病気に聞こえるだろうが、必ずしも死に至るわけではない。ガレノスが呼ぶところの「黒い発疹」が出れば、生き延びる可能性は充分にある。発症してから一二日目にベッドから起き上がった患者のことを、ガレノスはうれしそうに述べている。

> 下痢を患って生き延びた患者は、全身に黒い発疹が現れた。単純疱疹で腐敗した血液の残物が原因で、体に灰が積もったかのようだ。潰瘍を生じた患者の一部は、痂皮と呼ばれる表面の部分がはがれ落ち、残りの部分は健康で、一、二日後に瘢痕化する。潰瘍を生じなかった部分は、発疹がざらざらしていてかさぶたで覆われ、それが殻のようにはがれ落ちてすっかり健康になる。[10]

ローマの衰亡につながったこの疫病が発疹チフスか麻疹か天然痘かについて、現在議論が分かれている。わたしは天然痘チームの一員だ！
とはいえ、その病気がなんだったにせよ、当時の人々にとってたいした違いはなかった。どの病気も治療できるような薬はなかった。一六〇〇年以前は、どんな種類の病気も区別するのが難しく、急速に広まるエピデミックはすべて単に疫病と呼ばれた。

アントニヌスの疫病の総死亡者数についての議論も続いている。フランク・マクリンによると、「すばらしい数々の研究のあいだを取ったとしても、総死亡者数は一〇〇〇万人をくだらない」[11] おそらくもっと多かった！ マクリン自身は、一八〇〇万人くらいと推定している。一八九年の後半の最盛期に、ローマでは一日に約二〇〇〇人が死亡したと、カッシウス・ディオは言っている。どの概算も圧倒的な死亡者数を示している。

この病気の治療法や予防法を効果はさておき伝えられたらいいのだが、それはできない。一六六年のことで、楽観論はまだ存在しなかった。ローマの人々は治癒を祈ったかもしれないけれど、望めるのはせいぜい、誰かが社会を最低限機能させ続けてくれることくらいだった。なぜなら、どの時代の市民だろうと、神殿に死体が山積みになったアテネの疫病を繰り返したくはないからだ。歴史上のほぼすべての疫病において、通りから死体を除去するだけで、強力なリーダーシップのある人物が必要となる。

ローマは幸運だった。指導者はマキャヴェッリに五賢帝と評された皇帝の最後のひとり、マルクス・アウレリウスだ。彼はガレノスを雇っていた皇帝というだけでなく、おそらくみなさんよくご存じの哲学――ストア哲学を実践していた。ご存じなくても、哲学基礎の授業を取っている大学一年生がそのうち熱心に教えてくれるだろう。端的に言えば、ストア哲学の基本的な教義は、理性を働かせ、感情――特に怒りや強欲といった負の感情よりも抑制を重んじることである。自然と調和し、死のような存在の変えられない面の覚悟をするよう努力する。マルクス・アウレリウスは著書『自省録』で、この哲学を見事に要約している。「早朝に自分自身に言い聞かせなさい。わたしは今日、詮索好きで、恩知らずで、暴力的で、不誠実で、嫉妬深く、無情な人々に会うだろう。それらはすべて、真の善悪に対する無知から生じる。だがわたしは善悪の本質を知っているから、悪に巻きこまれることはなく、それらに傷つけられることもない。また、力を合わせるために生まれてきたのだから、親類に腹を立てることも憎むこともない[12]」。

ストア哲学者は、世俗的なつかの間の楽しみではなく、論理や理性に従おうと努力した。ストア哲学を実践すれば、人はより平穏で分別のある人生を送ることができると考えられていた。この哲学のせいで、マルクス・アウレリウスに親しみを感じにくいと思う市民もいたが、全体として、ストア哲学はわかりやすく実際的で、人気があった。たしかに、危機的な状況においては非常に役立ちそうだ。

時が経つにつれて、ローマの人々はみな、このストア哲学の宣伝文句に「ノー」と首を横に振ったのだろう。疫病が発生するやいなや、ローマ市民は穏やかで理性的なストア哲学を捨て去り、魔術を信じてキリスト教徒を殺害するようになったのだ。

神秘主義者であるアボノテイコスのアレクサンデルのような行商人が登場し、玄関に吊るす役に立たないお守りを売りまわった。お守りには、「長髪のポイボスが悪疫の影を追い払う」[13]というような簡単な文章が書かれた護符が入っていた。アレクサンデルは財をなし、有名になった。当然だ。疫病の発生時に、人々の不安につけこんで偽りの期待を抱かせるペテン師はたいていそうなる（〝社会病質者のキャリアアドバイス〟だ）。

人々はお守りを買い集めるほかに、キリスト教徒がオリュンポスの神々の怒りを買い、病気をもたらしたのだと非難した。ばかげた主張だ。『子どものためのドーレアのギリシア神話 *D'Aulaires' Book of Greek Myths*』を読んだ人なら誰でも、オリュンポスの神々は、「帝国に膿疱や死に至る病をもたらす」よりも、「自分を美しく表現しすぎた罰として女性を蜘蛛に変える」とか、「性行為中の人々を網でとらえる」というような方法で怒りを表すと知っている。だが、キリスト教徒は格好のスケープゴートだった。マルクス・アウレリウスはすでにキリスト教徒をしきりに殉教したがる愚か者と見なして軽蔑していた。ゆえに当時、彼らは実にひどい扱いを受けていて、『フォックスの殉教者伝 *Foxe's Book of Martyrs*』では「第四の迫害」と呼ばれている。

マルクス・アウレリウスが西暦一六一年頃に即位した。厳格で、哲学と民政の研究は実に立派だが、キリスト教徒に対しては無情で手荒く……この迫害の残酷さに見物人の多くは恐怖で震え、殉教者の勇敢さに驚いた。殉教者はすでに傷を負っている足で、とげや釘、鋭い貝殻などの上を歩かされたり、腱や血管がむきだしになるまで鞭で打たれたりした。そして、想像し得る最もつらい拷問を受けたあとは、最も恐ろしい死を迎えた。[14]

歴史上、宗教的少数派を迫害することは、常に浅はかな行為だった。歴史家が「当時Xグループを苦しめれば歴史の流れに乗っていた」と言っている例に出くわしたことはない。マルクス・アウレリウスは、脆弱な市民を守るために何かすべきだった。だがしなかった。彼らを嫌っていたし、ほかに早急にやらなければならないことがあった。

宗派の迫害を暗黙のうちに、あるいは公然と容赦する一方、マルクス・アウレリウスは疫病に対して落ち着いて対応した――わたしたちも、たとえばタイム・ワーナー・ケーブルに電話するときは見習うべきだ。住みよい都市を維持するため、ただちに新しい法律を次々と成立させた。たとえば、屋敷を巨大な墓にすることを禁じた。葬儀に出席する者はみな召喚を免除され、疫病で死亡した庶民は公費で埋葬された。ほかの人の墓にするために死体を掘り起こしてはならないという法律が可決された（法律を制定する必要があるくらい一般的なことだったらしい）。埋葬の需要が増加し、葬儀屋が法外な料金を請求していたため、こういった法律は重要だった。繰り返すが、疫病発生時の統治者の主な責務は、通りに死体が山積みにならないようにすることである（そうしないと非衛生的だし、人々がパニックを起こすから）。

都市の死よりも恐ろしいのは、軍人が罹患して死んでいくことだった。休暇で故郷に帰った兵士が病気を野営地に持ち帰り、ほかのレギオンにうつした。よりによって大変なとき（ゲルマン民族の活動がいよいよせわしくなり、ドナウ川を渡ろうとしていた）に、著しい人手不足となった。

一六七年には、マルコマンニ族率いるゲルマン民族がローマの領内に侵入した。ゲルマン民族がイタリア半島への侵攻に成功したのは、約二五〇年ぶりのことだった。彼らはオデルッォを破壊し、続いて当時世界最大の都市に数えられたアクイレイアを包囲した。

マルクス・アウレリウスは国境へ行った。やむなく、疫病で死亡した兵士の穴を埋めるため、剣を持てる者なら誰でも軍隊に入れた。

そのなかには剣闘士もいた。もっともですばらしいアイデアに思える。剣闘士は戦い方を知っている！　戦うのが非常に得意だ。だがあいにく、この政策はローマの人々を激怒させた。彼らは剣闘士の試合が大好きで、同国人が大勢死んでいくだけでも最悪なのに、マルクス・アウレリウスがスポーツ界のヒーローを戦いに送りだしてしまったのだ。剣闘士はほとんど残っておらず、試合はめったに行われなくなり、観戦料金が高騰した。〝パンと見世物〟に対する社会のニーズは、疫病が発生してもなくなることはなかった。それどころか、不安定で恐ろしい時代こそ、人々はより現実逃避できる娯楽を求める。マルクス・アウレリウスはこの混乱に対処するため、当局を説得して、すでに死刑が宣告された罪人を大衆の娯楽のために闘技場で戦わせ、費用は政府が負担すると約束した。また、動物を使った娯楽も用意し、何百頭ものライオンを射手に撃たせた。ここでもキリスト教徒はひどい目に遭った。二世紀の学者、テルトゥリアヌスは、「クリスティアノス・アド・レオネム」――大まかに訳すと「キリスト教徒をライオンに投げだせ！」――という叫び声を回想している。恐ろしいことだ。だが、訓練された剣闘士が国境を守り続けるあいだ、そういった方法で大衆の流血への欲望を満たしていた。

マルクス・アウレリウスはまた、盗賊にも報奨金を出して軍隊に入隊させた。解放された奴隷や、敵であるゲルマン民族さえも採用した。盗賊の採用の問題点は明らかである。彼らは無法者で、軍隊の厳しい規則に従うのが得意とは言えない。ゲルマン民族の採用の問題点は、ローマの兵士の反応に関係する。解放された奴隷を入隊させるほうが問題が少ないように思えるが、自由を与えられた理由は、年を取ってその世話をする金を主人が支払いたがらなかったというのが多かった。つまり、マルクス・アウレリウスは、かつては強力だったローマ軍を、テレビドラマ『ゲーム・オブ・スローンズ』（二〇一一年から現在）の冥夜の守人《ナイツウォッチ》に変えてしまったのだ。

疫病で軍隊の規模が縮小したことを考えれば、こういった手段はすべて必要で実際的だった。とはいえ、死んだ仲間の代わりに八〇代の元奴隷や馬泥棒が入ってきたら、それまで世界一栄えある軍隊で二〇年戦ってきた兵士は、ローマにおける軍隊の地位は劇的に変化したと感じたかもしれない。

経済的な問題ものしかかっていた。疫病のせいで軍事費が上昇し続けた。ある部隊は、それまでの二倍の新兵を必要とした。一方、疫病によって政府が所有地から得る収入が著しく減少した。市民が病気にむしばまれているときに、ブドウ園の収益を伸ばすことは二の次になる。ローマ帝国は赤字に追いやられた。

そこで、マルクス・アウレリウスはトラヤヌスのフォルムで皇帝の財産を売るという、驚くべき策に出た。四世紀の歴史家、エウトロピウスによると、皇帝は——。


神聖なトラヤヌスのフォルムで皇帝の家具のオークションを行い、金や水晶、ムラ石の杯、王室の花瓶、皇后のシルク、金の刺しゅう入りの服、宝石まで売り……販売は二カ月続き、皇帝の意志に従ってマルコマンニ戦争を遂行して大量の金を獲得し、希望者に購入したものを返品して返金してもらう許可が与えられた。購入者が返品しようとしまいと、皇帝は問題にしなかった。[15]

統治者がガレージセールで戦費を調達するなどにわかには信じがたいが、古代ローマは驚きに満ちている。

少なくとも一時的には、オークションは成功した。マルクス・アウレリウスは国境の危機に対処するため、新たな防御地帯、イタリア・アルプス哨兵線を張った。敗北もあったが（たとえば一七〇年、カルヌントゥムの近くで、バルロマル率いるマルコマンニ人に二万人のローマ兵士が殺された）、一七二年にはマルコマンニ族は征服された。残りの交戦族（クワディとサルマタイ）と平和条約を結び、約一六万人のローマ人捕虜が解放された。[16]（わたしは最後の文章を、読者だけでなく自分自身のためにつけ加えた。数字が大きすぎて、読み間違えていないかどうか繰り返し確認している)。

マルコマンニ戦争で、ローマは最終的に勝利した。マルクス・アウレリウスの記念柱を訪れれば(そして非常に高いはしごか高性能の双眼鏡を持っていれば)、皇帝に降伏する蛮族の王子の彫刻を見ることができる。

ローマ人は結局は勝ったのだ。だが、ゲルマン民族が何十万人ものローマ人をとらえ、ドナウ川を渡って、古代ローマの人々にとってきわめて重要だった不死身のローマという概念をぶち壊した。ここでテレビドラマ『ザ・ホワイトハウス』(一九九九年から二〇〇六年)から引用しよう。ジョサイア・バートレット大統領の次の言葉は、歴史的に正確である。「二〇〇〇年前、ローマ市民は危害を加えられる心配なく世界じゅうを歩けた。『わたしはローマ市民だ』という言葉に守られ、この世を無事に歩くことができたのだ。すばらしいのは、市民のひとりにでも危害を加えれば、ローマに報復されるということが広く理解されていたことだ」あなたはこう思うかもしれない。「それは歴史的に正確ではないよ、ジェニファー。才能はあるけれども変わり者の『ザ・ホワイトハウス』の脚本家、アーロン・ソーキンが好きなように書いたことで、バートレット大統領のその台詞をきみが気に入っただけだ」だが、ローマの法律家、キケロが、アクイレイアが没落する約二〇〇年前に、この権利意識について述べている。ウェレスという名の司令官を、ローマ市民を拷問した罪で起訴したときのことだ。

苦しみのさなかにあるその哀れな男から、うめき声も、どんな感情も発せられることはなく、打撃の音の合間に『わたしはローマ市民だ』という言葉のみが聞こえた。市民であることを述べれば、打撃を避けられると思っていたのだ……そしてなんじ、ウェレスは、その男が密偵ではないかと疑っていた。嫌疑の根拠を尋ねはしない。おのれの言葉によってなんじを告発する。その男は自分はローマ市民であると言ったのだ。[17]

ローマ社会には悪夢のような側面があった。ローマ人はしょっちゅう殺しあっていた。通りに大便が流れていた。だが、市民である限り、危険な世界でも安全だとまで信じさせることができた帝国はほかにない。しかし、アクイレイアが包囲されたあと、そう心から信じられるローマ市民がいただろうか？　約一六万人のローマ人がとらえられた。国境を侵された。軍隊は変わってしまった。同じものにさえ見えない。レギオンがロリカ・セグメンタタと長方形の盾を使ったのは、マルコマンニ戦争が最後だっただろう。マクリンによると、「レギオンは明白な社会的地位と、はっきりと区別された外観を失った[18]」

マルクス・アウレリウスがもう少し長生きしていたら、人口は回復できなくとも、ローマ市民が意味するものを取り戻すことはできたかもしれない。一九世紀の歴史家バルトホルト・ゲオルク・ニーブールは、次のように述べている。「並々ならぬ努力を強いられたとはいえ、戦争の末期にローマ人が勝利したことに疑う余地はなく、もしマルクス・アウレリウスが長生きしていれば、マルコマンニとサルマタイの属州を作っていただろう」[19]最後の部分は推論だが、たしかにそうだったかもしれない！　疫病の時代に、マルクス・アウレリウスのような分別のある統治者は間違いなく天の賜物だ。それぞれの危機に合理的な――ときに意外な――解決策を用いて落ち着いて対処できる統治者がいたローマ人は幸運だった。マルクス・アウレリウスの哲学に関する才能、倫理観、あらゆる面での偉大さについて語られることにわたしも異存はないが、実際的な面では、彼は単に問題を解決するのが非常にうまかったのだ。『オデッセイ』（二〇一五年）でマット・デイモンが演じた人物のように。アントニヌスの疫病のような危機の際には、問題を解決することが最善の策である。官僚を選出するときは、「疫病が発生した場合、この人は精神面では国を引っ張ってくれるだろうが、実際的な面ではどうか？　落ち着いて問題を次々と解決できるだろうか？　それとも、通りに死体が山積みになるだろうか？」というように考えてみるのも悪くない。一緒に楽しい酒が飲めるかどうか考えるよりはずっといい。

あいにく、ニーブールの希望に満ちた推測と違って、マルクス・アウレリウスは長生きしなかった。一八〇年に、おそらく疫病が原因で死亡した。不道徳はいかなる病気よりも大きな悪だという信念を持ち続けた一方で、疫病のことが気にかかっていたに違いない。最後の言葉は、「わたしのために泣くな。それよりも、悪疫と多くの人々の死について考えなさい」[20]だったと言われている。ギボンによると、「古代世界はマルクス・アウレリウスの統治時代に降りかかった疫病によって受けた打撃から二度と回復することはなかった」[21]

ギボンの言うとおりだ。ローマの衰亡の始まりの原因が軍隊の弱体化だろうと、外国人の自信と攻撃の増加だろうと、ローマ市民の精神の損傷だろうと、経済問題だろうと、マルクス・アウレリウスの早世だろうと、それらのすべては結びついて、あるいは直接的に疫病に起因する。本書の最初の教訓は、疫病は市民の健康に影響を及ぼすだけではないということだ。薬で早急に阻止しない限り、大規模なアウトブレイクは、社会のあらゆる面に恐ろしい波紋を広げるのだ。

アントニヌスの疫病が発生すると、ローマは急速に悪循環に陥った。マルクス・アウレリウスの一九歳の後継者、コンモドゥスの統治下で、帝国は復旧しなかった。疫病が蔓延しているときに文明の舵を取るのは、穴の開いた船の船長になるようなものだ。船を操縦するだけでなく、並々ならぬ時間と労力を費やして、複雑な緊急事態に優先順位をつけて対処しなければならない。それに、最良の状況にあったとしても、コンモドゥスは子ども用プールでボートをこぐことさえできなかっただろう。ディオによると、マルクス・アウレリウスの死の直後、マルコマンニに対処する際、「コンモドゥスは彼らをたやすく滅ぼすことができたかもしれないのに、協定を結んだ。というのも、あらゆる努力を嫌い、都市の快適な生活を切望していたからだ」[22]『グラディエーター』でホアキン・フェニックスが演じたコンモドゥスは、姉のルシラとセックスしたがっている男として描かれた(これには議論の余地がある――彼がセックスしたのはルシラではなく別の姉妹である可能性が高い)。この映画で一番難癖をつけたい点は、ほかにもたくさんあるコンモドゥスの恐ろしい性質が描かれていなかったことだ。ディオによると、「生まれながらの悪人ではないが……非常に単純で臆病なため、仲間の奴隷となり……貪欲で残酷な習慣に引きずりこまれ、それがそのうち後天的な性癖となった[23]」皇帝としての時間をますます突飛な方法で無駄遣いした。たとえば、やたらに名前を変え、「ルキウス・アエリウス・アウレリウス・コンモドゥス・アウグストゥス・ヘルクレウス・ロマーヌス・エクスペラトリウス・アマゾニウス・インウィクトゥス・フェリクス・ピウス」と名乗り、暦の月の名前を自分の名前に変えさせた。〝かつてプリンスと呼ばれたアーティスト〟みたいだ！と思うかもしれないが、それは違う。プリンスは契約上のいざこざがあって名前を変えたのだ。コンモドゥスが改名したのは、頭のなかがばかげたアイデアや〝正の強化〟でいっぱいだったからだ。残りの時間は、政敵に毒を盛ったり、剣闘士の試合でまったく恐ろしくない動物を殺したりして過ごした。ディオによると、殺したダチョウを誇らしげに見せびらかし、元老院議員たちは笑いをこらえていた。

愚かで臆病なコンモドゥスがついに暗殺された一方、アントニヌスの疫病のあとにキュプリアヌスの疫病が発生し、二七〇年まで続いた。マルクス・アウレリウスの治世中と違って、統治者たちは疫病が引き起こす山のような問題の解決に常に尽力するわけではなかった。二七〇年までには、ウァレリアヌスはペルシア人の捕虜となっていたので、ローマ市民は安全だという概念は消え去った。蛮族がさらに攻撃的になり、一部がローマ社会に融合し、帝国の大部分が崩れ始めた。四一〇年にはローマ市が（ローマ自体が！　マルクス・アウレリウスの治世中は一〇〇万人を超える人口を抱えていた都市が！）西ゴート族に略奪された。さらに四四〇年にヴァンダル族に、五四七年に東ゴート族にも略奪された。東ゴート族が去った頃には、ローマ市民は数百人しか残っていなかった。そうして、現在は婉曲的に〝中世前期〟と呼ばれている、暗黒時代が幕を開けた（無標の共同墓地を〝花園前期〟と呼ぶようなものだ）。

いまの時代、「わたしはローマ市民だ！」と叫んでも、交通違反切符を逃れることすらできない。この話で覚えておくべきなのは、文明を終わらせる恐れがあるものはひとつだけだということだ。猥褻な行為ではない。文明最大の問題がセックスだというのなら、すばらしいことだ。嫌われ者の国だからといって、必ずしもほかの国に攻撃されるわけではない――敵を撃退できる軍隊を持っていれば。本当に恐ろしいのは疫病だ。氷の下やジャングルのなかなど、どこかに潜んでいる。それが襲来したとき、効果的に闘えないと、帝国を倒されてしまうのだ。

腺ペスト
恐怖に煽動されて

「ぼくは黒死病だと思う」彼はゆっくりと言った。「もう誰かを幸せにできそうにない」
F・スコット・フィッツジェラルド『夜はやさし』

ソーシャルメディアに腹が立つのは、どこかの医者がアルツハイマー病の治療法を発見したというポップアップ広告が表示されたときだ。クリックしてしまうとわかっているから。どうしようもない。つい反応してしまうのは、アルツハイマー病にかかるのをひどく恐れているからだ。この先も毎回クリックするだろう。

クリックするとたいてい、アルツハイマー病を長年研究してきたという男性の長い映像が流れ、彼の本を買うよう勧められる。わたしはその本は買わない。アルツハイマー病の治療法はいまのところ存在しないからだ。もしあるならマスコミで大々的に発表されるから、その男性が自分の〝治療法〟を広めるホームビデオを作成する必要はない。それでも……広告をクリックして、太字で〝バナナをたくさん食べなさい〟と表示されたら、医学的に立証されていなくても、わたしはバナナをたくさん食べるようになるだろう。

二一世紀に生きていて、食事療法を試す前に効果のたしかな証拠を探すべきだとわかっているにもかかわらず、そうするのだ。人は——思慮分別のある人でさえ、恐ろしい病気に対しては、実際に効果があるという証拠もない〝治療法〟にすがるという非理性的な傾向があるようだ。怯えているときに〝平静を保ち、普段の生活を続ける〟のは難しい。

だから、一三四七年にヨーロッパで腺ペストが広がり始めたとき、中世の普通の人々もまったくもってばかげた治療法にすがったのかもしれない。

一四世紀、腺ペストの最盛期には、西ヨーロッパ人の九〇パーセントが、主に農民としてその土地のものを食べて暮らしていた。ごく一部が知識階級だった（おそらく、〝本物の西ヨーロッパ人ではない〟と思われていただろう）。農民が誰かから「下水道に住めば腺ペストで死ぬことはない」という話を聞いたら、「科学的根拠が知りたい」とは言わずに、「一番近くの下水道を教えてくれ」と頼んだだろう。致命的な病気への恐怖と科学的知識の欠如、そして、人々の恐怖につけこむ一部の人間の悪しき傾向が、今日では滑稽に思える予防策をもたらしたのだ。

次に挙げるのは順不同で、一四世紀に腺ペストに対して有効だと考えられていた方法の一部である。

上等のワインを少量飲む

一四世紀の年代記編者、ジル・リ・ミュイシスは、トゥルネーでワインを飲む人は死ななかったと言っている。たしかに！　実際、すばらしい治療法だ。軽いかぜから末期疾患まで、あらゆる病気に効き目がある。そうでなくとも（そうではない）、楽しそうだ。楽しい治療法から始めたかった。[1]

下水道に住む

このライフスタイルを選ぶ根拠は、体が不潔な状態やはかり知れない恐怖に慣れるから、疫病にむしばまれずにすむということらしい。これは間違っている。この疫病はネズミのノミが媒介したと考えられていて、その多くが下水道を住処にしているのだからなおさらだ。それどころか疫病にかかる可能性が高く、最期の日々を不愉快極まりない場所で過ごすはめになる。[2]

砕いたエメラルドを食べる

これはかっこよく聞こえる。ギリシア神話に出てくる富豪がやりそうだ。しかし、最悪のアイデアだ。エメラルドには、人間が美的に認めている価値のほかになんの価値もない。ただの石だ。消化管を切り裂き、内出血を引き起こして死に至らしめる可能性のある石の破片を、人々は進んで飲みこんでいたのだ。ものすごく細かくすり砕いていたなら別だが、そうしたらまったく効果がないだろう（豆知識：すり砕いたガラスを料理にまぜて食べさせても人は殺せない。気づかれるか、細かすぎて殺傷力がないかのどちらかだ。殺人者予備軍の読者はおあいにくさま)。[3]

卵と果物と野菜を食べる

現代っぽい話が出てきた。栄養たっぷりのこれらの食物を食べることは良識のある行動のように思える。だが、理由はまったく違う。これは、ミルクやチーズ、肉など、日なたに置きっ放しにしておくと悪臭を放つ食物は食べるなというアドバイスである。悪臭が疫病を引き起こすと考えられていたからだ。これは悪い空気、瘴気説と呼ばれ、一九世紀まで信じられていた。人々はこの健康な食事療法に運よく行き当たったのだ。[4]

病人を見ない

病人の目から〝空気の精〟が飛びだし、ほかの人――特に瀕死の病人を見た人の体に入りこむと考える医者がいた。これは真実ではないが、念のため、ある種のロックスターのように、誰のことも見ないようにしてもいいだろう。[5]

生の玉ねぎを刻んで家じゅうに置く

疫病は悪臭を介して広がると多くの人が考え、家のあちこちに玉ねぎを置けば空気が浄化されると期待していた。浄化はされなかった。だが刻んだ玉ねぎに治癒力があるという説は広く浸透した。

現在でさえ、全国玉ねぎ協会は、よくある質問のページで、家じゅうに刻んだ玉ねぎを置いても病気を予防できないと説明しなければならないのだ。とても奇妙で、協会にしてみれば無私無欲の行為だと思う。その誠意に報いるために、たくさん玉ねぎを買うべきだ。ときおり、腺ペスト患者は玉ねぎのスープを飲まされた。一四世紀の人々が玉ねぎの治癒力を過大評価していたのと、全国玉ねぎ協会も言っているように、おいしくて「重層的な味わい」[6]があるからだ。

尿／膿を飲む

体を病気にさらして強くするために、破れた腫れ物から出る膿や尿を飲む人もいた（一日二回！）。言うまでもないが、これには効果がないし、ワインや玉ねぎのスープを飲むほうがずっと楽しそうだ。[7]

これらの〝治療法〟を聞いて、真の科学に興味を持った方々のために言っておくと、この疫病は概してノミに咬まれることで広がった。エルシニア・ペスティスと呼ばれる細菌と共生できるある種のネズミが媒介した。ノミはネズミに寄生でき、ネズミの血を吸う際に細菌を吸いこみ、細菌はノミの胃のなかで増殖する。そして、ネズミが人間の住む地域にノミを伝える。ネズミが死ぬと、ノミは人間など新たな宿主に飛び移る。人間の宿主を咬むと、傷口に細菌の痕跡を残す。宿主がその傷口をかいたりこすったりすると、細菌はさらに傷口に押しこまれる（とはいうものの、実はかかなくてもたいして違いはない)。その後、細菌はリンパ系に入りこむ。それから、体に腫れ物のような横痃《ビューボウ》が現れるのだ。ゆえに、〝腺《ビュボニック》ペスト〟と名づけられた。とはいえ、当時は〝大量死《グレート・モタリティ》〟や、フランスでは、おそらく横痃の外観が石炭に似ているため、石炭や炭素を意味する〝ル・シャルボン〟と呼ばれていた(〝軽い怪我《ブーブー》〟という言葉は〝ビューボウ〟から派生した可能性があると考えられる。治りを早くしようと横痃にキスをしてはいけない)。やがて、黒死病として知られるようになった。

横痃とは腫れ上がったリンパ節で、通常、脇の下や生殖器や首に現れる。つまり、この病気はまず、ぞっとするようなゴルフボール大の甲状腺腫が脇の下や鼠径部にできる。ウェールズのジュアン・ゲシンは、一三四九年に次のように書き残している。「悲しいのは脇の下のシリング硬貨。わきたつほどに熱く、恐ろしく……リンゴの形をしていて、ねぎ坊主のような、小さな腫れ物は誰も容赦しない。熱い燃え殻のように煮えたぎる、灰色の嘆かわしいもの」[8]

驚きはしないが、ゲシンはこれを書いたほぼ直後に腺ペストで亡くなった。ほとんどの罹患者が最初の症状が現れてから四日以内に死亡し、その多くが二四時間以内だった。一四世紀の作家ボッカッチョも、ゲシンが描写したのと同じ横痃について書いている。「普通のリンゴくらいの大きさになるものもあれば、卵大のものもあった」[9]

膿や血液を出す卵大の横痃のほかに、発熱、嘔吐、筋肉痛、譫妄といった症状があった。また、皮下出血も見られた。腺ペストは血液を凝固させるのを阻害するからだ。ボッカッチョによると、その結果、「体の大部分に紫色の斑点が現れ、大きくて数が少ない場合もあれば、小さくて数が多い場合もあるが、どちらも死の前触れである」病気が肺まで広がって肺炎になると、咳によって人から人へ感染することもあった。一四世紀に二〇〇〇万から五〇〇〇万人、ヨーロッパの人口のおよそ三〇パーセントがこの病気で死亡した。

　この疫病が引き起こした恐怖の大きさを考えれば、〝バナナ／エメラルドを食べる〟予防法はそれほど非理性的ではないように思える。疫病を予防できると言われていたさらに極端な方法は、宗教熱に基づいていた。エメラルドを食べていた富豪たちまでもが疫病にやられると、当然、人々は神に頼った。多くの人が玄関に十字架を彫り、疫病が素通りすることを願った。これはまったく害のない方法に思える！

　だが、一四世紀の生活は急速に奇妙なものになっていった。自分を鞭打つことによって神の許しを得ようとする者が大勢いた。主にオランダにいた鞭打苦行派は、一四世紀半ばにヨーロッパじゅうに広まった。血が出るまで自分を鞭打ちながら、裸で町を練り歩いた。彼らは傷口を洗うことも女性に話しかけることも許されなかった。十字架のように両腕を広げ、うつぶせになった。訪れたそれぞれの場所で、これを三三と三分の一日のあいだ、何度も繰り返した。この日数は、キリストがこの世に生きた年数を表すと考えられている。教皇クレメンス六世は、一三四九年一〇月にその行為を公式に禁じたが、その頃には狂信者の大半は、自分を傷つけることからユダヤ人を迫害することに関心が移っていた。ユダヤ人が井戸に疫病を放ってまわったという噂が広まったのだ。中世のキリスト教徒は、ローマで自分たちが迫害されたときの恐怖から何も学ばなかったらしく、躊躇なく集団でユダヤ人を攻撃した。

　クレメンス教皇は、疫病の責任がユダヤ人にあると考える者は、「嘘つき、悪魔にそそのかされたのだ[11]」から、殺害をやめるべきだという大勅書を発布して、この反ユダヤ主義運動を食いとめようとした。これはすばらしい措置だった。クレメンス教皇の善意の大勅書はフランスやイタリアなど一部の地域の緊張を緩和したと言われているが、ヨーロッパのその他の地域では受け入れられなかった。グーグルで検索してみれば、腺ペストはユダヤ人が井戸に毒を入れたせいで広がったと信じているとんでもない人がいまだにいるのだ！　この噂は医学的には信じがたいものの、知識に乏しい人々に対する訴求力は充分だったようだ。ゆえに、一三四九年二月、ストラスブールで九〇〇人のユダヤ人が焼き殺されたというのも、恐ろしいがまったく意外というわけではない。ある年代記編者によると、「彼らは火刑のために準備された墓地となる家に連れていかれ、途中で群衆に服をはぎとられて裸だった[12]」同年、マインツで六〇〇〇人のユダヤ人が一日で殺されたと言われていて、合計で二万人以上が殺害された。

　ユダヤ人の愛人がいたポーランドのカジミェシュ王は、迫害を逃れようとしていたすべてのユダヤ人を自国に受け入れた。

　カジミェシュ王はいい仕事をした。ヒストリーチャンネルで特集を組んでもらえるといいわね。

　とはいえ、騒動を起こしたのは狂信的な信者だけではなかった。イタリアでは、「恐れて生きる者は死す」というモットーを掲げた墓掘り人の集団が特に恐ろしかった。彼らは〝ベッキーニ〟と呼ばれ、歴史的に正確ではないが、わたしの想像では、映画『時計じかけのオレンジ』（一九七一年）に登場するギャングそっくりだ。ジョン・ケリーによると、「フィレンツェでは生活の恐怖が増大し、真夜中に突然玄関を押し破られ、酔っ払った墓掘り人たちがシャベルを振りまわしながら飛びこんできて、金を払わなければ強姦する、殺すと脅すようになった[13]」金が支払われないと、しばしば生きている人間を墓へ引きずっていくと脅した。死人は充分そばにいるのに。

社会秩序があらゆる面で崩壊し始めていた。かつては美しかった都市が共同墓地と化した。ボッカッチョによると、フィレンツェでは墓穴が満杯だったため、死者を「船荷のごとく何段にも重ねた。各段に土をかぶせ、穴がいっぱいになるまで積んだ[14]」マルキオンネ・ディ・コッポ・ステファーニいわく、墓穴はラザニアのようだった[15]（オリーブガーデンに行きたくなくなってしまうかもしれない）。しかし、フィレンツェよりもさらにひどかったのがシエナで、年代記編者、アンニョロ・ディ・トゥーラによると、「土にほとんど覆われていない者は犬に引きずりだされ、町じゅうの多くの死体がむさぼり食われた[16]」これが、通りから死体を除去してくれるマルクス・アウレリウスがいない社会で起こった出来事だ。

これらの記述は伝わりにくいかもしれないので、あなたの家の前で野犬が人間の死体を引きずりまわしているところを想像してみるといい。墓掘り人が「恐れて生きる者は死す」と叫びながら町を駆けまわり、あなたを強姦すると脅す姿を（この課題のために、ベッキーニは性別を識別できないものとする）。通りで血まみれの体を見せびらかす狂信的な信者や、焼き殺されたユダヤ人のにおいを。そうすれば、腺ペストが流行した時代に生きるのがどんなに恐ろしいことか感覚がつかめるだろう。

さて、カップケーキを食べてお風呂に入ってきたら？　あなたにはその資格がある。

誰も地獄のような場所で暮らしたくはない。ラザニアの穴で埋め尽くされた町から逃げだせる者はみな逃げだした。ボッカッチョの小説、『デカメロン』（一三四九年）は、貴族たちが疫病から逃れるために田舎へ逃亡するところから始まる。疫病から「命を守る」ためだけでなく、野蛮な行為にふける者たちから身を守るためでもあった。貴族たちはある合意に達した。

田舎の屋敷への避難を、われわれ全員に必要なものが充分にそろっていて、できる限り楽しくて、なおかつ（いかなる行為においても）理性を逸脱することのないものにする（べきだ）。美しい鳥のきれいな歌声を聞き、青々とした丘や平野、大波のごとく波打つ穀物、果てしなく続く立派な木、広々とした空を見て、それらを眺めて……さらに、空気はずっと新鮮で澄んでいて、いま健康を守るのに必要なものはたいていなんでもはるかに豊富で、不快の種や危害を加えられることは少ない。[17]

誰もが田舎の屋敷を持っているわけではなかったから、ほとんどの人がいまの環境よりはましに思える場所に移るだけで満足するしかなかった。病気の身内の枕元にパンと水を置き、必需品を取ってくると言って、そのまま見捨てたという話が跡を絶たなかった。誰かが苦痛をやわらげに来てくれるのを期待して窓を叩く、死にかけている者の哀れな姿が町じゅうで見られた。一四世紀の歴史家、ガブリエル・デ・ムシスは、死に際まで家族に来てほしいと懇願する人々について述べている。「来て、喉が渇いた、水を持ってきて。わたしはまだ生きている。怖がらないで。死なないかもしれない。わたしを抱きしめて、この衰弱した体を。腕に抱きしめてくれないと[18]」また、家から閉めだされた瀕死の子どもたちの叫び声が響き渡る通りを描写している。「お父さん、どうしてぼくを捨てたの？　お父さんの子どもだよ？　ああ、お母さん、どこへ行ってしまったの？　昨日はあんなに優しかったのに、どうして急に冷たくなったの？　ぼくにお乳を飲ませてくれたのに。九カ月お母さんのおなかのなかにいたのに[19]」

　これらの悲痛な叫びを読んで、あなたが勇ましくもタイムスリップして死にかけている人々を助けに行こうと考えているのなら、わたしが止める。なぜならまず、疫病が蔓延している一四世紀に旅しようという考えがきわめて軽率だ。テレビシリーズ『ヴァイス』のレポーターになりたいのだとしか思えない。次に、誰も好き好んで子どもを閉めだしたりしない。ひとりで死なせたいわけがない。だが、そうしなければ自分も同じ運命をたどるのだ。子どもたちのもとへ行きたければ行けばいいが、あなたもほぼ確実に死ぬ。病気が罹患者の肺まで広がっていれば、咳をされることで感染する可能性があるからだ。人々は愛する人とともに死ぬか、愛する人をひとりきりで死なせて生き延びるかを選ばなければならない、悪夢のような立場に置かれていた。

ジョン・ケリーは、疫病の時代の心理状態を、現代用語で説明している。「疫病において、恐怖は人間関係の溶剤として働く。すべての人を敵にし、孤立させる。すべての人が島になる――疑念や恐怖、絶望に取りつかれた小さな島[20]」一四世紀の年代記編者アンニョロ・ディ・トゥーラは、この時代を総括してこう述べている。「父親は子を、妻は夫を、兄は弟を見捨てた。というのも、この病気は息や視覚を通じて感染するように思えるからだ。その後彼らは死んだ。誰も金や友情で死者を埋葬してはくれない。わたしは……この手で五人の子どもを埋めた……大勢が死に、世界の終わりだと誰もが思った[21]」

イタリアの詩人、人文主義者のペトラルカは、この世の終わりだと考える理由がそろっていた。最愛のラウラを一三四八年に疫病で失った。さらに、修道院にいた弟の仲間三五名が死亡し、弟と一匹の犬だけが残された。弟と犬と、三五体の死体が。ペトラルカは弟への手紙にこう書いている。「弟よ、わたしは生まれてこなければよかった、せめてこんな時代が来る前に死にたかった……このような底知れぬ悲しみを味わわずにすみ、われわれの証言を物語と見なす後世の人々は幸せだ[22]」

死の床で抱きしめられることを請うた人々の生々しい叫びも忘れ去られ、この疫病が遠い世界の物語と見なされていないか、ときどき心配になる。

疫病が恐怖や孤独をもたらすなか、病人の世話をする医師たちがいた。なかには、瀕死の同郷人を助けようとする利他主義者もいた。一方、疫病患者を治療することが医学の分野で生計を立てる唯一の方法だと考える二流の医者もいた。これは、ペスト医師が欠かせなくなり、個人ではなくしばしば町に雇われた場合に特に当てはまる。彼らは蠟を塗った大きなローブをまとい、職業を示す杖を持っていた。また、鳥の形をした仮面をつけていたのが、くちばし《ビーク》医師と呼ばれるゆえんである。

この衣装が登場した時期については論争がある。本章の大部分は一四世紀から一六世紀のヨーロッパに与えた衝撃に焦点を合わせているが、腺ペストは一八世紀までヨーロッパで猛威を振るった。この種の服装が一七世紀になってからされるようになった可能性もある。とはいえ、一四世紀を起源とすることを示す史料も存在する。いつ登場したかにかかわらず説明する価値があると思うが、タイムトラベラーに言っておくと、一六一九年より前にこの服装が通用したと思いこまないほうがいい。

当時の人々はその理由を正確には知らなかったものの、ペスト医師の服装には奇跡的にも防護機能があった。彼らの論理的根拠のいくつかは変わっているため、すぐには見当がつかないかもしれない。たとえば、仮面が鳥の形をしているのは、鳥が疫病の悪魔を脅かして追い払うことができると考えられていたからである。当時の人々は鳥が大好きだったに違いない。

鳥の仮面のくちばしには、香りのよいものが詰めこまれていた。ミント、バラの花弁、オレンジの皮などのポプリだったかもしれない。よい香りが、医師が有毒な空気を吸いこむのを防ぐと考えられていたのだ。人々は悪臭が疫病を引き起こすと信じていたのを思いだしてほしい。仮面にはめこまれたガラスの目は、有害な目を通じて感染し、〝空気の精〟が入りこむのを防ぐと思われていた。

これらはすべて迷信的でばかげて聞こえるが、服装のそれぞれの点が、現代人が実用的だと認める目的を果たしてもいた。蠟を塗った黒の地面まで届く長いローブのおかげで、医師はノミにほとんど咬まれずにすんだため、最も一般的な感染源から感染する可能性が低かった。ガラスの目がついた仮面は、患者の咳の飛沫を隔てた。バス・アンド・ボディワークスの店内のような香りは、患者の家の死や腐敗のにおいを緩和し、そのため医師は患者のそばで長い時間を過ごせた。杖は――患者を叩くのに使われたこともあった。本当だ！　患者が突進してきたときに叩いたのだ。医者らしいとは言えないふるまいだが、感染者を遠ざける役には立った。だがそれよりも、患者に実際に触れることなく体の部位を指し示すために使われたと信じたい。

疫病の〝医学的な〟治療法が服装のように効果があるとよかったのだが。一四世紀のペスト医師が施した治療は以下のとおりである。

カエルの破裂による治療

歴史の大半を通して、人はカエルを恐れてきた。今日では、カエルにキスをするお姫様はかわいくて面白いと思われているが、歴史的に見れば、想像し得る限りで最も不快な行為である。カエルに偏見を抱く理由のひとつは、この治療法に関連している。〝カエルの破裂による治療〟は、ほぼ間違いなく専門用語ではなかった。だが、そうとしか呼びようがない。ペスト医師は患者の横痃にカエルをうつぶせに置いた。カエルは毒を吸収してふくらみ、最終的に破裂する。それを、カエルが破裂しなくなるまで何度も繰り返すのだ。カエルが破裂しなければ、それは患者が死ぬことを意味した。世界一異常で効果のない治療法かもしれないけれど、当時に時間旅行する機会があれば見物してくるといい、一四世紀を訪れるほど愚かなことはないが。[23]

ハトによる治療

カエルによる治療と似ているが、ハトは破裂しなかった——ただ死んだ。この治療法では、医師が「ハトをつかみ、尾の羽をむしって、むきだしの尾を腫れ物に当てると、ハトは毒を引きだして死ぬ。その後、新しいハトを同様にして、毒が抜けるまで続ける。毒が残っている限りハトは死ぬ。ニワトリで代用できる[24]」ニワトリでも可とつけ加えられているところから、なんでも手に入る生き物で代用していたと思われる。

イチジクと玉ねぎによる治療

当時、玉ねぎはずっと医学に不可欠な食品だった。家じゅうにばらまくほかに、イチジクと玉ねぎとバターを、痛みをやわらげるために患部に塗った。しばらく経ったあと、横痃を切開して毒を排出させた。「大きな玉ねぎをくりぬいて、なかに小さく切ったイチジクと少量の解毒剤《テリアカ》を入れ、濡らした紙で蓋をし、残り火であぶったのを腫れ物につける[25]」湯気を立てている玉ねぎを患部につけなければならなかったのだ。ご想像のとおり、この治療法は効果がないだけでなく、痛みを伴った。

瀉血と顔の湿布

ときおり（頻繁ではなかった）腫れ物が破裂したあと、患者が回復することがあった。だが、破裂した腫れ物、とりわけ顔の部分を湿布で覆うことで、回復が妨げられた。〝害を与えない〟のが医学で何よりも大切なことだが、〝開いた傷口に人間の大便を塗らない〟のは二番目に大切なことのように思える。それから、瀉血も役に立たない。[26]

疫病と闘ううえで最優先すべきは、ノミの住処となるネズミが少ない環境を整えることであるのは明らかだ。自分を鞭打ったり、カエルを集めたりすることとはまったく関係ない。

最初に腺ペストと実際的で役に立つ方法で闘ったのは、ノストラダムスの名でよく知られている、ミシェル・ド・ノートルダムだ。一五〇三年生まれのノストラダムスは、世界の終わりを予言した魔術師と伝えられることもある。ノストラダムスは晩年、裕福な二番目の妻と城に住んで、今後起きると予想した出来事に関する預言書を執筆したため、魔法の力を持っていたと思われるようになった。当時、ある程度の有名人がそのような本を書くのはよくあることだった。ウォーレン・バフェットが経済の今後に関する本を書くようなものだ。それは魔術師とは違う。頭が切れることで有名な人がすることだ。

ノストラダムスが超俗的な魔術師だったという概念を払拭したいのは、彼が博学で進歩的な人物で、その技術が魔術と同じくらい貴重だったという事実をはっきりさせるためである。人間が伸ばすことができる技術だ。ノストラダムスの能力は天から授かったものではなかった。彼が読書家で、当時の科学の進歩や過去の医療技術に関心を抱いていたという事実に由来する。ノストラダムスは一〇代の頃、コペルニクスが説明したように、地球が回転していると信じていたせいで少し変わり者だと思われていた。教会の見解に反する考えだが、彼は正しかった。とはいえ、ノストラダムスの病気に対する功労やアウトブレイクへの対処法に影響を与えたのは、おそらくガレノスの文書だろう。一五五八年にガレノスの釈義の翻訳書も出版している。

それより前の一五二〇年代、ノストラダムスは薬剤師をしていて、モンペリエ大学の医学部に通い始めた。薬局で働くことが立派な仕事と見なされていなかったせいで除籍されたという説がある。なんでもすり砕いて〝魔法の〟薬を売っていた者が多かったが、ノストラダムスの薬はいくらか効果があった（のちほど詳しく述べるが、基本的にビタミンC）。一五三〇年代に仕事を再開し、特に腺ペストの治療に没頭するようになった。

ノストラダムスは窓辺で手を振る病人を見てから、腺ペストの治療法を考え始めたと伝えられている。繰り返すが、これはよくある光景だった。ノストラダムスが窓に近づくと、病人は死が差し迫っていることを覚悟していて、自分の屍衣を縫っているところだった。ノストラダムスが家に入ったときには、その女性は「縫いかけの屍衣を着て」死んでいた[27]。すばらしい逸話だ！　とはいえ、一五三〇年代にノストラダムスの最初の妻とふたりの娘が腺ペストで死亡したことが、少なくとも動機の一部だったに違いない。

抗生物質がないため、一度疫病にかかった患者を完全に治療することはできなかったが、ノストラダムスは効果的な予防法の発見に大成功した。その方法の多くが、ノストラダムスの清潔さに関するかなり進歩的な好みから生まれたものだった（ガレノスのような古典から影響を受けたのかもしれない）。その一部を次に挙げる。

通りから死体を除去する

墓穴を掘るのはたしかに大変だ。だが死体を放っておくとノミを持つネズミが集まってくるという理由だけでも、埋葬するべきだ。また、通りに転がっている死体を見ると、人は怯える。アウトブレイク時、恐怖は理性の敵となることを考えれば、通りを清潔に保とうと努めることは得策だ。[28]

汚れたリネンを始末する

死亡した患者が使っていたシーツや服を取っておくべきではないと考えたのは、ノストラダムスが最初ではなかった。ガレノスも衣服を清潔にすべきだと主張していた。ノストラダムスとより時代が近いボッカッチョは、「哀れな男が死んだ直後にそのぼろ服が通りに放りだされ、同時に通りかかった二匹のブタがその場にとどまり、ぼろ服を口で振りまわしていたら、一時間もしないうちにふらついて即死した」[29]という出来事を記している。特に不潔な寝具は疫病を媒介するノミの温床となる。リネンを処分するのは簡単なはずだが、病気のときにシーツを交換するのはつらい。多くの人が一年じゅう同じ服を着て、リネンを交換するのが当たり前のことだとされなかった時代だ。

それでも社会は進歩しつつあった！[30]

煮沸した水を飲む

ワインや玉ねぎのスープほどうれしくはないが、煮沸した水を飲むのも、とりわけ川が死体であふれているときは効果的だった。本当に死体でいっぱいだったのだ。教皇はローヌ川に十字を切らなければならなかった。川にたくさんの死体が入っていて、人々は自分の愛する人が聖地にいると信じたかったからだ。腺ペストは水によって伝染することはなかったものの、汚染された水を飲んだ結果、別の健康問題が生じ、免疫系が弱まって疫病にかかりやすくなる可能性があった。[31]

入浴

衛生状態をよくすることが、ノミに咬まれるリスクを大幅に減少させる。ノストラダムスは毎日入浴していた。もっとも、彼は例外である。中世の人々のほとんどが、年に二回だった。毛穴が開き、体内に疫病が侵入しやすくなるため、入浴は病気や死を招くと考えられていた。ノストラダムスが革新的な理論を構築したのは、歴史書を読んだからかもしれない。ガレノスは入浴だけでなく、石鹸で体を洗うことを推奨した最初の医師である。[32]

新鮮な空気を吸う

病室に閉じこもる人は多い。疫病で汚染された空気を恐れているのだから、なおさらだった。クレメンス教皇は自分の周りにたいまつを置いて、有毒と思われていた臭気を焼き払おうとした。外に出て運動することは、特に田舎では免疫系を強くする効果が期待できる。疫病から回復した患者の一〇パーセントは、概して強健な免疫系を有していた[33]。

魔法の薬をのむ

ノストラダムスが疫病との闘いに成功したのは、魔法の薬を持っていたからだと、インターネット上で多くの人が言っている。それは違う。ノストラダムスはビタミンCが豊富に含まれた〝バラの薬〟を作ったのだ。人々はあらゆるものを使って薬を作っていて（だから薬剤師は立派な仕事と見なされなかった）、それらが効かないのにノストラダムスの薬だけ効果があったのは、偶然のように思われる。だがもちろん、通常、ビタミンCを毎日摂取すれば、食事にビタミンCが不足しているときは特に、免疫系が強くなる。魔法の薬のレシピを知りたい？　わたしは知りたい。たとえば、ノーラ・エフロンが章の途中で楽しいレシピを教えてくれるような本が好きだから。できる限り近いものを書いた。

レシピ

できるだけ青々としたイトスギのおがくずかかんなくず一オンス、フィレンツェのアヤメ六オンス、クローブ三オンス、ショウブ（アレカヤシ）三ドラム、ジンコウ六ドラムを用意する。すべてをすりつぶして粉にし、空気を通さないよう注意する。次に、きれいでみずみずしい赤いバラのつぼみ三、四〇〇本を、露がおりる前に摘む。それらを木の乳棒を使って大理石の乳鉢ですりつぶす。それから、半分開いたバラ少々を上記の粉に加えて叩く。それを、薬の形にする。[34]

二一世紀の大胆な花屋が、この魔法の薬を製造して売りだしてくれるのを楽しみにしている。すばらしい実績があるのだ！　エクス＝アン＝プロヴァンスの人々は、ノストラダムスの治療薬のおかげで誰も疫病にかからなかったという話もある。町は彼に終身給を与えた。その直後、ノストラダムスは、リヨンやサロン＝ド＝プロヴァンスで起きた同様のアウトブレイクに対処するために呼ばれ、その地で生涯を終えた。

おとぎ話のような要約――みなノストラダムスのアドバイスに従い、腺ペストは永遠に消え去った。

残念ながら、正確にはそうではなかった。ノストラダムスは、自分のアドバイスがエクス＝アン＝プロヴァンスの人々が思っているほどすばらしいものだったかどうか疑っていた。自身の技術に疑いを持ち、自分にしかできないという魔法の治療に対して大金を請求しないのは、ペテン師でない印だ。ノストラダムスの治療法が不可欠なものだったのか、それともほんの少ししか役に立たなかったのかに関しては、「その両方だ」と言える。ノストラダムスのアイデアは、生きたハトを腫れ物に詰めこむよりもはるかにすばらしかった。〝きれいな水を飲む〟ことや〝汚れた寝具で眠らない〟ことは、現代の公衆衛生の基礎と考えられる。間違った〝治療〟がはびこっていた時代に、基本的な衛生や健康習慣はたしかな進歩だった。

とはいえ、一六世紀に散歩をし、ビタミンCの薬をエムアンドエムズチョコのようにひっきりなしにのんでも、必ずしも疫病を予防できるわけではない。疫病で死亡する可能性が少しは低くなるだろうが、感染したらおそらく死ぬ。

それでも、一八世紀までには、腺ペストのアウトブレイクは中世よりもずっと少なくなった。これは主に、社会の公衆衛生の基準がさらに上がり、個人の衛生状態が改善されたためである。たとえば、ドイツの通りに生ごみや糞便があふれることはなくなり、衛生状態は標準的で、死体がごろごろ転がっていて犬に引きずられることもなくなった。つまり、疫病を媒介するノミが住みやすい環境ではなくなった。

だが、腺ペストが完全に消え去ることはなかった。現在でも存在する。世界保健機関（WHO）は、二〇一三年に世界で七八三件の症例が発生し、一二六名が死亡したと報告している。[35] アメリカでは毎年約一〇名が感染している。アメリカ南西部のような乾燥地域へハイキングに行き、脇の下に卵形の腫れ物ができていたら、一刻も早く調べてもらうべきだ。さいわい、現在は一般的に抗生物質のストレプトマイシンで治療し、早期に発見すれば治癒できる。

ノストラダムスが提案した解決策は、現代の抗生物質だらけの非常に清潔な世界ではわかりきったことのように思える。〝不潔な状態で眠るな。風呂に入れ〟そのとおりだ。カエルを爆竹のように破裂させるのがよい治療だと考える人をばかにするのは、とりわけ病気の原因が非常に明白に思われる現代では簡単だ。『ジ・オニオン』が掲載した「ネズミの糞にまみれた医者が黒死病の流行で途方に暮れた」というタイトルの皮肉に満ちた記事から引用すると、「確実になんらかの病気の要因のせいである。ばかでもわかる。汚れた飲み水に大量に浮かんでいるノミくらい明らかだ[36]」

だが、エメラルドを食べた人々には同情の余地がある。わたしたちが現在、必死に研究している病気の治療法が、未来の人々にとっては非常に単純で明白なもので、アルツハイマー病の予防のためにバナナを一日五本食べていたと知られたときのことを思うと気がめいる。

疫病に関する記述のなかでもきわめて悲痛なのが、フィレンツェの歴史家、ジョヴァンニ・ヴィッラーニによるものだ。概して無遠慮でいくぶん気難しい歴史家とジョン・ケリーに評されたヴィッラーニは、疫病に関する記述の最後が「疫病は……まで続いた[37]」で終わっている。疫病が終息する前に死亡したため、日付の部分は空白のままだ。決して訪れない日を書きこむときを生涯待ち続けたのだ。

どの時代の人々も、自分が生きているあいだに病気は治癒されると思っている。残念ながら、そうでないことが多い。

それでも、気落ちすることはない。現在では、腺ペストで死ぬことはまずない。長年、人類のきわめて恐ろしい敵のひとつだったが、まず、一六世紀に石鹸によって、その後、二十世紀に抗生物質によって打ち負かしたのだ。ヴィッラーニがこのニュースを聞いたら、気難しい口調で「ふむ、死んでしまったら役に立たない」と言ったかもしれない。誰もが闘いの終わりを見届けるまで生きられるわけではない。現在、最悪の病気と闘っている人々がみな、いつか人類が勝利をおさめると知って慰められるかどうかはわからない。それでもやはり、わたしたちよりほんの少し賢くて分別のある未来の人々が、わたしたちの病気を振り返ったとき、破裂するカエルの奇妙な群れのように見なすと思いたい。

ダンシングマニア

死の舞踏

時は過ぎ行く
愛は過ぎ行く
人生は過ぎ行く
だが
赤い靴は進み続ける

レナード・コーエン『赤い靴』

地域社会の人々の思いやりや援助で、病気を治すことは可能だろうか？　それは……ほぼ無理だ。抗生物質やワクチンのほうが当てにできるだろう。とはいえ、地元の薬局に行けば、思いやりを利用するグリーティングカードやモチベーティングポスター（日に照らされた野原や子猫、虹の写真、子羊の漫画付き）が置いてあり、人はそれを使って「回復するよう優しい心遣い」や「治るようハグ」を送る。「早くバターになることを願っています」［「よくなる（ベター）」とかけている］と書かれた、黄色いバターの写真付きのカードを見たことがある。

こういったカードをもらうとうれしいのはたしかだ。バターのカードは別にして。あれはひどい

(コレステロール値が高い人に送ったら面白いかもしれない)。だがもし、癌がハグで治ったと誰かに話したら、殺人カルト集団を見るような目で見られるだろう。

生命に関わる病気を治療する、現代の抗生物質やワクチンや薬には、甘ったるい言葉は含まれていない。ペニシリンは豊富にあるが孤立した思いやりのない社会と、薬はないが愛に満ちたあたたかい世界のどちらで暮らすか選ばなければならないとしたら、ペニシリンがあるほうを選ぶべきだ。薬を開発するよりも、人を変えるほうがはるかに簡単だ。

だが、一六世紀には思いやりしかなかった。そして、現代の薬ほどの力はないかもしれないが、思いやりを持って扱われ、地域社会の援助を受ければ、病人の回復に役立つと信じる理由があった。少なくとも、病人の精神状態が健康に影響するなら、たしかに役に立つ。ペニシリンほどの効果はないとはいえ、ちょっとしたものだ。とにかく、ダンシングマニアに関してはそうだった。

ダンシングマニアの始まりは、特に害はなかった。一五一八年七月、ストラスブールでフラウ・トロフェアという女性が通りで踊りだした。

誰かが踊っていると言えば、うれしいか、祭りをしているか、かっこいい音楽を聞いているか、少なくとも酔っ払っているのだと現代人は考えるだろう。これは、わたしたちが音楽やお祝いごとに満ちた世界に住んでいる証だ。踊りたければ、スーパーマーケットでジグを踊ってもかまわない。おかしなふるまいだが、ピーター・ガブリエルの大ファンで、プリングルズが大安売りしていたと思われるだけだろう。

だが、一六世紀——音楽が現在ほど身近でなく、ほとんど何も祝うことがなかった時代はそうではなかった。一五一八年頃は大変な時期だった。疫病と飢饉、戦争の世紀だ。それでも、人々は踊るのをやめなかった！　とはいえ、うれしいから踊りまくったわけではない。悲しみのあまり頭がおかしくなりそうだったから踊ったのだ。歴史家のジョン・ウォーラーは、『ダンシング・マニア——奇妙な病気の奇妙な実話　*The Dancing Plague: The Strange, True Story of an Extraordinary Illness*』で次のように述べている。「あまりにも悲惨な世界だったため、ほとんどすべての階級の人々が、機会さえあれば、耐えられない現実から逃避したいがために酒を飲んで踊っていた[1]」

アルザスで生きるには本当に過酷な時代だった。疫病を扱う本書でよき時代を語ることはめったにないが、この時期は特にひどかった。一五一七年はあまりにもひどすぎて、単に「悪い年[2]」と呼ばれることもあった。税金は常に高く、作物の収穫量は少なく、さらに農民は川で釣りをすることや森で狩りをすることを禁じられていたため、大飢饉に見舞われた。『ハンガー・ゲーム』（小説、映画）の第一二地区を想像するといい。ストラスブールで天然痘が猛威を振るい、ミュルーズでは腺ペストが発生していた。その地域の若い男性の多くが、トルコ人と戦って死んだ。迷信深い人々は、夜に通りを歩きまわる死者が見えると主張した。ダンスは身体運動を通じて悪夢のような世界から逃避する手段だった。わたしたちが職場でいやなことがあった日にジムに行くように（楽しいからでなく、経理部のチャーリーのことを忘れるために）。

そういう状況で、フラウ・トロフェアは踊り始めたのだ。

町の真ん中でひとりで踊っている女性は、最初は驚きの目とは言わないまでも、興味津々の目で見られただろう。町を歩きまわっているときに、そんな意外だが害のない出来事に出くわしたら、喜びさえするかもしれない（率直に言うと、わたしはマンハッタンの地下鉄で行われる〝ショータイム〟ダンスが大嫌いだ。だがああいったことが好きな人もいるし、わたしは読者全員の気に入るようにしたい）。

悲しいことに、記録に残っている限りでは、フラウ・トロフェアは踊ることにまったく喜びを感じていなかった。それに、人々が最初はなんとなく楽しんでいたとしても、その日が終わる頃には奇妙に感じ始めたようだ。フラウ・トロフェアが踊り続けているのは、「踊ることが何よりも亭主を困らせる」[3]からだと思う人もいた。夫に何か言いたいことがあるから半狂乱で踊っているのだろうと思われたのだ。医師のパラケルススは、一五三二年に、（おそらく女たちとその恐ろしいやり方にかぶりを振りながら）フラウ・トロフェアが踊り続けたのは夫に「やりたくないことをやれと言われた」からだと言っている。「自分の行動に充分に効果を持たせ、病気らしく見せるために、高々と飛び跳ね、歌ったり、いったん動きを止めたり、夫が何よりも嫌うことならなんでもした」[4]まるで動作を通して自立した女性を自由に表現したがった一九七〇年代のパフォーマンスアーティストのように。

集団ヒステリーが発生すると必ず、仮病だと思う人がいる。

しばらくすると、フラウ・トロフェアは家に帰って一六世紀の妻の務めを果たしたのではなく、通りで気絶した。パラケルススによると、「踊り終えると、夫を怒らせるために倒れた。しばらく痙攣したあと、眠りこんだ。これはすべて病気の発作だと主張し、夫をばかにするためにあとは黙っていた」[5] 彼女は目覚めるとすぐに、ふたたび踊りだした。

三日目には靴に血がにじみでていたにもかかわらず、フラウ・トロフェアは踊り続けた。単に夫を困らせるために踊っていたのならたしかに感情的だが、やめていたはずだ。その頃には、みな面白がってというより、慄然としながら見守っていた。そしてまもなく、不思議なことに、何十人もの町の人々が彼女のあとに続いた。

現在、このダンシングマニアはカビによるものだったという説もある。ダンシングマニアのアウトブレイクの多くが（ほかにもあったのだ！）、ライ麦の生えた川の近くで起きた。麦角というカビの一種が茎に生えることがある。この麦角菌に感染した麦を食べると、恐ろしい症状に苦しむ可能性がある。まず、手足に燃えるような感覚が生じる。この炎症は、聖アントニウス会の修道士が一〇七五年に麦角中毒患者を治療する聖アントニウス病院を開いたため、〝聖アントニウスの火〟と呼ばれることもある。

麦角菌を摂取すると痙攣や幻覚を起こすが、痙攣はダンスとは違う。グラミー賞のステージに立っている人が踊っているか発作を起こしているかは区別がつくはずだ（いまの子たちのダンスをからかわないで。フラウ・トロフェアの夫みたいよ）。それに、今日のダンスの定義は五〇〇年前よりもはるかに広くなっている。一六世紀はさまざまなダンスを覚えることが、若者の教育の一環と見なされていた。それらのダンスは数学的精度で構成され、現代人が考えるダンスとは異なるものだ。痙攣に見えるダンスなどなかった。当時の人々は確実に区別がついたはずで、痙攣を起こしている人を踊っているとは言わなかっただろう。彼らは、フラウ・トロフェアとそのあとに続いた人々は踊っていると、何度も確信していた。それに、麦角中毒の症状なら見慣れていた。フラウ・トロフェアが麦角病だったら聖アントニウス病院に連れていかれただろう。この町のダンサーたちは、〝奇妙な流行病〟にかかったとは思われなかったはずだ。〝普通の流行病〟にかかっていたことになる。

つまり、この疫病はカビの仕業だったとは思えない。学術的な理由からではないが、当時の人々もそう思ってはいなかった。

一六世紀は、病気にかかる者は概して邪悪だから神に嫌われていると考えられていた。だから、当時の基準から見れば、フラウ・トロフェアはなんらかの罪を犯して神に罰せられているのだと、多くの人が考えただろう。パラケルススもそのひとりだった。この病気が本物だと判断したあと、「売春婦と悪党」が、その思考が「自由で下劣、尊大かつ実にみだらで、恐れや敬意を知らない」ため苦しめられたと言っている。その邪悪な思考は、汚い言葉を使いすぎること、セックスについて考えすぎること、とりわけ漠然とした「想像力の腐敗」から生じると力説した。[6]

それらの思考や行動は、現代人の多くに当てはまる。それにもかかわらず、ほとんどの人は奇妙な天罰が下ったかのように踊ったりしない。とはいえ、パラケルススは、ヒステリーのアウトブレイクに関する現代の知識に関して言えば、まったく的外れだったわけではなかった。現代のスコット・メンデルソン医師が、フロイトの〝転換性障害〟――身体的な原因なしに、踊るのをやめられないというような症状が現れる状態――の概念について述べている。その状態が他人にまで広まると、集団ヒステリーに分類され、今日ではしばしば集団心因性疾患と呼ばれる。メンデルソンによると、「この障害は、激しい感情的または性的思考を、それよりも社会的に許容されるものに〝変換〟しようとする潜在意識によって生じると考えられている」[7]転換性障害を起こすと、必ず通りで踊り始めて止まらなくなるわけではない。もっと軽い症状もある。たとえば、ストレスの多い状況に置かれると、怒りを抑制するよう社会化されている女性（あるいは男性）は、手がしびれたり、嚥下が難しくなったり、嘔吐したりするかもしれない。[8]体が「ねえ、何かしたほうがよくない？　あら、怒っていても、叫ぶことも人を殴ることもできないの？　怒っていると思うことさえいけないの？　わかった、じゃあ……ほかのことをしましょう。おかしなことになるわね！」と言っているのだ。

　現代では、性的な考えを抱くことはたいてい社会的に許容されている。抑制して半狂乱のダンスに変換する必要はない。だが、当時は違った。性的な考えを抱くことは、地獄に落ちるだけでなく、そこへ行く前に生きたまま焼かれてもおかしくない、たしかな兆候だったのだ。一五世紀の魔女狩りのバイブル、『魔女の鉄槌』に次のように書かれている。

> 世界から女がいなくなれば、われわれは神のみと交わるだろう。魔術は貪欲な女の肉欲から生

まれる。箴言三〇を参照――飽くことを知らないものが三つある、いや、四つあって、『もう充分だ』と言わない。すなわち、子宮口である。それゆえ、欲望を満たすために、悪魔とさえ交わる……魔術は神威に対する反逆だ。ゆえに、拷問にかけるべきである。[9]

『魔女の鉄槌』は次に、かつて被告人は野生動物に食べられたのに、いまでは火あぶりの刑に処せられるだけで、「これはおそらくその大半が女だからだろう」と不平を言う。[10] 典型的な女。そう題されていた。

好色な考えを抑制するのに、恐ろしい拷問にかける以上の方法があるだろうか。人々が自撮りとか、リアリティー番組を観るとか無邪気なことをしているから、文明は下り坂に入ったと誰かがもったいぶって文句を言い始めたら、その人をじっと見つめながら、「ねえ、昔は人間を魔女だからと燃やしていた。それが昔の人が暇なときにしていたことよ」と言ってやるといい。

そういうわけで、病気が性的思考によって引き起こされると考えたパラケルススは正しかったのかもしれない。ただし、人々が悪魔崇拝者になるのを恐れて、どうしても自分たちの〝悪行〟を抑制する必要があったからかもしれないというだけの理由である。

とはいえ、パラケルススは〝治療〟法に関してはほぼ確実に間違っていた。彼の考える最良の治療法は、もしその状態が悪罵によってもたらされたものなら、踊る人に自分の蠟人形を作らせ（同時に複数のことをこなせる有能なダンサー！）、その蠟人形に思考を投影してから火をつけさせるというものだった。性的思考や軽薄な言動によってもたらされたものなら、踊る人は暗い部屋に閉じこめられ、悲しすぎてそういった考えを抱けなくなるまでパンと水しか与えられない。〝想像力の腐敗〟が原因なら、アヘン（ヘロインの主成分）かアルコールを摂取しなければならない。

これらは恐ろしい推測だった。悪い試みだ。一五一八年にフラウ・トロフェアが踊り始めたとき、パラケルススの医学的所見がまだ出ていなかったのは、さいわいだったかもしれない。そうでなければ、その治療法が試されていただろう。

実際は、フラウ・トロフェアは、ダンサーの守護聖人でおそらく一部の人を嫌った、聖ヴィトゥスに罰せられたのだという結論を、町民の大半が下した。一六世紀、悪態をつくときに、「神はおまえに聖ヴィトゥスを与えた！」[11]と叫ぶことがよくあった。一四世紀にさかのぼると、そのように悪態をつくと「呪われた者は熱を出し、舞踏病を発症する」[12]と言われていた。呪われる前に聖ヴィトゥスの名を借りて人を呪えと言っているわけではないが、そうするなとも言っていない。

聖ヴィトゥスが罰したのだと信じた人々は、フラウ・トロフェアが参拝すれば治るかもしれないと考えた。それで、彼女は荷馬車に乗せられ、聖堂に連れていかれた。

人間の行動に求める基準が低すぎるかもしれないが、町の人々がフラウ・トロフェアを魔女として火あぶりにするのではなく、助けようとしたのは驚くべきことだ。ジョン・ウォーラーによると、「（ダンシングマニアの罹病者は）審問の前に逮捕されることはなかった」[13]悪魔の信奉者と考えられていたら、逮捕されていたかもしれない。恐ろしいことだ！　それよりも程度の低い奇行のため何百人もの人々が火あぶりの刑に処せられた、ドイツの有名なヴュルツブルクとバンベルクの魔女裁判は、それから一〇年も経たないうちに起こったことだ。ストラスブール市民あっぱれだ！　当時の基準よりも立派な行いをした！

フラウ・トロフェアが治ったかどうかについては情報がない。だが、数日以内に、三〇名の人々が彼女のあとに続いて、同様に喜びもなく踊ったことがわかっている。足から血が出て、骨が見えた。骨が肉から突きでていたのだ。彼らは心臓発作を起こすか、脱水症か感染症（骨が突きでていたのだから当然だ）で倒れるまで踊り続けた。ウォーラーによると、「彼らはほぼ確実に譫妄状態だった。変性意識状態に入ったときでなければ、そのような極度の疲労や、腫れて流血した足の激しい痛みに耐えられない。さらに、目撃者は一貫して、罹病者はわれを忘れていて、恐ろしい幻覚を見て、自由奔放に正気とは思えないふるまいをしたと話した[14]」

驚くべきことに、この行動は特にめずらしいものではなかった。一五一八年のアウトブレイクがダンシングマニアの最初の事例だったわけでもない。一〇一七年以降、ヨーロッパで同種のアウトブレイクが七件発生していた。おそらく、ストラスブールに印刷機があったため、フラウ・トロフェアの件が広く報道された最初の例というだけだった。それ以前のエピデミックはどれも、対処法の手がかりを与えてはくれなかった。たとえば、実話かどうか定かではないが、一〇一七年のアウトブレイク時は、地元のダンス好きの聖職者が、人々が丸一年踊り続けるよう呪いをかけたと言われている。それがあたかも権力の賢明な使い方であるかのように、聖職者が呪いをかけてまわるなど、実に興味深い話だ。

一二四七年には、約一〇〇人の子どもたちが、ドイツのエアフルトから踊りながら出ていった。かわいらしい話に聞こえるが、それも両親に発見されたときはほとんどが死んでいたと知らされるまでのことである。一二七八年には、二〇〇人がぐらぐらした橋の上で、またしてもつまらなそうに踊り、しまいには橋が崩壊して全員死亡した。一三四七年には、ラインラントで踊りだした人々が、「正気を失った人のごとく、死にそうだと叫んだ」[15]

ここではっきりさせておくと、誰も踊りたくて、あるいはダンスを要するなんらかのクールなカルトに関わっていたから踊ったわけではなかった。だから、ストラスブールが当初、みな楽しんで踊っているかのような対応をしたのは、いささか奇妙なことだ。

人々が半狂乱でみじめなほどに踊り、死に至るまでのあいだ、ストラスブールのギルド集会所が開かれて音楽を流していた。ダンサーたちのために特別に木の舞台が設置された。病人と一緒に踊るために、プロのダンサーが雇われた。ダンサーのペースが落ちたり、疲れて倒れそうになったりしたときには、演奏家は横笛やドラムを使って陽気な曲を演奏した。その背後にある論理は、ウォーラーによると、この病気は「通常、冷たく湿った脳を作りだす血液の腐敗」[16]によって生じ、動き続けることでしか治せないと人々が思っていたということだ。

実際は病気にかかっていないのに参加した者もいた。一六世紀の年代記編者、スペックリンによると、町民がワインや食べ物をダンスホールに寄付していたため、「この状況から利益を得ようとする詐欺師が大勢いた[17]」〝悪い年〟の飢饉を生き延びた人々にとって、無料の食事はとても魅力的だった。とはいえ、パーティーはすぐに終了した。町民の善意と多大な労力のかいもなく、ダンスホールも音楽も「すべてまったく役に立たなかった[18]」衰弱したダンサーたちは脳卒中や心臓発作を起こして倒れ、家族によってダンスフロアから運びだされた。

一五一八年の夏の終わりに、ストラスブールは次のように告示した。

近頃、奇妙な流行病が
世間で発生し
正気を失った大勢の人が
踊り始め
昼も夜も
休みなく踊り続け
しまいには意識を失って倒れ
多くが死亡した[19]

年代記では、一日につき一五名が死亡したと示唆されている。

強迫性のダンスをダンスによって治療する計画に効果がないと気づくと、当局は、この疫病は神があらゆる罪の罰として与えたものだという結論を下した。当局は病人個人を非難したのではなく、共同体として責任を取ったため、これは特筆すべきことだ。賭博や売春が禁じられ、それらの行為に関与した者はみな、〝当面〟とはいえ町から追放された。ダンスフロアやすばらしい音楽を用意する代わりに、奇妙な疫病にかかった者は家に閉じこもるべきだと判断した。当時の役人が次のように述べている。「舞踏病が終息しなかったため、市議会は、感染者のいる家族は家から出るべきではないと決定した――それ以上の感染を防ぐためである。家族の使用人が感染した場合は、自費でどこかに置いておくか、聖ヴィトゥスのもとへ行かせなければならなかった。従わなければ厳罰に処せられた[20]」身分の低い使用人までをも世話しなければならないと定められたのだ。

ダンスも禁じられた。例外が認められたのは、結婚式か〝初ミサ〟で踊りたい〝高貴な人々〟のみだった。とはいえ、〝良心にかけて〟タンバリンやドラムを使用しないよう強く指示された。

セバスチャン・ブラントによると、「このとき悲しいことに、恐ろしい出来事が生じ……人々は踊りをやめず、二一議会は神の名誉のために、三〇シリングの罰金を科すという条件で、何人といえども、聖ミカエルの祝日（九月二九日）まで、この都市や近郊、全管轄区域で踊ることを禁じた。そうすることによって、そのような人々を回復させるためだ[21]」

そうすることによって、そのような人々を回復させるため。すばらしい町だ！

すべての布告が、苦しんでいる人々を救うことに関係していたというのはすてきな話だ。この共同体は隣人を死なせたくなくて、病人を助けるために多くの協力を試みた。現代でアウトブレイクが発生すると、わたしたちは恐怖のあまり隣人のことはすっかり忘れてしまう。ストラスブールの人々は進歩的で、お互いを思いやっていた。

どの治療法が効果があったのだろうか？　罹病者を聖ヴィトゥスの聖堂に行かせたこと？　実はそうだ。信じられないと思うだろう！　少なくとも、スペックリンはそう言っている。すべての売春婦と罪人を〝当面〟追放したのち、当局は「大勢を荷馬車に乗せて、セヴェルネの向こうのヘレンシュテークにある聖ヴィトゥス（聖堂）へ連れていき、ほかの者は自ら行った。聖ヴィトゥスの像の前で、彼らは踊りながら平伏した。司祭がミサを行い、彼らは小さな十字架と、表と靴底の両方に聖油で十字を切った赤い靴を与えられた[22]」赤い色が選ばれたのは、過去のアウトブレイクの患者が赤い色が見えなかったか、見ていられなかったからかもしれない。あるいは、足が燃えているようだったからという可能性もある。

芸術界の反応について言えば、ダンシングマニアは、バレエ映画『赤い靴』（一九四八年）にインスピレーションを与えた。赤い靴を履いた女の子が踊るのをやめられなくなる物語である。

だが、この場合は違った！

聖堂に参詣したあと、罹病者の多くがあっさりと踊るのをやめた。家に帰って日常生活に戻り、おそらくいくぶんやつれて、ドラムやタンバリンを生涯恐れただろう。記録によると、聖ヴィトゥス聖堂で過ごした時間は「多くの人を助け、彼らは多額の寄付をした[23]」

聖堂で踊りまわり、赤い靴を履いたことが効果的な治療となったのは、病気は魔法で治らないと知っている現代人にとっては驚くべきことのように思える。信仰心があるかどうかの問題ではない。執念深く人を呪い、聖堂への寄付の見返りとして治療する聖人を信じないということだ。だが、一六世紀の人々は宗教の奇跡や悪魔払いや変容を、現代と違って心から信じていたのだ。偉大な力によって治ると信じることで、充分だったのかもしれない。一三四七年のダンシングマニアは、司祭が罹病者の口を開け、口のなかに向かって「真なる神を称えよ、聖霊を称えよ、立ち去れ、地獄に落ちた霊よ」[24]と叫ぶことで終息したと言われている（仕事で行きづまって、上司に既成概念にとらわれずに新しいことを始めろと言われたときは、同僚の口のなかに叫んでみてもいいかもしれない）。この神や聖人への揺るぎない信仰に、現代人も体験している一種のプラセボ効果があると考えられる。

ストラスブールの役人は、疫病の罹患者を、会うことができる最高の権威者のもとへ連れていった。この問題は主に精神障害の結果と思われるため、その治療法は効果がありそうだ。とはいえ、聖ヴィトゥスの力への信頼だけでなく、罹患者は――聞いて驚くなかれ――友情の力によって治癒したとも言えるように思われる。真面目な話だ。ストラスブールの人々は罹患者にとても、異常に優しかった。火あぶりの刑にしなかった。共同体から永久追放することもなかった。思慮深く彼らを気遣って、回復させる方法を考えた。彼らを思いやるあまり、共同体の限られた資産を、病人の横でうろついたり跳ねまわったりするプロのダンサーを雇うというような（まったくもって見当違いの）アイデアに使った。その後、回復の妨げになるのを心配して、ダンスを制限しようとした。

これらの行動と、腺ペストの発生時に愛する人を見捨てた人々を比較すると、心遣いに圧倒的な差がある。この病人に対する思いやりが斬新だったのかもしれない。彼らは、悲惨だったであろう生活のなかでおそらく初めて、人に優しくされた。ウォーラーによると、彼らは治癒したか、少なくともふたたび踊り始めることはなさそうだった。

彼らの多くが長年無視され、みじめで、困窮し、搾取されていたが、この数日から数週間のあいだ、いつもなら歯牙にもかけてくれない市民や宗教指導者があれこれ世話を焼いてくれた。疎んじられていた者や、軽視されていた者の多くにとって、当局の反応は実に喜ばしいものだったに違いない。教会や政府が病気を治療しようと尽力したことによって、多くの病人が精神的に強くなって再発を避けられた。[25]

当局に治癒を望まれているからといって、病気から回復できるものだろうか？ たしかに、政府は常に人々の健康を望むはずだ。官僚は全員卑劣な社会病質者だとあなたが思っているとしても、町民が集団で死んだら町の印象が悪くなる。とはいえ、病気に苦しむ人々が悪者扱いされないのは、今日でさえ稀である。アメリカ政府が支援する禁煙広告は、実際の敵である肺癌の治療方法の研究に資金を注ぎこまなかったからではなく、禁煙しなかったのだから、喫煙者は肺癌になって当然だとしばしばほのめかしている。エイズ危機への対応が遅れたのは、少なくともある程度は、一部の人々が罹患者を罪人と見なしたからである。これらの病気は人情だけでは治らないのは明らかだが、地域社会のケアや思いやりが悪いことであるはずがない。

　集団ヒステリーのアウトブレイクは一六世紀以降も発生した。現在も起きている。科学的に完全に理解されてはいないが、過酷、あるいは抑圧的な状況——心が混乱し、状況を耐えられるものにしようとして障害を起こす——に関係していると考えられることが多い。集団ヒステリーは主に、大きなトラウマに関連する。たとえば、一九七〇年代のクメール・ルージュの戦場を生き延びたカンボジア人は、ヒステリー盲を発症することがあった。「女性の七〇パーセントが目の前で肉親を殺された」彼らの視覚障害を研究していたカリフォルニア州立大学ロングビーチ校教授、パトリシア・ロゼ・コーカーは、『ロサンゼルス・タイムズ』でこう述べている。「彼らは単に心を閉ざして、それ以上——さらなる死や拷問、レイプ、飢餓を見ること拒否した」[26]ヒステリー盲は一九七〇年代よりずっと前に、戦争映画でよくあるテーマだった。たいてい、兵士が何か恐ろしいものを見て、身体的な原因はないのに目が見えなくなり、善良な女性の愛によって治る。わたしたちはそんな映画を鼻で笑い、画面に向かって「そんなものでは治らない！」と叫ぶかもしれないが……誰かの優しさが体の健康に影響を及ぼすこともあると思う。

　一九六二年、タンザニアの女学校で笑いが感染した。まず、ひとりの女生徒が笑いだし、それがクラスメートにうつって、その後、学校じゅうに広がった。少なくとも二一七名が感染した。少女たちは笑ったり泣いたりを繰り返し、教師にやめるよう言われると暴力的になった。罹患者は約一六日間笑ったり泣いたりし続け、やんだと思ったら、ふたたび始まった。〝おかしいわね。女学生にそんなに精神的に耐えられないようなことがあるの？〟と思う人もいるかもしれない。大人になって、高校生だったときのことをすっかり忘れてしまえるのはめでたいことだ。

笑いの感染について研究したテキサスA&M大学のクリスチャン・F・ヘンペルマンによると、集団ヒステリーは、しばしば「集団内にストレス要因が潜在している」場合に始まる。「たいてい、あまり力のない集団内で発生する」[27]タンザニアのアウトブレイクは、国が独立したばかりで、誰もがものすごいストレスを受けていたことが原因だという説もある。とはいえ、現在もタンザニアで笑いの感染が起きている。ある女性が『ラジオラボ』で、彼女の高校のクラスで、数学の試験の朝に三人の少女の身に起こったと語った。[28]ひとりの少女は、病院にボーイフレンドが見舞いに来たときだけ回復した。少女はボーイフレンドの気を引くために仮病を使っているのだと思うのなら、フラウ・トロフェアが倒れるまで踊ったときも人々はそう考えたことを思いだしてほしい。

それでも、自国ではあり得ないと思う方のために言っておくと、ウォーラーは「世俗的な西洋はヒステリー的恐怖に耐えられるというのでもない。一部は実際、地域特有だ。アメリカと、ある程度のヨーロッパの文化はあいかわらず、宇宙人による誘拐や空飛ぶ円盤の偏執性妄想に満ちている」[29]と述べている。

二〇一二年、ニューヨーク州ル・ロイの一〇代の少女たちが同時にチックを起こし、痙攣が止まらなくなった。集団ヒステリーの発作と分類されると、保護者のひとりが『ニューヨーク・タイムズ・マガジン』で、「わたしたちは――一六〇〇年代に生きていると言うの？」[30]とコメントした。医師たちは、生活のなかのストレスに関連する症状と考えたようだが、抗生物質――わたしたちが、一六世紀のドイツ人にとっての聖堂と同じくらい信頼しているもの（正当な理由がある。近い将来にわたしたちが直面するであろう最も恐ろしい医学的問題は、抗生物質に耐性を持つようになった病気である）――を投与されると回復する患者もいた。彼らの医師は、「薬とプラセボ効果を区別するのは難しい」[31]と認めた。

今日では、体の健康を心の状態と完全に分けて考える傾向がある。テレビドラマのドクター・ハウスは、患者に向かって「きみは不妊症だ！　不毛の塩田と同じだ！」とか、「そういうわけできみの子どもたちは自殺した――乗り越えろ！」とか叫んでいるにもかかわらず、視聴者は名医かもしれないと考える。だが、患者に冷たく接することは、医者がほかの人たちよりも賢いことを表しているわけではない。その医者に情緒の面で欠陥があることを表しているのだ。ほかの人たちより賢くても、礼儀正しく敬意を持って人に接することは、まったくもって可能だ――女性たちは何世紀にもわたってそうしてきた。人は病気のときに、最大級の優しさを求めることが多い。元気になるために、実際に優しさを必要とすることもある。

人間の優しさは大切だ。

当然、この考えをばかにする人もいるだろう。病気に関する本に書かれていたらなおさらだ。だがばかにしても何も変わらない。

『ニューヨーク・タイムズ・マガジン』による集団ヒステリーに対するひとつの解釈は、「実際の身体的感覚に現れるある種の共感の不適応のバージョン――あくびの伝染や感応的な吐き気、兄が指から血を流しているのを見て自分の指をつかむ弟[32]」によって起こるというものである。

むろん、病気は心の状態と関係なく生じるが、強いストレスがかかると、精神の窮状が体に表れることがあるのもまた事実である。タフで冷静であることが、ほとんど常に多くの感情を抑えることを意味する文化では、孤独やストレス、悲しみを我慢することに慣れきっていて、これらの感情を認めるのではなく、考えないことに決める。これはうまい方法とは言えない。過度のストレスは恐ろしい形で体に表れることがある。倒れるまで踊るようになる前に、心の混乱に対処するのはすばらしいことだ。もしその気があれば、医者にでも誰にでも話してみるといい。

現代人は薬で治療するのが得意だ。それが現代社会の驚くべき最大の偉業のひとつだ。だからといって、薬以外のものを必要としないわけではない。わたしたちは薬園の手入れだけでなく、互いの世話をすることもできる。だから、ばかげた治療計画や宗教的な治療を考えだした人々や、問題となった人物が仮病を使っていると思わなかった人々はみな、英雄と呼ばれる資格がある。

天然痘

文明社会を即座に荒廃させたアウトブレイク

胸がむかついて体じゅうぞくぞくした。恋をしているか、天然痘にかかったかのどちらかだった。

ウディ・アレン

一四世紀から一七世紀にかけて、黒死病がヨーロッパの国々に及ぼした影響は、歴史のきわめて恐ろしい章のひとつとして記憶されている。だが、ヨーロッパの文明は持ちこたえた。西洋社会の芸術的な偉業のいくつかは、この疫病と共存した。シェイクスピアのきょうだいと息子は腺ペストで死亡した。シェイクスピアが生きているあいだ、疫病が原因で劇場は閉鎖された。ハンス・ホルバインやティツィアーノは、疫病で死亡する前にすばらしい作品を描いた。彼らは黒死病のない時代に生まれたかっただろうか？　生まれたかった（これは推論ではない。全員に電話して尋ねた）。だが、死に直面した状態で人生は続いた。ローマ帝国でさえ、アントニヌスの疫病のあと、数百年間持ちこたえた。コンモドゥスはダチョウを殺している時間があった。

「それなら、疫病はたいしたことではない」とあなたは言うかもしれない。それに対して、もっと憐れみ深い人は、「シェイクスピアの息子が書いたかもしれない戯曲を読めないいんだよ」と答えるかもしれない。公平に見て、その戯曲はそれほどのものではなかっただろう。有名人の子どもが親の足跡をたどろうとすると、結果はまちまちだ。とはいえ、ヨーロッパ社会が完全には崩壊しなかったとしても、天才や人類の偉業の多くが腺ペストによって失われたことは想像できる。

だが、〝たいしたこと〟の定義が文明の崩壊ならば、この疫病を紹介しよう。天然痘に襲われたあと、アステカとインカの社会はほとんど即座に荒廃した。ある年、それらは世界最大の文明社会だった。翌年には実質的に存在しなかった。

〝予期せぬ歴史的結果〟の筆頭は、一五三二年にフランシスコ・ピサロがインカ帝国の皇帝、アタワルパ（神と見なされていた）を打ち負かしたことだ。アタワルパは八万人の兵士からなる軍隊を有していた。一方、ピサロの軍隊は一六八名で、そのうち馬に乗っているのは六二人だけだった。[1]スペイン軍が最初の夜にインカ帝国の兵士七〇〇〇人を殺したうえ、ピサロは数分も経たないうちにアタワルパを捕虜にしたと言われている。その後、ピサロはアタワルパに、「捕虜と征服した敵を慈悲を持って扱い、戦いを仕かけてきた者とのみ戦う。彼らを滅ぼすこともできるが、そうせずに許す」[2]と約束した。当時のスペイン人による原住民の扱い方に関する文献を読んだことがあるなら、これは真実とは正反対だとわかるだろう。わたしたちの社会がこれまでしてきたこととまさに正反対とは言えない、ほら話や優しい嘘もたくさんあるから、嘘と呼ぶことさえできない。ピサロはそのあと、アタワルパの命と引き換えに、部屋（約六・七メートル×五・二メートル）いっぱいの金を要求した。インカ帝国はスペイン人が立ち去ることを期待して、平和的に金を差しだした。その後、ピサロはアタワルパを殺害した。インカ人は体が焼かれるとあの世に行けないと信じていたので、アタワルパは死ぬ前に、火あぶりの刑にしないでさえくれれば、キリスト教に改宗すると約束した。スペイン人はアタワルパを絞殺したのち、死体に火をつけた。

コンキスタドールのシエサ・デ・レオンは、「(ピサロがインカ族を)優しい言葉で改宗させることを望んでいたら、インカ族はとても温和で平和を好むから、少人数でそれをなし遂げられたかもしれない[3]」と述べている。

一六世紀、コンキスタドールとスペイン異端審問のあいだに、スペイン人は〝想像を絶するほど恐ろしいこと〟をしてきた。クリストファー・バックリーは、『もうたくさんだ *But Enough About You*』で、一般的なスペイン人の態度について述べている。「インカ人を拉致し、拷問にかけ、火あぶりにし、もちろん強姦し、国を略奪し――唯一の真の信仰の名において――七〇〇〇年続いた文明を滅ぼす絶好の機会だ![4]」

スペイン人とアメリカ・インディアンの恐ろしい関係について、ジョン・キャンベルの『スペインによるアメリカ植民地化について *An Account of the Spanish Settlements in America*』に書かれている。この一八世紀の記録で、キャンベルは、一六世紀にスペイン人がどのようにしてキューバにたどりつき、「歴史のページを汚した史上最悪の蛮行」を犯したかについて記している。あるスペイン人修道士は、ひとりの先住民を火あぶりの刑にする前に、「スペイン人の宗教を信奉するなら天国に行けるが、そうしなければ地獄で永遠に焼かれる」と言った。先住民は天国にスペイン人はいるのかと尋ねた。修道士はいると答えた。すると、先住民はこう言った。「それなら、地獄で悪魔と一緒にいるほうがいい」[5]

うまいことを言う。よくやった——時空を超えてハイタッチしよう。

さて、これで、クリストファー・バックリーを含めたわたしたち全員が、スペイン人がアメリカ先住民に対してひどいふるまいをしたことを理解した。次は彼らがどのようにしてインカ族との圧倒的に不利な戦いに勝ち、地域全体を支配したかを見ていこう。

スペイン人は自らの成功に関して独自の意見を持っていた。当時彼らは、あり得ない勝利をおさめることができたのは、自分たちが優れたキリスト教徒だからだと考えていたようだ。彼らは熱心で敬虔な信者だった。ピサロの兄弟がスペイン国王カルロスに返送したメッセージに、インカ帝国に勝利した原因が書かれていた。「少人数しかいなかったのですから、軍隊がなし遂げたのではありません。神のご加護によるもので、すばらしいことです」[6]

一六世紀のスペイン人が、聖書に書かれた数々の〝恐ろしい人間になるな〟という教訓を、ざっとでも読んだとは思えない。

彼らが勝利したことに対する非宗教的な説明は、スペイン人は馬と銃を持っていたけれど、インカ人は持っていなかったというものだ。それらの装備は役に立っただろうが、それだけでインカ族の大軍に対抗できたとは信じがたい。たとえば、一六八人とは、一般的なチリーズ・レストランの収容人数だ。客全員に（サウスウェスト・エッグロールとグリルド・コーン・ワカモレと一緒に。そんな夜だから）銃を持たせて、店の外にいる八万人の暴徒と戦ってこいと言ったとする。彼らがきわめて信心深く、神の思し召しだと説得されれば、その大胆な冒険に参加するかもしれないが、それでもなお怯えるだろう。それから、渡す銃は、当時のスペイン人が使っていた、弾を装塡するのにものすごく時間がかかる型だというのをお忘れなく。チリーズの客たちが張りきるとは思えない。家で出前を頼めばよかったと後悔するだろう。

当時の狂信的なスペイン人でさえ、自分たちに不利な状況だと理解していた。彼らは怯えていた。ピサロの仲間のひとりが、「インディアンの野営地はとても美しい都市のように見える。テントがたくさんあって、われわれはみな不安でいっぱいだった。インド諸島でそのようなものを見たのは、そのときが初めてだった。われわれスペイン人はみな恐怖と混乱に陥った」[7]と述べている。勝利は神のおかげだと言っていても、多くのスペイン人はそのような不利な戦争で勝てたのは奇妙な偶然だと考えていたようだ。特にピサロは、一五二四年と一五二六年に同様のインカ帝国遠征を行い、彼らと戦うには自身の軍隊が小さくて弱すぎると気づいていたからだ。

スペイン人が勝利したことに対する説明で、残忍な征服軍のための神の介在や、スペイン人のあまり使えない銃や馬よりも優れているのは、天然痘の到来によってインカ帝国がひどく荒廃していたというものである。ジャーナリストのチャールズ・マンによると、「（天然痘のアウトブレイクの周辺が）完全に混乱していたため、フランシスコ・ピサロは一六八名の軍隊と協力して、スペインとイタリアを足した大きさの帝国を攻め落とすことができた」[8]

勝利は銃と馬ではなく、ひとりの男によるものだった。罹病したあるスペイン人が、一五二五年頃、インカ社会に天然痘を持ちこんだと考えられている。

今日では、天然痘は天然痘ウイルスによって発症するとわかっている。感染すると（四〇度まで）発熱し、嘔吐を伴うこともある。その後、急激に発疹が出て、透明の液体か膿が詰まった、でこぼこした膿疱に変化する。それらはのちにかさぶたになってはがれ落ち、肌にあばたが残る。

見るに堪えない病気に聞こえるが、必ずしも致命的な病気ではなかった。類似の水痘（別のウイルスによって発症する）は、死に至ることはめったにない。一方、一般的に、天然痘患者の致死率は約三〇パーセントだった（アメリカ・インディアンはそれよりもはるかに多く死亡したが）。この死亡率について、わたしの友人の名医が、簡略にわかりやすく説明してくれた。「天然痘は免疫系に異常を来す。その免疫系が命取りとなる」専門用語で言うと、無制御免疫反応である。免疫系が侵入したウイルスや細菌を確認し、体から危険を取り除こうとしておかしくなる。感染と闘うために血流に化学物質を放出し、全身に炎症を起こす。臓器に欠陥が生じ、活動を停止することもある。免疫系が心臓を攻撃すると、心臓は効果的に血液を送りだすのをやめ、細胞が酸素を取りこめなくなる。そして、死亡する。免疫系が腎臓を攻撃すると、血液は浄化されない。そして、死亡する。

水痘は通常、体内でそのような激しい反応を引き起こさない。大方、細胞内に比較的無害なまま存在し、ときおり、数年後に新たな症状を引き起こす。たとえるなら、体が家で、水痘ウイルスがゲストルームにいつまでも居候しようとする厄介な元バンド仲間だ。一方、天然痘ウイルスはゴジラである。ゴジラが突然、家に入ってきたら、家主（免疫系）はおそらく錯乱し、ゴジラを追いだそうとして火炎瓶を投げまくるかもしれない。怠け者の水痘は不愉快だが、そこまでする必要はない。彼（水痘）はただいつまでもそこに住んで、家主の食べ物を食べ、家主のソファの上でセックスし、家主のビールを飲むだけだ。しばらく経てば、彼がそこにいることも気にならなくなるだろう。

　症例によっては、天然痘は播種性血管内凝固症候群（ＤＩＣ）と呼ばれる疾患を引き起こす場合もある。体内には血液を凝固させる凝固因子と呼ばれるタンパク質が多数存在し、ひげ剃りの際に切り傷を作るたびに、失血死するのを防いでくれる。ＤＩＣを発症すると、凝固因子は血流にごく小さな塊を形成し始める。その後、さらに多くの凝固因子が加わり、塊が大きくなる。最終的に、血液は通常に凝固しなくなる。正常でない場所から出血し始める。血栓が大きくなりすぎると、血液は適切に流れず、細胞は酸素を受け取れない。そして、死亡する。

　天然痘のアウトブレイク以前、インカ文明は栄えていたが、その大部分はワイナ・カパック皇帝のおかげである。カパックが一四九三年に支配権を握った時点で、帝国はすでに巨大だった。アルゼンチンからコロンビアまで及び、南アメリカの約半分が含まれた。ワイナ・カパックは各州を訪れて州知事と面会した。灌漑システムなどインフラの整備を監督し、落花生や綿花といった新しい作物の栽培を奨励した。同時に五万五〇〇〇人を超える軍隊を指揮し、いくつかの軍事作戦で勝利をおさめた。当時の絵に、宝石に覆われた輿に乗って戦場に運びこまれる皇帝の姿が描かれている。

一六世紀の南アメリカのヴェルサイユのような、キスピグアンカ大宮殿が狩猟小屋として建てられ、そこで皇帝は寵愛する廷臣や将官と賭博をし、はめを外して遊んだ。一方、皇后はハトの群れの世話をして楽しんだ[9]（ハトに関する詳細はそれほど重要ではない。ただ、文明的ですてきだという印象を受けた。ハトは想像し得る限り最も洗練されたペットだ）。

インカ人にとっていい時代だった！

だがそれも、天然痘が発生するまでのことだった。ワイナ・カパックは一五二七年に天然痘で死亡した。将官は全員、皇帝の家族もほとんど。ワイナ・カパックは死の床で、幼い息子を跡取りに指名したと言われているものの、そのときにはその赤ん坊も死んでいた。ワイナ・カパックは言った。「父なる太陽が呼んでいる。その隣で永遠の眠りにつこう」ずいぶん詩的な辞世の句だが、相続順位を決定したほうが喜ばれただろう。ワイナ・カパックが嫡出子のワスカルと、非嫡出子の愛息、アタワルパのどちらを後継者に望んだか判断できなかったからだ。

後継者選びで混乱するのは、明らかに望ましくないことだ。内戦につながる。だが、インカ帝国では内輪揉めはよくあることで、誰が勝って支配者になろうと国民は満足していた。ワスカルとアタワルパは軍隊を召集し、ワイナ・カパックの後継者を決める内戦が始まった。残念ながら、この戦争によって大勢の戦士が殺される一方、さらに多くが天然痘の犠牲となった。インカ人はふたつの戦いで、多数の死を経験した。ワイナ・カパックが生きていたら、インカ人が疫病に襲われたとしても、スペイン人が勝利をおさめることはなかったと考えられている。ピサロもそれを認めていた。「ペルーに侵入したとき、国民に非常に愛されていたワイナ・カパックが生きていれば、われわれは勝てなかった……侵略も征服もできなかった――たとえスペイン軍の人数が一〇〇〇人を超えていたとしても」[10] 繰り返して言う。国が混乱状態にあるとき、愛される立派な指導者がいることが、望み得る最良の状況である。そのような指導者が死亡したときに、それがわかる。

一五三二年、ピサロがアタワルパの軍隊に遭遇して打ち負かしたときには、彼らは内戦と病気のせいでひどく弱っていた。それでもなお、ピサロの小さな軍隊が勝ったのは驚くべきこととはいえ、チリーズの戦士たちも、相手は栄養失調で、疲れきっていて、指導者を殺し、内戦を引き起こした病気で重篤だが、戦士たちはたぶん子どもの頃その病気にかかっているから免疫があると言われれば、生き延びるチャンスがあるかもしれないと思うだろう。

天然痘は、当時最大のもうひとつのアメリカの帝国である、現在のメキシコに存在したアステカも襲った。一五一九年、エルナン・コルテス率いるスペイン軍がやってきた際に、天然痘を持ちこんだ。

あとになって考えてみれば、アステカ族はスペイン人とただちに戦争を始めるべきだった。コルテスの軍隊がアステカの首都、テノチティトランに到着すると、現在のアメリカ軍がいつでもどこでもそうされるように、歓迎された。アステカの指導者、モクテスマ二世は、コルテスに貴重な宝石のネックレス、金、羽根など、贈り物をたくさんあげた。

あたたかく歓迎したのは、アステカ族がインカ族と同様に、「温和で平和を好む」民族だったからではない。アステカ族は一般的に、人肉を食い、毎日人身御供を捧げる、残虐かつ狂暴な人々と評されていた（この話は避けて通れない）。

ここで本題からそれて、むごたらしい人身御供について話そう。人身御供を捧げていたのはアステカ族だけではない。インカ族も、いくぶん文明的な方法で人間を生け贄にしていた。たいてい美しさで選ばれた子どもが、一〇歳から一九歳の生け贄になるよう育てられ、高い社会的地位を与えられた。下層階級の人々は食べられなかった特別な食事（トウモロコシなど）をとった。死ぬ前に、その栄誉を称えてごちそうが出され、皇帝と直接会った。ある生け贄は、「もうわたしを始末してください。クスコでわたしのために行われた祝宴で、これ以上ない栄誉を授けられました[11]」と言ったとされている。その後、生け贄は薬とアルコールを与えられ、山へ連れていかれ、後頭部を殴られ、放置されて死んだ。生け贄の家族は、犠牲を払ったことで名誉ある人々と見なされた。

ふたつ言っておく。①祝宴が楽しそうだからというだけでインカ族の人身御供を擁護しているわけではない。②そのような不運なティーンエイジャーの視点で書かれたヤングアダルト歴史小説は、とても面白いものになるだろう。あなたがこのアイデアを盗んだとしても、たぶん訴えない。けれども、サイン会には招待してほしい。クスコでの祝宴と同じくらい楽しそうだ。

一方、アステカ族は毎日人を岩に縛りつけて、それが太陽を照り続けさせるためには必要なことだと信じ、まだ鼓動している心臓をもぎ取った。それから、死体を神殿の階段から蹴落として、その肉を食べたと言われている。「（生け贄が）たくさん泣いた場合、縁起がいいと考えられていた[12]」

わたしと同じ早起きが苦手な人のために言う。もしアステカ人が毎日昼まで寝ていたら、鼓動している心臓を捧げなくとも太陽はのぼると気づいて、大勢の命が救われただろう。今度誰かに朝寝坊を注意されたら、このことを思いだすといい。

そういうわけで、コルテスが驚くほど親しみのこもった歓迎を受けたのは、アステカ族がいい人だったからではなかった。それはおそらく（幸運にも）、コルテスが到着したタイミングがアステカの神、ケツァルコアトル（生け贄としてハチドリとチョウしか求めない感じのいい神）が帰還するという預言と完全に一致したからだ。神の到来が予期されていたときに、馬に乗り、鮮やかに銃を発砲する奇妙な人々の集団が現れたため、一部のアステカ人は当然、少なくとも一時的に混乱した。

コルテスたちは到着後まもなく、モクテスマ二世を監禁した。だが、テノチティトランを攻め落とそうとした際、市民の強固な抵抗に遭った。市民は金や羽根といった贈り物を与えるという誤った判断を下したモクテスマ二世に、石を投げつけて殺したと言われている。続く戦いで、六〇〇から一〇〇〇人のコンキスタドールが死亡し、一五二〇年六月三〇日は、ラ・ノチェ・トリステ（涙の夜、または悲しき夜）と呼ばれるようになった。スペイン人は逃げ去り、アステカ族は喜んだ。新しい指導者、クアウテモックは、神と証明されていないよそ者を二度と歓迎しないことに決め、テノチティトランは約一〇分間、平常に戻った。

スペイン人は都市を占領するほどアステカに長居しなかったが、お察しのとおり、天然痘を残していくことはできた。感染していたコルテスの軍の兵士が戦闘中に死亡し、死体から略奪された。天然痘は帝国じゅうに広まって都市を荒廃させた。一五二〇年九月には、テノチティトランの住民は激しい咳が出始め、焼けつくような痛みが生じた。[13] あるアステカ人が、「大発疹」と呼ばれたものについて述べている。「顔や胸や腹に腫れ物ができて、頭から足まで不快な腫れ物に覆われた……病人は何もできなくなり、死体のようにベッドに寝ているしかなく、手足も、頭すら動かせなかった。うつぶせになることも、寝返りを打つこともできない。体を動かすと、痛みに悲鳴をあげた」[14] テスココなどアステカの都市は、疫病が発生する前の人口は一万五〇〇〇人と推定されたが、一五八〇年には六〇〇〇人、かつての人口の四パーセントしか残っていなかった。[15] もっと小さな町や村は消滅した。今日では、天然痘はアメリカ先住民の九〇パーセントの命を奪ったと推定されている。[16]

天然痘が知られていたヨーロッパでさえ、伝染しやすいため恐れられていた。ベルゲン大学医学教授、オーレ・ディドリク・ラルムによると、「感染者の隣の部屋にいるだけでうつることもある」[17] 天然痘は、一度も感染したことのない人にとってはさらに恐ろしく、命に関わる。あるスペインの司祭が、「アステカ人は「トコジラミのごとく山積みになって死んだ。あちこちの家で家族が全滅し、大勢の死者を埋葬することは不可能だったため、家を破壊して墓にした」[18] と生々しく描写している。

一五二一年に戻ってきたコルテスは、アステカの首都を簡単に占領できた。病気に加えて、「飢えのために多くが死んだ……世話をする者が残っておらず……誰も他人のことを気にかけなかった」[19]一五九〇年に天然痘で死亡するまでに一万人を埋葬したと主張した、『フィレンツェ絵文書 *Historia General*』の著書である修道士のサアグンは、（ヨーロッパの人々の三〇パーセントしか死亡しなかった）腺ペスト発生時のヨーロッパ人と同じくらい、人々は隣人との接触を恐れながら暮らしていると述べた。定住するスペイン人の数が少なすぎて「（アステカの）土地が野獣の荒野に逆戻り」[20]し、アステカ族が絶滅することを心配していた。生き残った数少ないアステカ人は暦を新たにし、〝大レプラシー〟が始まった年から数え直した。これは理にかなっている。この病気は甚大な被害をもたらし、何もかも消滅したため、全世界をそれ以前とそれ以後に分けるしかなかった。

アステカ族と同様に、インカ族も世界が変わったと感じた。天然痘の到来を、瓶から解き放たれた復讐の精霊の神話のごとく物語った。一六一三年、『ペルーの古代文明 *Antiquities of Peru*』で、J・デ・サンタ・クルス・パチャクティ＝ヤムキ・サルカマユアが疫病の始まりについて語るインカ人のことを書いている。

黒いマントを着た使者がやってきて、インカ人に畏敬の念を持ってキスしたあと、〝ププティ〟――小箱と鍵を与えた。インカ人が開けるよう言うと、使者は、インカ人しか開けてはならないと神が命じたので、それは勘弁してくれと答えた。

それもそのはず、インカ人が箱を開けると、チョウや紙片のようなものがひらひらと出てきて、ちりぢりに飛び散った。それが天然痘だった。[21]

ギリシア神話に詳しい人なら、この話とパンドラの箱の神話が似ていることに気づくだろう。神話では、地球上の最初の女性が箱を開け、世界じゅうのあらゆる災いが解き放たれて、虫のごとく飛びだす。だが、急いで閉めたため希望だけが残った。

インカ族の物語に希望はない。あるのは死だけだ。パチャクティ＝ヤムキ・サルカマユアの話は、次のように終わる。「二日以内にミヒクナカ・マイタ将軍と大勢の名将が死に、彼らの顔はみな燃えるようなかさぶたに覆われていた。インカ人はそれを見ると、閉じこもるための石の家を準備するよう命じた。そしてそこで死んだ」[22]前半と比べて、神話的要素はかなり薄い。

スペイン人は疫病の恐怖と荒廃を気にもせず、シエサ・デ・レオンと同様に、「インド諸島の問題は神の裁きで、神の深い知恵によるものであり、起こったことを許した理由は神が知っている」[23]と言っていた。

これは……納得のいく答えではない。これらの帝国では天然痘が致命的な影響を及ぼしたのはなぜか？　死亡者数が多かったのは主に、アメリカ・インディアンはヨーロッパ人が訪れる前に、一六世紀のヨーロッパ人にとっては日常の一部だったその病気にまったくさらされていなかったためだ。ゆえに、免疫がなかった。天然痘はヨーロッパでは災いではなかったと言っているわけではない。一八世紀になっても、毎年約四〇万人（その多くが子ども）のヨーロッパ人が天然痘で命を落とした[24]。だが、生き延びた者は免疫ができて、免疫の多少は遺伝した。

天然痘は家畜（特に牛だが、馬や羊の場合もある）から発生し、人間に異種間感染すると考えられている。ヨーロッパ人はそれらの動物と頻繁に接触していたが、インカ族やアステカ族はまったく接触がなかった。『銃・病原菌・鉄』の著者であるジャレド・ダイアモンドによると、「インカ族はリャマを持っていたが、リャマはヨーロッパの牛や羊とは違う。搾乳されることも、大きな群れで飼われることも、人間の近くの家畜小屋で生活することもない。リャマと人間のあいだで重大な細菌の交換が行われることはない[25]」アメリカ大陸が天然痘によって荒廃した原因は、神の報復でも謎の男が持ってきた災いの箱でもなく、アメリカ・インディアンとリャマが、ヨーロッパ人と牛ほど充実した時間を過ごしていなかったことである。

さて、これらの滅亡の物語を読んで、〝大変、わたしは牛を飼っていないわ、（あるいは）誇り高きリャマ農家よ（どこかにいるはずだ）〟だから、免疫系が弱いせいで、天然痘に感染したら確実に死んでしまう、と思うかもしれない。テロリストが天然痘ウイルスを培養し、心中覚悟でばらまいて、わたしたちが全員死んで、文明が滅び、めちゃくちゃになったら大変だと。気持ちはわかる！ローマ人やアメリカ・インディアンの身に起こったことを考えると、天然痘のアウトブレイクはきわめて恐ろしい。さいわい、一九七九年に、ＷＨＯが天然痘を撲滅したと宣言した。従って、もはや予防接種すら行われていない。しかし、二〇〇一年九月一一日以後、アメリカ政府はいまのあなた方と同じ懸念を抱くようになった。全国民を守れるくらいの量のワクチンを備蓄している。ワクチンは病気にさらされてから三日以内に接種すれば有効である。最悪、どこかの極悪人が一般の人々に天然痘ウイルスをばらまいても、被害を防ぐ計画がある。だから、天然痘はとても恐ろしい病気だが、現代では特に恐れる必要はない。

このすばらしい状況は、エドワード・ジェンナーの功績によるところが大きい。一八世紀、イギリスの医師・科学者であるジェンナーは、牛痘（手に小さな腫れ物がいくつかできる程度ですむ）を患った酪農婦は天然痘に感染しないことに気づいた。そして、天然痘の予防のため、酪農婦以外の人間に牛痘の疱疹の膿少量を接種し始めた。ジェンナーより先に同様の（安全ではない）方法を試みた者もいた。「医学的大発見の神話：天然痘、種痘、ジェンナーの再考」というタイトルの医学論文によると、「ひとりの人間、単独の実験で大躍進を遂げることはきわめて稀だ。〝ひとりぼっちの天才〟というパラダイムは、研究過程に害をなす可能性がある」[26]これは必ずしも真実ではないと思う。わたしは天才が大好きだ！　英雄が好きで、ひとりの人間が人類を引っ張っていると思うと感動的だから、なんとしても取り上げるつもりだ。

だがこの場合、ジェンナーは、ハレムの女たちやレディ・メアリー・ウォートリー・モンタギューの成果を基にしていた。

古代ローマ時代にさかのぼると、天然痘を一度生き延びた者は、二度とかからないと理解されていた。腺ペストに対して試みられた〝治療法〟をすでに紹介したのでおわかりだろうが、免疫に関する基礎知識があっても、ヨーロッパの人々はこの病気の治療法に関する代替理論を展開した。一七世紀、トーマス・シデナムは「二四時間ごとに弱いビールを一二本[27]」飲むことを勧めた。患者に少なくとも一時的に醜い痘のことを忘れさせ、治癒してさらに魅力的になる自信を持たせるためだと思う。またシデナムは、なんに対してもアヘンを処方することが有効だと信じていた。

ヨーロッパの人々がビールをがぶ飲みしていた頃、オスマン帝国では、人痘接種法と呼ばれる技術が流布していた。人痘接種法は一般的に、天然痘患者の膿疱から血液や膿を採取し、非感染者に接種した。そのほか、感染者のかさぶたのかけらを開いた傷口にすりこむ、または鼻から吸いこむなどという方法があった。すると通常、天然痘を発症するが、自然に感染するよりも症状が軽かった。少し調子が悪くなるだけで、最小限のダメージで回復すると期待されていた。オスマン帝国では早くも一六〇〇年に、スルタンのハレム候補の少女たちに対して、人痘接種が頻繁に行われていた。多少傷跡が残ったとしても美を損なう可能性が低い部位に接種された。[28]

ハレムの女にとって、それは明らかに重要なことだった。天然痘は殺し屋であるだけでなく、〝美の敵〟と呼ばれていた。アステカ帝国でのアウトブレイクに関して、サアグンは次のように述べている。「感染者の多くが美貌を失い、一生消えない深いあばたができた。失明する者もいた」[29]

人痘接種を受けたトルコの女性はそれほど美を損なわずにすんだが、それでもマイナス面はあった。まず、おそらくハレムで暮らさなければならなかった。一九世紀のロマンティックな絵画から想像されるものとは違って、ハレムは地獄にある女子寮のようなものだった。もっと実際的で、病気に関連した話をすると、ハレムの住人は人痘接種によって梅毒などあらゆる種類の血液疾患にかかったり、天然痘のサンプルに重篤な反応を起こして死亡したりする可能性があった。人痘接種による死亡率は二、三パーセントだった。五〇分の一の確率で死亡する方法を、現代ではＦＤＡ（食品医薬品局）が是認しないだろう。だがその確率は、天然痘に自然に感染した場合は死亡や失明、外見を損なう確率がはるかに高くなることを考えればましなほうだった。狭苦しい場所で暮らすことになり、できるだけ美しくいてスルタンに愛されることが権力を得る唯一の手段である女性たちにとって、人痘接種は実に堅実な方法だったかもしれない。

一七一六年、駐オスマン帝国イギリス大使の妻だったレディ・メアリー・ウォートリー・モンタギューは、ハレムの女にはなり得なかった。評判の美人だったが、天然痘にかかって顔にあばたがあった。歴史の大半を通してそうだったように、女の価値が美しさのみで決まるというのなら、天然痘に感染することは死よりもむごい運命に思えるかもしれない。レディ・メアリー・モンタギューの伝記を書いたイソベル・グランディによると、「天然痘の論説は性別を反映した。男性に関しては命の危険性について、女性に関しては美への悪影響について論じた」ヨーロッパの――そしておそらく世界じゅうの――女性は、天然痘を生き延びたあと、美しさを取り戻そうと必死に努力したが、ほとんど無駄だった。一六九六年の戯曲、『愛の最後の策 *Love's Last Shift*』に次のような一節がある「世間の評判を保つほうが苦労する／天然痘にかかった女性が肌のきめを取り戻すよりも」[30]

レディ・メアリーはトルコの技術を耳にすると興味をそそられ、興奮してこう報告した。「ほかの国で水を飲むように、この国では気晴らしのために天然痘にかかると、フランス大使が気軽な口調でおっしゃった」[31]目撃した手順について述べている。

老婦人が最良種の天然痘の膿が詰まった堅果の殻を持ってきて、どの血管を開くか尋ねる。それに答えると、老婦人は大きな針でただちに切り裂き（引っかく程度の痛みしか与えない）、針の頭にのるくらいの量の膿を血管に押しこんだあと、からの殻で傷を閉じ、そのようにして血管を四、五本開く。ギリシア人は一般的に迷信に基づき、額の中央と両腕、胸の血管を開いて十字架の印をつける。だがこれには重大な害があり、小さな傷跡が残る。迷信にとらわれない人々は、その代わりに脚や、腕の目立たない部分を選ぶ。子どもたちや若い患者はその日の残りは一緒に遊び、八日目までは完全に健康である。その後、熱が出始め、二日間寝たきりでいるが、三日続くことはめったにない。顔に二〇から三〇以上（腫れ物が）できることは稀で、跡が残ることはなく、八日経てばすっかりよくなる。[32]

レディ・メアリーは迷信にこだわらなかった。その代わりに、周囲の人々の治療の効果を観察した。すでに天然痘に感染していた彼女自身は、その治療の利益を得られなかったが、ふたりの子どもに人痘接種を行って成功した。この技術の噂が広まると、一七二一年にニューゲート監獄の六名の囚人で実験され、治療を受ける見返りとして恩赦を与えられた。六人は全員生き延び、天然痘に対して免疫になったことがわかった。

一八世紀の終わりには、人痘接種が世界じゅうで普及した。プロイセン王、フリードリヒ二世はすべての兵士に接種した。一七七八年、ジョージ・ワシントンもバレーフォージで同様にした。フランス人はこの方法に抵抗を示し、ヴォルテールは「フランスで（人痘接種が）行われていたら、何千人もの命が救われただろう」と息巻いていた。

エドワード・ジェンナー——孤独な天才、英雄——は、子どものときに従来の方法で天然痘に対する人痘接種を受けた。だが、酪農婦が「わたしは牛痘にかかったので、天然痘には絶対にかかりません。顔に醜いあばたができることはありません」と言うのを聞いて興味を抱いた。一七九六年、ジェンナーは牛痘にかかった酪農婦の腫れ物から採取した膿を、八歳の少年に接種した。少年は微熱を出し、食欲を失ったものの、すぐに回復した。一〇日後、今度は天然痘に感染した少年に接種した。その少年は一命を取りとめた！　あばたも残らなかった。聞くも恐ろしい実験だが、うまくいった。ジェンナーはこの技術を種痘（vaccination）（vacca はラテン語で「牛」を意味する）と名づけた。

牛痘種痘法は、誰も殺さずなおかつ免疫を与える、危険性の低い牛痘のワクチンを使用するため、人痘接種法よりも優れていた。これが安全なワクチンに向けての第一歩で、それ以来、数々の生命に関わる病気に対して開発されてきた。ポリオ。麻疹。髄膜炎。ジフテリア。これらすべてに打ち勝った。

だが当時、種痘は物議をかもした。大勢が反対した。

一九一一年、『アメリカン・マガジン』で、医師のウィリアム・オスラーが種痘を拒絶する人々に呼びかけている。

すべての急性感染症のなかできわめて恐ろしいもの、ジェンナーの研究を通して初めて抑制できるようになったその病気について、少々言いたいことがある。数多くの文献が、天然痘の予防における種痘の信頼性を傷つけてきた。わたしと同じくエピデミックを経験した者、この問題の歴史をよく知る者、そして明晰な判断力をいくらかでも有する者が、どうしてその価値を疑うことができるのかわからない。数カ月前、この問題に関して〝奇妙な沈黙〟を守っていることで、反種痘同盟の雑誌の編集者に非難された。わたしは種痘を受けていないバアルの祭司一〇名に対して、カルメル山の対決［聖書に、エリアがバァル神の預言者四五〇人と対決したという記述がある］のような意気込みで挑みたい。種痘を受けた選ばれし人々一〇名と、種痘を受けていない選ばれし人々一〇名――議員三名、反種痘の医師三名（見つかれば）、反種痘の伝道者四名（後者はわたしが選びたい）が、次の危険なエピデミックに直面する。そして、約束する――病気に感染しても嘲笑したり愚弄したりせずに兄弟として世話をし、確実に死ぬ四、五名の荘厳な葬儀と、反種痘デモのセレモニーの手配をするよう努力すると。[33]

わたしが読んだなかで、これが牛痘種を信じない人々を最も辛辣に非難したものである。死ぬことになる政治家を選びたいと言っている部分が特に気に入った。

今日、ワクチン接種を信用しない声高な少数派が存在する。その多くが、ワクチンを信用しないのは、一九九八年にアンドリュー・ウェイクフィールドという名の胃腸科専門医が、麻疹と流行性耳下腺炎、風疹（ＭＭＲ）のワクチンの接種と自閉症の発症に関連性があると主張する論文を、『ランセット』に発表したからである。

ウェイクフィールドは詐欺師だった。二〇一〇年に医師免許を剝奪された。非倫理的な実験を行い、ＭＭＲワクチンのメーカーを訴えようとした弁護士から数十万ドル受け取っていたことが判明した。[34]また、ウェイクフィールドは新たな麻疹ワクチンを作ろうとしていて、ＭＭＲワクチンの信用が落ちたら、かなりの利益を得ていただろう。個人的な利益を得るために、人々の恐怖と、子どもたちへの思いにつけこんだ。恐れを知らぬ『サンデー・タイムズ』の記者、ブライアン・ディアの調査で、ウェイクフィールドの研究における一二名の子どもたちすべての病歴が偽られていたことが判明した。[35]二〇一〇年、『ランセット』の編集者が論文を撤回した。「論文の主張が完全に誤りであることは、一点の曇りもなく、明々白々である」[36]

それでもなお、ウェイクフィールドが出した結論を信じる人が大勢いる。

子どもに予防接種を受けさせたくない人々にとって、子育ては非常に難しいようだ。わたしの仕事は、子育てに関して友人たちが決定したことを支持することだと思っている。よちよち歩きの幼児をスイスの寄宿学校に入れたいって？　いいわね！　ポロができる四歳児なんて称賛の念だけでなく恐怖――つまり、尊敬の念を抱かせるわ！　娘には自分で名前を選ばせて、読むことの代わりに絵の描き方を教えるヒッピー・アカデミーに入れるの？　それもいいわね！　創造力にあふれたプリンセス・ジェリービーン・フロスティーナ・エルサ。その子なら「！！☺☺＊＊＊☺！！」って書くわね。

　支持以外のものを表明する価値があると思う唯一のときは、子どもが危険にさらされそうになっている場合だ。だから、誰かが子どもに予防接種を受けさせず、麻疹のような命に関わる病気にかかりやすくなっているとしたら、わたしは遠慮なく言う。親が子どもに予防接種を受けさせないのは、いわれなく歩道を恐れ、あるいは、長い目で見れば車に轢かれるのはいいことかもしれないと考えて、子どもが車道を走りまわっても止めないのと同じだ。そういう親が危険にさらしているのは自分の子どもだけではない。あなたに子どもがいるなら、あなたの子どものことも危険にさらしているのだ。人口の大多数に予防接種をすることは、安全に予防接種を受けることができない幼すぎる子やあらゆる年齢の脆弱な人を守ることになる。たとえば、予防接種できる麻疹は昔の病気だから心配する必要はないと考えている人のために言うと、WHOによれば、現在も世界で年に一一万五〇〇〇人近くが麻疹で死亡している。[37]ワクチンは何十万人もの死をもたらさない。予防接種ができるすべての人が受けている場合にのみ機能する。愚かな親のせいで麻疹にかかった子どもがひとりいれば、博識な親の子どもに感染するかもしれない。

　反予防接種の支持者の一部は、過去の美しくたくましい人々は、小児病にさらされたせいで免疫系が自然と強化されたと思いこんでいるように見える。映画の観すぎだ。予防接種を受けていない人々について考えるとき、テレビドラマ『アウトランダー』(二〇一四年)に登場する筋骨隆々とした男たちを思い浮かべないように。彼らは昔の人を演じている現代の俳優なのだ(歯がそろっていることからわかる)。その代わりに、天然痘にさらされたせいで失明した大勢の人々のことを考えるといい。生涯あばたが残った人々のことを。アステカ族やインカ族、滅ぼされた文明、死体の上で破壊された家のことを。友人や家族の三〇から九〇パーセントが死ぬというのがどういうことか、想像してみてほしい。それがワクチンが生まれる前の世界だ。ワクチンを利用したかったかどうか、アステカ人やインカ人にきいてみるといい。ああ、それは無理ね。死んでいるから。

予防接種は、文明社会にもたらされた最良のもののひとつである。今日では気にも留めない病気のせいで、帝国が砂の城のごとく崩壊した。その点について詳しく述べれば、ワクチン反対派の団体の不評を買うだろうが、別にかまわない。命懸けで追求する価値のある問題だ。インカ族の戦いより勝算があるのはたしかだ。

梅毒
感染者の文化史

売春婦。
一九世紀、梅毒にかかるのに不可欠で、そうでなければ誰も天才にはなり得なかった。
ジュリアン・バーンズ『フロベールの鸚鵡』

偉大な人々の伝記を信じるなら、彼らは誰も梅毒にかからなかった。

それが本当なら、驚くほど運がよかったと言える。一四九三年にバルセロナで発見されて以来（新世界から持ち帰ったと言われている）、この性感染症はヨーロッパ人を大量に殺した。その影響は壊滅的で、ヨーロッパ人がアメリカに輸出した麻疹や天然痘と同等と見なされることもある。最初のアウトブレイクで一〇〇万人以上のヨーロッパ人が死亡したと推定され、一六世紀の芸術家、アルブレヒト・デューラーは、次のように述べている。「神よ、わたしをフランスの病気から守りたまえ。これほど恐ろしいものは知らない……ほとんどすべての人がかかっていて、消耗して死ぬ[1]」

もし一九二八年以前に時間旅行をするなら、梅毒を予防するために、性経験のない信心深い人と結婚するべきだ。また、あなたも、配偶者とさえ性交すべきではない。相手が不実で、浮気して病気を家に持ち帰り、あなたにうつす可能性があるからだ。セックスレスだけど健康な人になればいい。

〝やってみるけど、そんなふうに生きられる一〇〇パーセントの自信はない〟と思うかもしれない。歴史上、誰もできなかった。カトリック教会でさえ、ヨーロッパでの梅毒のアウトブレイク後、聖職者の顔に症状が出始め、面目を失った。

（若干誇張があるかもしれないが）誰もが梅毒に感染した。一五二〇年（梅毒について最初に記録された年）から一九二八年のあいだの有名人を挙げてみるといい。おそらく梅毒にかかっていた。たとえば……ベートーヴェンは感染したと考えられている。ナポレオンもだ。シューベルトもほぼ確実に。フロベールは絶対そうだ。ヒトラーもそうではないかと言われている。コロンブスは梅毒で死んだと考えられている。メアリー・トッドとエイブラハム・リンカーンさえも、感染していたと信じられている。

梅毒が実際にどの程度広まっていたのか、わたしたちには知る由もないのは、患者が自分の病気を認めるのも、ほかの患者を名指しするのも渋ったこととおおいに関係している。梅毒患者の人数や、具体的に誰が感染していたかについては、物議をかもしている。たとえば、伝記作家の多くは、リンカーンが梅毒にかかっていたことに異論を唱えているが、リンカーンの友人のW・H・ハーンドンは一八九一年に次のように述べている。「一八三五年から三六年頃、ミスター・リンカーンはそのビアーズタウンへ行き、よからぬ情熱で少女と関係を持ち、病気にかかった。リンカーンはそのことをわたしに打ち明け、わたしは愚かにもそれを心に留めておいた」[2]長年の友人であるビジネスパートナーが、友人の病状について非常に具体的な嘘をでっち上げる可能性はあると思う。なぜなら……まあ、人が話をでっち上げる理由など誰にもわからない。W・H・ハーンドンはひそかにリンカーンを嫌っていて、長年にわたる感じのいい手紙や優しい言葉は、まやかしにすぎなかったのかもしれない。それでもわたしは、何百年もあとに生まれた伝記作家よりも、実際の知り合いのほうを信じるたちだ。伝記作家のなかには、彼らの英雄の評判を守ることに躍起になる人もいる。探検家のメリウェザー・ルイスの伝記を書いたスティーヴン・アンブローズは、ルイスが梅毒にかかっていたかどうか『ニューヨーク・タイムズ』にきかれたとき、取り澄ました口調でこう答えた。「たとえ伝記作家でも、その答えを知る権利はありません」[3]一般に、伝記作家は対象者がなんの病気にかかっていたか知っているべきだとわたしは思う。そうでなければ、すべての伝記が「そして、彼は死んだ。死因はわかるはずがない。わたしは本当に知らない」で終わることになる。

誰かを梅毒患者と決めつけるのを躊躇したのは、この病気が〝偽装の達人〟と呼ばれていることといくぶん関係していると思われる。梅毒にはさまざまな症状があり、ほかの数々の病気と間違えられる可能性がある。とはいえ、それよりも、梅毒が性感染症（ＳＴＤ）であるという不名誉の印であった（現在もそうである）ことが大きいだろう。ＳＴＤは患者が感染していることを認めたがらないため、きわめて闘うのが難しい病気になり得る。ＳＴＤが一部の人によって、罪や欲望に対する罰と見なされるのなら、認めるはずがない。最近のツイッターでの健康管理啓発キャンペーンで、ＳＴＤ患者に〝#あなたの現状を知らせて（#shoutyourstatus）〟と励ました。それに応じた勇敢な人々は、次のような反応をされた。「わたしがヘルペス《ヘルピー》患者（原文ママ）だったら、腕を切って銃を口に突っこんで道路に飛びだして……こういう治療法をどれかひとつでも試してみて☺
敬具　九九パーセントのアメリカ人より」

二〇一六年に、不快だが命を落とすことはない性感染症にかかっていると告白した人が、そのような反応をされたのだ（おかしなことだが、ヘルペスが死ぬよりも悪い運命だと心から思うなら、知らない人をネット上で脅迫していないで、治療資金を提供するべきだ）。

人々が梅毒の話をしたがらなかったのも無理はない。
それは、感染を防ぐ助けにはならなかった。

梅毒の感染法は単純だ。梅毒の腫れ物に梅毒トレポネーマというスピロヘータ細菌が含まれていて、それが肛門や（ペニスの）尿道、膣、口――要するに性的接触が行われ得るすべての部位の粘膜を通じて体内に入りこむ。感染してから約三週間後に、まず、硬性下疳と呼ばれる小さな腫れ物が（単数または複数）、梅毒が入りこんだ場所に生じる。この硬性下疳は通常、痛みはなく、その後消える。多くの人が気づきもしない。だが、消えてから五～一二週間後に、熱や発疹が出て（手のひらや足裏が多い）、水疱のように見える場合がある。発疹は通常、痛みはないが、伝染性が非常に高く、すべての分泌液に細菌が含まれる。これは、梅毒が全身に広がった印で、肌やリンパ節、脳を冒し始める。

これらの症状が現れたら、梅毒に感染している。すぐに病院へ行って、ペニシリンを処方してもらいなさい。これまでつきあった人に電話したら、あとはなんの支障もなく暮らせる。一〇〇年前はペニシリンが存在せず、それは梅毒患者にとってとても不運なことだった。

初期段階を過ぎると潜伏期に入り、細菌は脾臓やリンパ節にとどまる。潜伏期が数十年続く、とても幸運な罹病者もいる。だが治療を受けないと、一五から三〇パーセント[4]が実に恐ろしい第三期へ進む。関節障害や重い頭痛といった症状が出る。虹彩が炎症を起こし、視覚障害や、ときに失明につながることもある。振戦や発作を起こす人もいる。半身不随になる可能性もある。多くが脊髄癆と呼ばれる病状に進行し、脊髄神経が変性し、全身に激痛が走る。

病気が神経系を冒すと、どの段階でも脳梅毒が生じ得るが、ほとんどの場合第三期に起こる。脳の炎症反応が神経線維の束の破壊を引き起こす。脳梅毒の症状が、頭痛のように軽い場合もある。しかし、多くが躁病や人格の変化、重度の認知症といった精神疾患を発症する。こうした精神疾患が、想像力の爆発につながる場合もある。哲学者のフリードリヒ・ニーチェは梅毒を患ったと思われる晩年に、『この人を見よ』（一八八八年）などの作品を書いた。ニーチェが梅毒患者だったかどうかについては議論が分かれているが、誰の場合もそうである。奇妙な例外は、作曲家のフランツ・シューベルトだ。シューベルトの死後、友人たちは彼の手紙や日記をすべて燃やして病気を隠そうとしたものの、伝記作家は全員、「シューベルトが確実に梅毒に感染していたことに議論の余地はない」と言っている。

反論があろうと、わたしはニーチェが梅毒患者だったと九九・九パーセント確信している。シューベルトの場合と同様に、ニーチェの家族は彼の死後、隠蔽工作に励んだ。非常に道徳心の高いニーチェの妹は、彼が梅毒患者だったという意見を、「実に不快な疑惑」[5]と呼んだ。それ以来、神経学者たちは、ニーチェの狂気の原因は、CADASIL（遺伝性の脳卒中）から脳腫瘍に及ぶ疾患の可能性があると推測している。代わりの説明を探すのは楽しそうだが、ばかげている。ニーチェは実際、終末期に梅毒と診断されたのだ。ほとんどの人が感染を否定するために全力を尽くしたというのに、めずらしいことだ。だが、一八八九年、死亡する一一年前に、ニーチェは病院に入れられ、（数十年前に梅毒にさらされたと認めたあと）正式に梅毒と診断された。これはニーチェの病気を示す明白な証拠と思われる。ペニスに梅毒の腫れ物の小さな跡があった。躁病、失明、晩年の手紙の読みにくい筆跡といった症状は病気を完全に証明するものではないとしても、少なくとも、梅毒の症状を実に巧みに偽装しているように思える。

　精神科医のカール・グスタフ・ユングはこう述べている。「あのきわめて繊細で神経質な男は梅毒に感染していた。これは歴史的事実だ――わたしは彼の世話をした医師を知っている」[6]レディの前でヒキガエルを食べるという、ニーチェの夢の解釈をする際にそう主張した。続けて、悪い夢を見たとしても、必ずしも性病に感染しているわけではないと、安心させるように言っている。それはよかった。ここで、ニーチェは梅毒患者だったと結論を下そう。それが正しい結論なのだから。

　神経学者のジークムント・フロイトは、梅毒の躁病がニーチェの作品に役立っていた可能性があると推測した。「不全麻痺（梅毒が引き起こす脳の炎症）に起因する弛緩プロセスが、すべての層を見通して、根底にある才能を認識するという非常にすばらしい成果を挙げる能力を彼に与えた。そのようにして、彼は不全麻痺の性質を科学に役立てた」[7]

梅毒に感染することが天才的作品を生みだすと考えたのは、フロイトだけではなかった。二〇世紀初期の詩人、マルク・ラ・マルシェの詩「梅毒」を引用する。

あなたは梅毒ではないか？
人間と天賦の才を取り持つ偉大な仲介者
すばらしい思考の源
芸術と科学の種の伝達者
喜ばしい狂気をかきたてる
それらを得るために十字架を立てる必要があるのなら、
あなたの法を受け入れよう
おお梅毒よ、地の塩よ！

このように美化するのは愚かである。現代に「もっとクリエイティブになるために、梅毒を復活させよう！」などと言う人はいない。インスピレーションを得たければ、失明し、全身に痛みが走る病気に感染するのではなく、表紙に〝七分ごとに七つのアイデアが浮かぶ方法〟と太字のブロック体で書かれた本を買うといい。

戦争で恐ろしい敵と対戦したとき、敵に寝返ったり友人となったりすることで生き延びる確率を上げられると考える人がいる。相手が病気の場合はそうはいかない。味方についても病気は見逃してはくれないし、優しく扱ってもくれない。それでも試みる人はいる。わたしたちが病気に見いだすプラス面（それが梅毒患者の躁病的な才能だろうと、結核患者の天使のような美しさだろうと、アルツハイマー病患者のいまを生きる知恵だろうと）は、まったくのたわ言だ。それらは患者の恐怖をやわらげはしない。患者の本物の苦しみを軽視し、治療法を見つけようという人々の意欲を減退させる。

ニーチェは恐ろしい死に方をした。梅毒が引き起こした精神疾患のため施設に収容された。晩年、意識鮮明な時期もあったものの、オックスフォード・ラウンドテーブル・スカラーのウォルター・スチュワートによると、「尿を飲み、便を食べ、取っておいた便を壁や自分の体に塗りつけた」[8]歴史家のデボラ・ヘイデンも似たような説明をしている。晩年、ニーチェは「身振り手振りを使い、話すあいだしきりに顔をしかめていた……ずっと興奮していて、頻繁に取り乱した。便を塗りつけ、尿を飲んだ。悲鳴をあげた」[9]脳の炎症が人間に及ぼす影響の事例研究として、医学生たちに見せられた。バーゼル大学で最年少の古典学教授として熱心な生徒たちに教えていた日々と比較すると、ぞっとする話だ。末期は退院して、母親の世話になった。ニーチェを安楽死させて苦痛から解放してやるべきかどうか悩んだこともある友人のフランツ・オーヴァーベックは、最期に会ったときのことを回想した。ニーチェは隅で体を丸め、「なかばうずくまって」[10]、ひたすらひとりになりたがっていた。

ニーチェは二〇世紀の最も偉大な哲学者のひとりだ。そのような恐ろしい死を迎えたとき、まだ五五歳だった。

多くの梅毒患者が、同様にむごい最期を遂げた。画家のテオドルス・ファン・ゴッホ（フィンセントの弟）は、認知症で狂暴になり、妻子を攻撃した。作家のギ・ド・モーパッサンはそれよりも穏やかな形で正気を失い、最期の日々は、彼の思考はどこへ行ったか知っているかと、心配そうにみんなに尋ねていた。「どこかでわたしの思考を見かけなかったか？」思考がチョウのように空中をひらひら飛んでいて、すばやく動けばつかまえられると思っていた。最終的には拘束が必要となり、「暗闇、暗闇」[11]と繰り返しつぶやきながら死んだ。

よい死に方など存在しないが、当時屈指の才人たちにしては不幸すぎる結末のように思える。死に際につぶやける唇がまだあったということが、唯一の明るい面と言えるかもしれない。梅毒のもうひとつ恐ろしい点は、肌を腐らせることだ。アプトン・シンクレアの梅毒をテーマにした小説『傷物 *Damaged Goods*』のなかで、医師が病気の身体的影響を描写している。「梅毒に感染したことによって紛れもない怪物と化した不運な女性の哀れな姿を見たことがある……顔、というよりも顔の残骸は、傷跡のついた平面にすぎず……上唇は跡形もなく、上の歯茎が完全にむきだしになっていた」[12]これでもまだ、この病気が鼻に及ぼす影響には触れていない。

梅毒患者は〝鞍鼻〟――鼻梁が陥没し、鞍のようになる。それほど大きな問題には思えないかもしれないが、残りの肉、つまり、鼻孔の周囲も腐り落ちるため、（ぼろぼろの）露出した鼻の先端しか残らない可能性がある。

〝#あなたの現状を知らせて〟で、尊敬に値しない人間だと伝えるメッセージを浴びせられた現代人と同様に、過去の鼻のない人々は優しく接してもらえなかった。一八九〇年、外科医のヨハン・フリードリヒ・ディーフェンバッハは、『特に新たな手法を使用した人体の損傷部位の復元に関する手術技能 *Surgical Experience Dealing Especially with the Reconstruction of Destroyed Parts of the Human Body Using New Methods*』で次のように述べている。「盲人は同情を呼ぶが、鼻のない人間は嫌悪感や恐怖を引き起こす。そのうえ、この不幸な醜い外見を、人々はいまもなお罰と見なすのが常だ……鼻を失った不運な人はまったく同情されない。とりわけ頑固者や同種療法医、偽善者には」[13]

驚くに足りないが、多くの患者が人々を怯えさせないために、金属や木でできた鼻覆いをつけて隠していた。鼻覆いはサングラスの原型とつながっていることが多く、光に非常に敏感になる梅毒患者には実用的だった。

もっと恒久的な解決策を探す人々は、〝傍正中前額鼻皮弁再建〟と呼ばれる技術を利用することもあった。紀元前六〇〇年からインドで行われ、一九世紀はじめになってようやくイギリスで普及したこの手術は、額の皮膚を切り取って、植皮部、この場合は鼻に縫いこむ。梅毒患者が額の皮膚を使用したのは、鼻の皮膚と調和するからだ。〝それできれいになったの？〟と、疑問に思うかもしれない。もちろん、ならなかった。この結果、眉毛の位置が非常におかしくなることが多かった。鼻がないよりはましとはいえ、術後も注意が必要だった。特に激しいくしゃみをしたときに、新しい鼻がはがれ落ちることがあった。[14]

そのほか、外科医のガスパーレ・タリアコッツィが考案した、額ではなく腕の皮膚を移植する〝イタリア法〟も試みられた。一六世紀の医師、レオナルド・フィオラヴァンティがその手順を説明している。「腕の皮膚の片端を切って鼻に縫いつけた。実に巧みに縫合したため、皮膚が成長して鼻になるまでまったく動かせなかった。皮弁が鼻に接合すると、もう一方の端を腕から切り取った。唇の皮をはいで、腕の皮弁を縫いつけた……見事な手術で、すばらしい経験をした」[15]「すばらしい経験！」歴史家のウィリアム・イーモンは、『秘密の教授：イタリア・ルネサンスの神秘、医学、錬金術　*The Professor of Secrets: Mystery, Medicine, and Alchemy in Renaissance Italy*』でこう述べている。「その手術がどれほど激しい苦痛をもたらしたかについては、想像するほかない」[16]腕は鼻に結合した状態を保つために装具で固定され、完了するまでしばしば、四〇日かかった。そのような非常に苦しい方法だったにもかかわらず、フィオラヴァンティが手術を見学しに行ったとき、五名の患者が並んで順番を待っていた。

当然、人々は体の別の場所の皮膚からミスター・ポテトヘッドのような鼻を作らずにすむよう、病気を予防し、治療したかった。一六世紀、梅毒を予防するためにコンドームが登場したが、高価で何度か再利用されることが多く、効果がなくなった。一九四七年にペニシリンが効果的な治療法であると公式に認められるまで、いくつかの治療法が存在した。

一五一九年、ドイツの学者、ウルリヒ・フォン・フッテンが、『フランス病 *De Morbo Gallico*』のなかで、梅毒の症状の治療にしばしばユソウボクを使用したと書いている。彼は完全に間違っていたわけではない。ユソウボクには薬効成分が含まれている。現代では咽頭炎の治療に使われる。昔の咳止めシロップの多くに含まれる去痰性のグアイフェネシンは、ユソウボクから抽出される。昔の医者も必ずしも愚かではなかった。その多くが、ある程度効果がある植物や薬を考えだすのが得意だったが、残念ながら、実際に病人を治癒させるまでには至らないことが多かった。

現代で、医者がどんな病気にも咳止めシロップしか処方してくれないとしたらどう感じるか、想像してみてほしい。抗議すると、「真面目な話、これが手持ちで一番の薬です。お大事に」と言われるのだ。現代に生きていることに、いま一度感謝しよう。

ユソウボクをふんだんに使用し、痛みを伴わずに治ったと主張していたにもかかわらず、フォン・フッテンは一五二三年に第三期梅毒の合併症で死亡した。

とはいえ、フォン・フッテンの取り組みは、一六世紀から二〇世紀にかけて広く使用された水銀剤治療に代わるものだった。水銀剤治療はダンシングマニアの章に登場したわれらの知人、あるいは敵であるパラケルススが推奨した。非常に人気のある治療法だったため、人々は「ヴィーナスとひと晩をともにして、水銀《メルクリウス》と生涯をともにする」と冗談を言った。S・V・ベックは「梅毒 *Syphilis: The Great Pox*」で、水銀剤治療のひとつの方法を説明している。「この治療を受ける患者は風通しの悪い暑い部屋に隔離され、水銀の軟膏を一日数回、力強くすりこまれた。熱い火の近くでマッサージが行われ、その後、患者は汗をかくためにその場に残された。これが一週間から一カ月、それ以上続けられ、病気が治らない場合はまたあとで繰り返された」[17]

だが、水銀は有毒だ。水銀に過度にさらされると皮膚がはがれ、髪や歯や爪が抜け落ち、正気を失う。〝頭のおかしな帽子屋《マッド・ハッター》〟という言葉は、一九世紀に帽子製造業者が水銀蒸気にさらされ、実際に正気を失ったのが由来である。一八～一九世紀に流行したように、水銀をすりこんでも、薬で摂取しても、注射しても、〝健康〟にはなれない。一八一二年に〝臨床検査〟が行われ、梅毒に感染したイギリスの兵士たちが水銀剤治療を受け、梅毒に感染したポルトガルの兵士は治療を受けなかった。その結果、ポルトガルの兵士のほうが健康問題が少なかった。たしかに、その他の要因が原因である可能性もある。単にポルトガルの兵士がとても丈夫だっただけかもしれない！ だが、一八九一年から一九一〇年にかけて二〇〇〇人を対象に行われたオスロ研究でも同様の結果が出ており、水銀剤治療を受けなかった患者の六〇パーセントが、治療を受けた患者よりも合併症を起こす数が少なかった。[18]

フォン・フッテンがユソウボクを好んだ理由は、水銀剤治療による合併症が深刻なものになり得るからだった。医学歴史家のローレンス・I・コンラッドが次のように説明している。「フォン・フッテンは、汗や唾液の浸出による水銀剤治療の苦痛、患者の息を詰まらせるサウナの暑さ、痰も吐きだせないほどの喉のつかえについて述べている」[19]このように、水銀剤治療は痛みを伴い、時間がかかるうえに、健康によくなかった。

技術的に効果があった梅毒の原始的な治療法は、患者の体温を極度に上げるというものだった。だが、梅毒の細菌を殺すためには、体温を約四一度まで上げる必要があり、それは重い臓器不全や発作につながる。体温が四二度を超えると、梅毒の細菌と一緒に人間も死ぬ。そういうわけで、失敗の余地はなく、現代の技術の助けがない限り〝きっかり四一度〟にするのは難しい。一九一七年にはユリウス・ワーグナー＝ヤウレックが、梅毒患者にマラリアを接種し、高熱を引き起こしたあとキニーネ［キナの樹皮に含まれるアルカロイド］で治療するという新たな治療法を考案した。この研究によってノーベル賞を受賞したが、約一五パーセントの患者が死亡した。それから、〝特効薬〟のサルバルサンなど、ヒ素をベースとした治療も存在した。ヒ素による治療は効果があったが、しばしば毒性の副作用を引き起こした。ヒ素は毒だからだ。

このような善意から行われたとはいえ確実に危険な治療について読むと、梅毒の治療は〝恐ろしいことを試したから体を死ぬほど怖がらせた〟のだと思うときがある。

梅毒の最も（偽鼻を作るために腕の一部を切り取るよりも）恐ろしい点はおそらく、患者がその話をできなかったことだ。ちゃんとした人を梅毒患者と呼ぶことは考えられなかった。最も親しい人以外に自分は梅毒患者だと打ち明けることも。最も親しい人にさえ打ち明けたくなかっただろう。

唇が腐り落ちた女性について医師が描写した、アプトン・シンクレアの『傷物　*Damaged Goods*』では、ジョージという名の男が婚約者を裏切って浮気したあと、梅毒に感染したことに気づく。婚約を解消したらふたりの評判が傷つくため、ジョージは病気に感染したことを黙って結婚し、妻にうつす。そして、生まれてきた子どもも感染する。その子どもから乳母にうつる。ジョージが秘密にしたことによって波紋が広がっていくのは、非常に現実的に思える。

ジョージは最初に赤い腫れ物を発見し、梅毒の症状だと正確に判断したとき、友人に打ち明けた。そして、次のようなやり取りが交わされた。

友人は話をする用意があった。友人は言った。恥ずべき病気だ。しかし、めったにかからない病気だから、心配する必要はない。ほかの誰でもかかるような病気なら、みんな気にしない。ジョージが心配している赤い疫病の患者はめったにいないんだ。

「とはいうものの」友人はつけ加えた。「本によると、それほどめずらしい病気ではないそうだ。みんな隠しているんだと思う。打ち明けたら身の破滅を迎えるのだから、当然だ」

ジョージは胸が悪くなった。「そんなに悪いことか？」

「もちろんだ」友人は言った。「患者と関わりを持ちたいと思うか？　同居したり、一緒に旅行したりする気になれるか？　握手さえしたくないだろう！」

梅毒患者と知られている人と関わることを恐れたり、躊躇したりするのは、特に感染方法をはっきりわかっていない場合は、理解できる反応だ。人々が関わりたくないと思っていることについて知識を与えるのは難しい。梅毒という名前を口にすることさえいやがられ、しばしば〝稀な血液の病気〟と呼ばれた。一九〇六年になってようやく、『レディース・ホーム・ジャーナル』が梅毒の論文を含むＳＴＤに関する一連の記事を掲載すると、七万五〇〇〇人の購読者を失った。[20]

鼻が腐り落ちる病気を隠すことができるなど、信じられないと思うかもしれない。だができたのだ。わたしのすばらしいエージェントが、曾祖父が町へ出かけなければならないときに木製の鼻覆いをつけていたという話をしてくれた。鼻が腐り落ちたのは牛の尾に打たれ続けたせいだと、家族は言っていたそうだ。そのエージェントはいまでは、隠蔽工作だったのかもしれないと気づいている。

病気を隠したことが不幸な結果につながった。一八八六年にロード・コリン・キャンベルとその妻が離婚訴訟を行った際に、そのことが明らかになり始めた。レディ・キャンベル（旧姓ガートルード・ブラッド）は、二二歳のとき、スコットランドで三日間の恋愛を経てロード・コリンとの結婚に同意した。すばらしい話に思えた！　キャンベルは裕福で、レディ・ガートルードは貧しく、それに……三日間で可能な限りお互いを好きになっていた。唯一の問題は、ロード・コリン・キャンベルが梅毒に感染していたことだった。ふたりはすぐに床入りをして結婚を完成させはしなかった（ロード・キャンベルが、症状が消えたあとで無事に床入りをすませられるよう仕組んだ）が、『タイムズ』によると、「一八八一年一〇月、ふたりはロンドンに滞在したあとボーンマスへ行き、その時点で結婚は完成しておらず、ロード・コリンは医師の手紙から抜粋したと称する、いま同室するとロード・コリンに有効だと書かれた紙片を妻に渡した。一〇月下旬にインヴェラリへ行き、そこで初めて性交が行われた[21]」

ロード・キャンベルには有効だったかもしれないが、レディ・キャンベルにはそうではなかった。レディ・キャンベルは数カ月以内に、梅毒に感染した。一八八三年には夫の〝虐待〟（梅毒をうつしたこと）を主張して、別居が認められた。裁判のニュースは人々にものすごい衝撃を与えた。アン・ジョーダンが書いた伝記『いまを愛す――レディ・キャンベルの人生 *Love Well the Hour: The Life of Lady Colin Campbell (1857-1911)*』によると、ガートルードの弁護士、サー・チャールズ・ラッセルが「コリンの病気の本質（梅毒）を証言したことを公にした。ほとんどの新聞がそれを無視し、論点を避けるか、『タイムズ』のように、取材範囲が『新聞の紙面にまったく適さない』と述べた[22]」マスコミは裁判について正確に報道しようと苦心した。『イブニング・ニュース』は、〝梅毒〟という言葉を印刷したことで、ナショナル・ヴィジランス・アソシエーション（国家自警協会）に〝猥褻文書誹毀罪〟で告発された。世間は裁判の詳細をむさぼり読んだにもかかわらず（『イブニング・ニュース』の発行部数は二倍になった）、とにかくこの病気について書かれたことに激怒していた。『ハリー・ポッター』シリーズを読んだことがあるなら、恐れるあまり名前を口にすることすらできないということが理解できるだろう。

裁判官はキャンベル夫妻の離婚を認めなかったが、レディ・キャンベルのほうに好意を持ったらしく、「ロード・コリン・キャンベルが妻を下品な売春婦のように扱おうとしたことは、非道な行為に値しませんか？」[23]と尋ねた。

まさに非道な行為だ！　ロード・コリン・キャンベルは、病気の性質について率直に話すべきだった。レディ・キャンベルはそれについて知る機会がなかったのだから、なおさらだ。一方、人非人や売春婦しか梅毒に感染しないという概念を強化し続けることは、人々が梅毒について話をしやすくなることにはつながらなかった。現代でさえ、不運にもＳＴＤに感染しただけの人を「罪人」と非難せずに、ＳＴＤの話ができたらたいしたものだ。

梅毒の性質に関して、長年沈黙が続いた。そのことが、恐ろしいタスキーギ梅毒研究を可能とする土台を作った。この恥ずべき実験で、アフリカ系アメリカ人の小作人六〇〇人を対象とした梅毒の無治療の影響が研究された。対象者は梅毒に感染していることを知らされなかった。実験は一九三二年から一九七二年までの四〇年間続けられ、一九四七年にペニシリンによる治療法が確立されたことも教えられなかった（さいわい、現在はこの種の研究は関係者によるインフォームド・コンセントが必要となる）。タスキーギ研究は完全に極悪非道な実験だが、それができたのは、梅毒を取り巻く無知の文化が受け入れられていたからだ。国民の大半がまったく知らないか、漠然とした恐怖を抱いているだけの病気にかかると、こういったことが起きる。沈黙と侮辱キャンペーンが病気に対する望ましい反応と見なされると、こうなるのだ。

だから、この物語の英雄は、ペニシリンの発見者だけではないとわたしは思う（梅毒を治療するペニシリンの発見者はアレクサンダー・フレミング。彼は偉大だ。フレミングより知名度の低いハワード・フローリーも同様である。グウィン・マクファーレンが著した『奇跡の薬――ペニシリンとフレミング神話』はすばらしい伝記で、ふたりをよく知ることができる）。わたしの好きな英雄は、〝鼻なしの会《ノー・ノーズド・クラブ》〟と呼ばれたロンドンのユニークなクラブについて書かれた、『ブラックウッズ・エディンバラ・マガジン』の一八一八年版に登場する。筆者によると、「鼻のない人々が集まったところを見たいと思ったある気まぐれな紳士が、ある日彼らを酒場に招待して食事をし、その場で上記の名を冠した協会を結成した」その紳士、ミスター・クランプトンは大勢を集めたようだ。おそらくその状況で予想されたよりも多くの人を。「人数が増えるにつれて、参加者の驚きは増していき、慣れない気恥ずかしさと奇妙な混乱を感じながら互いに見つめあった。まるで罪人が仲間の顔に自身の罪を見たかのように[24]」

彼らが罪人と呼ばれていたことは置いておいて、悩みを分かちあえる相手とついに出会えたことがどのようであったかを想像してみよう。ほとんどの人が名前を口にすることすら恐れている病気について、他人と語ることができたのだ。彼らがショックを受けたとしたら、その気持ちは理解できるような気がする。ほとんどの人が、鼻がないのをできるだけ隠すことに多くの時間を費やしていただろう。記事によれば、彼らはほとんどすぐに仲よくなり、冗談を言い始めた。「おれたちが喧嘩を始めたら、どれくらいで鼻血が出るかな？」「いまいましい。この三〇分、どこを探しても見当たらない鼻の話をするのか」「ありがたいことに、おれたちには鼻はないが口はある。テーブルに並んだごちそうに対しては、いまのところ一番役に立つ器官だ[25]」

楽しそうな集まりだ。鼻がなくても、ユーモアのセンスはある！　わたしは普通なら絶望するときに、ジョークを言える人が好きだ。それに、これは梅毒患者が人間でない（天才が作った怪物かただの恐ろしいもの）ように描写されていない最初の記録かもしれない。たとえ記事のなかで患者の実名が伏せられていようと、人間らしく描かれたことは大きな一歩だった。

治療法が見つかっていない病気に感染した人を侮辱するのは、現代でもよくあることだ。ひとつには、その人たちは自分とは違うと思いたいからだ。その人たちはどうにかして自ら病気を招いたと思いたいのだ。だが、病気に考えはなく、賢明にも世界の悪人を選んで殺したりしない。病気やその患者と距離を置けば置くほど、予防について学んだり、治療のための資金を集めたりするのは難しくなる（怪物のような人しかかからない病気を治したいとは思わないだろう）。病人をその苦しみが認識できる形で描写するだけでなく、勇敢で、冗談が言えるユーモアのある人間として描くことで、自分たちとなんの違いもないと思える。

残念ながら、記事によれば、ノー・ノーズド・クラブの創立者は一年後に（おそらく梅毒で）死亡した。そして、「平たい顔の会はあいにく解散した」最後の会合で、創立者に敬意を表して以下の詩が朗読された。

友の死を悼む
彼はそびえたつ鼻を持つ
ささやかな鼻が蔑まれることはない
だが鼻梁の高い鼻はなりさがることができた
鼻が目立たない者をなだめるために
鼻なしの会は見つけられなかった
あれほど寛大で親切な鼻を
だが悲しいかな！　彼は深みに沈んだ
王も奴隷も鼻を持たぬ場所に
だが誇り高き美女が恋人を見せびらかし
鼻のない流行が到来する
あなたの親切な友はそこへ行った
あなたのように鼻を失うために[26]

これは、前に読んだ梅毒を称賛した詩よりもはるかに面白い。

病気で人生が台なしになるのは、鼻が腐り落ちるからだけではない。世間で孤立し、助けを受ける資格もなく、尊敬にも値しないと思われることで、人は破滅するのだ。ストラスブールでのダンシングマニアのように、最良のケースでは、共同体が力を合わせて弱者の世話をする。外部の支援者が弱者の主張を自分のものとして取り上げるケースもある。だがたいてい、病人はほかの人々と同じように見えることで強さを見つける。ノー・ノーズド・クラブを描写した人々は、それをユーモラスな（あるいは奇妙な）新しいものと見なしたが、この会の設立がアルコール依存症やエイズといった病気に苦しむ人々の団体の土台を築いたのだ。

ミスター・クランプトンのクラブの会員は、（少なくとも一緒にいるあいだは）病気に対する羞恥心から解放された。病気と闘ううえで、羞恥心は敵のひとつだから、これはすばらしいことだ。病人を侮辱しても、沈黙を守っても何も治せない。ますます多くの人が、病気の話をするのを恐れるようになるだけだ。ほとんど知らないものから身を守ることはできないから、これは不都合なことだ。ノー・ノーズド・クラブのような小さなグループだろうと、もっと大人数だろうと、声をあげるとき、自分たちは殺されることを許さないと主張している。社会の偽善者にどう思われようと、苦しむ必要はないと。そして、社会がその声に耳を傾け始めれば、治療法を見つけるべく努力するようになると期待している。

結核

美化される病気

結核で死にかけている。地球は息苦しい……わたしの体を切開させると約束してくれ。わたしが生き埋めにされないように。

フレデリック・ショパン

梅毒の章で見たように、歴史を通して、人々はある種の病気を美化したがった。そんなことはすべきではない。どのような場合でも、病気はすばらしいものではない。すばらしいものだと偽るのは、デスマスクに化粧をするようなものだ。頭蓋骨に口紅を塗っても、ジェニファー・ローレンスにはならない。病気は人類の最大の敵であり、しょっちゅう闘わなければならない。

病気は人を以下のようにはしない。

・かっこいい
・詩的
・セクシー
・エレガント

・天才

病気がもたらす唯一のもの。

・死

結核が最高に魅力的だと思っていた一九世紀の多くの人々が、それを理解してさえいればよかったのだが。

結核（消耗性疾患とも呼ばれる）は細菌性疾患である。伝染性が非常に高い。罹患者が咳やくしゃみをしたとき（それを言うなら歌ったり、笑ったりしても）の飛沫によって細菌が拡散する。その飛沫をほかの人が吸いこむ。細菌が何年も潜伏したままでいる場合もある。寛解する人もいる。最も深刻なケースでは、細菌が肺にとどまり、やがて組織を破壊する。胸痛、咳、著しい体重減少、そして例の、ハンカチに血を吐く（専門用語は血痰）[1]といった症状がある。映画『ムーラン・ルージュ』（二〇〇一年）をご覧になった方にはおなじみだろう。

一九世紀以降の多くの文学作品で、結核は天使のような美女の死に方として選ばれた。フィクションではたいてい、美しく安らかに死ぬ。たとえば、一八五二年に出版されたハリエット・ビーチャー・ストウの『アンクル・トムの小屋』では、次のように描写されている。

やがて、エヴァの病状が重いことが誰の目にも明らかになった。走りまわることも遊ぶこともなくなり、一日の大半をこぎれいな自分の部屋のソファで寝て過ごした。

みんなエヴァのことが大好きで、彼女の世話を焼きたがった。わんぱくなトプシーでさえ花を持ってきて、エヴァに親切にしようとした……。

ある日エヴァは、おばに頼んで美しい髪をばっさり切ってもらった。そして、奴隷を全員呼び集めてお別れを言ったあと、ひとりひとりに髪の毛を形見として渡した。みんな大泣きし、エヴァを絶対に忘れないと言って、優しくしようとした……朝になると、エヴァはベッドの上で目を閉じて両手を組みあわせ、白く冷たくなっていた。[2]

一八三二年に出版された、エドガー・アラン・ポーのあまり知られていない短編、『メッツェンガーシュタイン』では、次のように描写されている。「美しいレディ・メアリー！　死んでしまうなんて――肺結核で！　だがそれこそわたしがたどりたいと願っている道だ。わたしは愛する人がみな、その穏やかな病気で亡くなることを望むだろう。なんとすばらしいことか！　若い盛りに旅立つことは――情熱の最中――燃え盛る想像力――幸福な日々の記憶――秋の季節――目の覚めるような紅葉の下に葬られることは！」[3]ポーは総じて死に魅了されていたと言えるが、ヴィクトル・ユーゴーは違う。ユーゴーの作品はたいてい、死を崇めていない。だが、一八六二年の『レ・ミゼラブル』では、死の床についたファンティーヌを次のように描写している。

彼女は眠っていた。その胸から、ああいう病に特有の哀れな音がもれていた。死を宣告された子どもの枕元で夜通し看病する母親の胸を張り裂けさせる音だ。だがその痛ましい呼吸は、彼女の顔に広がるえも言われぬ一種の安らぎをほとんど乱すことなく、神々しい姿に変えた。青白かった顔は白くなり、頬は紅潮していて、彼女に残された唯一の若さと純潔の美である長い金色のまつげは伏せられていたが、かすかに動いていた。全身が震えていて、言いようのない、気配は感じられても目に見えない翼がいままさに大きく広がって、彼女を連れ去ろうとしていた。そういうわけで、彼女の姿を見ても、世をはかなむ病人とはまったく思えなかった。死にかけているというより、飛びたとうとしているものに見えた。[4]

天使のごとく舞い上がるもの。

このように結核を魅惑的に表現するのは、小説に限られたことではなかった。ヴェルディのオペラ、『椿姫』（一八四八年に出版されたアレクサンドル・デュマの『椿姫』が原作）が、一八五三年に初演された。この物語は、高級娼婦ヴィオレッタの哀れで退廃的な人生を中心に展開する。彼女はおそらく歴史上最も有名な結核患者で、少なくともある程度は、『ムーラン・ルージュ』でニコール・キッドマンが演じた役にインスピレーションを与えた。ヴィオレッタは歌いながら死ぬ。「痛みがやんだ／わたしのなかで……生まれた／いつにない力がわいてくる！／ああ！　でも……ああ！／まだ生きられるのね！／ああ、うれしい！」最後の音符は変ロ音で、肺結核患者が出せるような音ではない。ものすごく肺を広げなければならないし、結核性の喉頭炎が原因で声がかれることが多いからだ。[5]まあとにかく、いい歌だ。

　ひとつにはこのような婉曲的な表現のせいで、一九世紀の人々は結核をそれほど恐れなかった。まあ、死ぬとしても楽な死に方だし、天使や、ティム・バートンの映画の登場人物のように、真っ白でセクシーになれる、と一般に考えられていた。

　そのように考えなかったのは誰か？　実際に結核に感染した人々だ。女優のエリザ・ラシェル・フェリックスは、一八五五年に結核にかかったとき、彼女をすてきだと思っていた人にぜひとも反論したかっただろう。「光り輝いていたラシェルを知っていて、劇場に響き渡る歓声を何度も聞いたことがある人なら、いま、疲れきって足を引きずって歩いている痩せ衰えたお化けがラシェルだとは信じられないだろう」彼女は一八五八年に、死んだ姉妹を求めて叫ぼうとするあいだに、窒息死した。[6]

　苦しまずに美しく死ねると考えられていたのは、結核に感染した女性だけではなかった。詩人のバイロンは、かつて友人にこう言っていた。「ぼくは結核で死にたいと思う。それなら女性たちに『かわいそうなバイロンをご覧なさい――なんて興味深い死に顔でしょう！』と言ってもらえるだろうからね」[7]ロマン主義の詩人、ジョン・キーツは、「穏やかな病気」で死ぬことの象徴だった。パーシー・

ビッシュ・シェリーは、キーツが結核に感染したのは「彼の（詩）『エンディミオン』に対する容赦ない批判が、彼の多感な心に強烈な影響を与えた。そのようにして生じた動揺が、肺の血管の破裂を引き起こした」[8]からだと主張した。

動揺はするかもしれないが、悪評で死ぬとは思えない。文芸評論家が殺人者呼ばわりされるのを見たのはこれが初めてとはいえ、シェリーはそう言っているのだから、今度Goodreads（グッドリーズ）にログインするときは、自分が及ぼす力について考えよう。

一八二〇年、ローマを訪れたキーツが、悪評が引き起こしたかもしれない結核の症状に苦しんでいたとき、それほど恐ろしい状況だとは思っていなかったらしいドクター・ジェームズ・クラークの治療を受けた。感染の恐れがあるため、キーツがローマの病院の隔離病棟にいたことを知ると、ドクター・クラークは、その設備は「無教養な人々によって維持され、この病気の伝染性に関する古い、時代遅れとも言える意見」[9]に基づいているとばかにした。病院を維持している人を「無教養」と言うなんて、うぬぼれたばか野郎のように聞こえるということは、ひとまず置いておこう。

その代わりに、結核は実際、きわめて伝染しやすいという事実に注目する。ローマの病院は分別のある決まりを定めていた。スペインの国民が病気の蔓延を防ごうとさらに気を配っているのを知ったら、ドクター・クラークはますますばかにしただろう。スペインでは、結核患者は報告し、ただちに病院に入れなければならなかっただけでなく、死後、患者の家は事実上、居住に適さないと断定された。

だが、ドクター・クラークはそのような古風な心配をしていなかった。キーツを治療しようとした際、アンチョビとパンの食事療法をさせた。病気は「胃にあるようだ[10]」と主張した。さまざまな食物で結核を治療できるかもしれないと考えたのは、ドクター・クラークだけではなかった。ダニエル・ホイットニーは『家庭医と健康指針 *The Family Physician, and Guide to Health*』（一八三三年）のなかで、「ドクター・マッジは常に肩のあいだの切り口を五〇個のエンドウ豆で開き、同時に牛乳と野菜の食事療法を行った[11]」と述べている。エンドウ豆はおそらく皮膚をかきまわして膿や血液を出すためで、奇妙に思える。牛乳と野菜の食事療法は、ドクター・エドワード・バリーが『肺結核に関する論文 *Treatise on the Consumption of Lungs*』（一七二六年）で述べた学説に由来すると思われる。ドクター・バリーは当時屈指の高く評価された医師で、「上流階級」のイギリス人が結核に感染するのは、酒を飲み、肉をたくさん食べる傾向があるためだと主張した。ゆえに、牛乳と野菜の食事療法で病気と闘うことができるという結論を導きだしたのだ[12]。

野菜を食べて悪いことはない。ブランデーや赤ワイン、そのほか一八世紀の貴族がたしなんでいたものの代わりに牛乳を飲むのも同様だ。肩のあいだに大量の豆を入れて不快な思いをしたければ——ご自由にどうぞ。とはいえ、この食事療法では治癒できない。キーツのことは救えなかったし、さらに行われた瀉血はおそらく衰弱を早めただろう。キーツは二六歳で死亡した。非常に短い人生で、墓石に「その名を水に書かれし者ここに眠る」と刻まれることを望んだ。一方、ドクター・クラークはヴィクトリア女王の侍医となり、壮大な屋敷で生涯を過ごしたのは、不公平に思える。

アンチョビは別にして、キーツの死は安らかでロマンティック、夢のようなものとして記憶されていることが多い。その一因は、キーツが書いた「ナイチンゲールに寄せるオード」のような詩にある。

暗がりで耳を澄ます。何度も
安らかな死に憧れ、
思いを込めた数々の詩のなかでその名をそっと呼び、
この息を静かに引き取ってくれと願った。
これまでになく死が豊かなものに思われる、
真夜中に苦しむことなく死に絶えること。

この罪深い清らかな記憶は、キーツを看取った親友、ジョゼフ・セヴァーンにも責任がある。後年、キーツの死を〝よい死〟として思いだし、〝結核は美しい死に方〟という見解に従った。

だが、キーツが死にかけていた時期にセヴァーンが書いた手紙を読むと、まったく趣が異なる。一八二〇年一二月一七日、キーツが死亡する約一カ月前、友人のチャールズ・ブラウン宛の手紙で次のように述べている。

たいてい朝、咳をする際に五回、大量に（約二カップ分）吐血し、ほとんど常に唾液がまじっていた。だがさらに悪いのは胃だ。何ひとつ消化できない。毎晩ひと晩じゅう、そして日中のほとんどの時間、きわめてひどい苦しみを味わっている。胃が膨張し、常に飢え、または渇望していて、血圧を抑えるために少しの食物をとることでそれが増大する。何より悪いのは心だ――あらゆる形で絶望している。想像力と記憶があらゆる恐ろしいイメージを示し、わたしは朝も夜も彼の知性を心配している。[13]

これが結核によって死ぬということだ。かっこよくも安らかでもない。よい死などというものは存在しないが、とりわけこれは違う。キーツの死はまるでラヴクラフトの小説のようだ。

それなら、どうしてこれほど恐ろしく血なまぐさい病気が、病人を美しい天使に変えるという評判を得たのだろうか。

結核は早くから魅力と関連づけられていた。一世紀の医師、カッパドキアのアレタイオスは、典型的な患者の特徴を「鼻が鋭く、細身、頰は赤く突出していて、くぼんだ目はきらきら輝いている」[14]と述べた。

たしかに、瘦せ細っていて、大きな目とバラ色の頰をしているというのは、まるで現代のスーパーモデルのようだ。

結核と美のつながりは、二〇〇〇年近く続いた。一七二六年、ドクター・バリーが『肺結核に関する論文』で、結核患者の一般的な身体的特徴について述べている。

首が長く、肩甲骨が羽のごとく突出しており、胸郭が圧縮され、幅が細く、肌は血色がよく透き通っていて、頰と唇はもっとも純粋な赤で彩られ、目の端の丘（肉の小片）は色が濃くてサンゴのようだ。血管はすべて非常に細く、ほとんど透き通って見える。またこのような人は、快活な精神の持ち主であることが非常に多い。[15]

そして、一八三三年にはダニエル・ホイットニーが、結核患者は「透き通った明るい肌、輝く目、白い歯、バラ色のきめ細かい顔、快活な気質、高い感受性、厚い唇」によって見分けられると主張した。[16]

ここで、結核は首を長くしないと指摘しておこう。一九世紀になっても、詩人で医師のトーマス・ラヴェル・ベドーズが、結核患者の長く美しい首の話をしていた。[17]（医者ではない）わたしは結核患者のその他の身体的特徴として、極度の体重減少（体が生き続けるためにより多くのエネルギーを消費するから）、発熱による紅潮を挙げるが、首が長くなるという考えは間違っている。結核によってモディリアーニの絵のモデルのように変わることはない。

また、細菌性疾患によって賢くなることも、「快活な精神」がもたらされることもない。

結核患者は美しく才気にあふれているだけでなく、キリスト教の伝統によると、神聖で善良であると信じられていた。これは主に、ふくよかさがあらゆる世俗的な欲と結びついているためである。結核病患者と同じくらい瘦せこけている人は、来世でイエスと楽しむためにこの世から召されるというわけだ。[18]

結核が魅力的に――美しく超俗的、セクシーに――表現されていない描写を見つけるのは難しい。セクシーなのは、紀元前五世紀にヒポクラテスが述べているように、結核は若者が――主に一八歳から二五歳の年齢でかかる傾向があるからである。[19]

年齢や知覚された魅力から、一七世紀には、結核は恋煩いによって引き起こされる病気だと考えられていた。イングランド国王チャールズ二世の医師だったギデオン・ハーヴィーは、結核と愛に関係があると確信していた。『恋の肺病　*Of an Amorous Consumption*』で、「メイドが突然顎が細くなり、目がくぼんだとしたら、間違いなく恋をしている[20]」と説明している。体重の減少や食欲の減退、目の輝きは、片思いが原因となることもある。結核患者にだけ起こることではない。この理論には続きがあった。愛の欠如によって生じる悲しみが病気を引き起こすのなら、愛によって治る可能性がある。これはまったく事実に反するが、恋煩いで死ぬという考えは、肺が破壊されて死ぬという考えよりも好ましい。あいにくこの理論だと、死に関わる恐ろしい病気が、何か喜ばしくて上品なものに変えられてしまう。

一八世紀の終わりには（世紀の変わり目には確実に）、結核に感染していない女性までもが、結核患者に見られたがるようになった。もちろん、流行の容姿を追い求めるには、時間とお金が必要だ。従って、結核に関する治療や情報は、〝育ちのよい〟読者をターゲットとした。ジョン・アームストロングは『健康維持法 *Art of Preserving Health*』（一七四四年）で、結核についての考えを「安楽な贅沢のために作り上げられた上流の人々」[21]に向けて述べた。一九世紀に入る頃にベドーズは、「昨今、需要が非常に高まっている、上品で線の細い肺病質の人間を増やすのに大きく貢献した」寄宿学校について不平を言った。一九世紀の医師、トーマス・トロッターも、「この問題に関する上流階級の意見は異常で、血色のよいことが育ちの悪い下層の人を示すと考えられている。美の誤った基準だ。健康なバラ色よりも、病的な青白い顔色のほうを好むとは！」[22]と嘆いていた。当時の女性は、全身におしろいをつけるようになった。日焼けして健康なアウトドア派に見せるのが流行するのは、二〇世紀に入ってからのことだった。[23]

このような上流階級の結核に関する概念はすべて間違っていた。もちろん、結核はどの階級の人も感染し得る。一八二九年から一八四五年のあいだに、アメリカの東海岸の大都市で、白人の囚人の一〇から一三パーセントが結核で死亡した（黒人の囚人だと比率はさらに高かった）[24]。一九世紀、収容所は過密状態で、その結果、結核が流行した。あまりにもはやったため、のちにマルクスとエンゲルスは結核を「首都の生活の必要条件」[25]と呼んだ。一八一五年、医師のトーマス・ヤングは、「ヨーロッパの住人の約四分の一を早死にさせるくらいよくある病気」[26]と主張した。一八五一年から一九一〇年のあいだに、イングランドとウェールズで、実に約四〇〇万人もの人が結核で死亡したと考えられていた。[27]

今日でさえ、結核から死にかけている貴族が連想されることが多いのはおそらく、裕福な患者に売りこまれたライフスタイルがあったためだろう。地中海の温暖な土地を訪れるのは、それが「結核患者の最後の望み[28]」と言われていたからである。海辺の村はどこも、そこの潮水で病気が治ると主張していたようだ。それから、大都市のオペラ治療も存在した。『白い疫病――結核と人間と社会』で、ルネ・デュボスとジーン・デュボスが次のように説明している。「毎冬、北部の厳しい寒さから逃げだして死を避けようとした人々にとって、ニースは最も人気の場所だった。オペラハウスでは、ロマン派の〝甘い結核の〟音楽が演奏され、夜ごとなきがらのような結核患者が殺到した。若い女性はしゃれたドレスを着て豪華な宝石をつけていたが、巻き毛の下の顔はとても青白く、骨の〝削りくず〟をつけているように見えた[29]」宝石！　ドレス！　ロマン派音楽！　実に魅惑的だ！

アンリ・ミュルジェールが一八五一年に出版した『ボヘミアン生活の情景』の登場人物の音楽家が、「黒いスーツを着て、髪を伸ばして、肺病にかかれば、ものすごく有名になれるだろう」と愚痴をこぼしたのも無理はない。海辺やオペラが気に入らなければ、トーマス・マンの『魔の山』（一九二四年）で描かれたような、余裕のある人のための山のサナトリウムがいくつもあった。裕福な結核患者が安静療法を行う場所で、マンの描写を信じるならば、病人のエリート的立場をおおいに楽しめる。サナトリウムがはやったのは、ドイツの医師、ヘルマン・ブレーメルが、結核は高地でたっぷり休息することで治る可能性があるという、当初は受け入れられなかった説に端を発する。サナトリウムの〝ゲスト〟は風のよく当たる広々としたポーチで休み、贅を尽くした食事をとり（ブレーメルたち医師は、結核患者は牛乳と野菜以上のものが必要だと考えていた)、自然のなかを散歩した。山のサナトリウムでは刺激が足りないというのなら、わたしが見たなかで最も突飛だが、詩人のシドニー・ラニアが提案した、気候のすばらしいフロリダへ引っ越して、歯を一ポンドにつき四から一〇ドルという高値で売るアリゲーター猟師になるという療法がある。ラニアは冗談で言ったわけではない[30]。

呼吸もまともにできないときにプロのアリゲーター猟師になるというアイデアは、危険に思える。ラニアの計画は別にして、〝健康のために〟ほとんど一日じゅう寝ていたり、宝石をつけてオペラを観に行ったり、ニースやアルプスへ旅したりするのは楽しそうだ。天使のようにきれいで、またはかっこよくて感受性が鋭いねとしょっちゅう言われるのは、さらに気分がいい。このライフスタイルで唯一恐ろしい点は、〝苦しみながら死ぬ〟ことだが、それは(常に)美化された。「宮廷や都会の幽霊のような美女たちに、頑健なのは〝冒瀆〟ではない[31]」と納得させるのに苦戦していると、ベドーズは言っていた。

富や美と結びつけられると、結核が細菌によって引き起こされることをつい忘れてしまう。細菌には脳がない。細菌は選択しない。美醜も貧富も階級も関係なく、誰かれなしに犠牲にする——知識のある人は別かもしれない。

細菌は人柄や収入に基づいて人に侵入するわけではない。だが、ベドーズは、結核に関連づけられている魅力や地位から考えて、女性はよりシックに見せるため故意に感染しているという結論に達した。

哀れなことに、この病気による理想の身体に対する崇拝から、もともと健康だったのに、結核に感染していなくても病弱になる女性もいた。エリザベス（リジー）・シダルの不幸な死は、結核の美化が命取りとなった好例だ。シダルは詩人で、画家でもあったが、おそらく、ラファエル前派の画家のモデルとして最も有名だった。ジョン・エヴァレット・ミレーの『オフィーリア』や、ダンテ・ゲイブリエル・ロセッティの『ベアタ・ベアトリクス』といった絵のモデルになった人物だ。細さと顔の青白さ、長い赤毛、そして、瀕死の結核患者のような外見で知られていた。当時、シダルは結核患者だというのが通説だった。実際、学者のキャサリン・バーンは「シダルの魅力は、知覚される結核にかかった状態と切り離せない[32]」と説明している。

だが実は、おそらく、シダルは結核にかかっていなかった。現在では、彼女は拒食症で（ロセッティへの手紙に、何週間も食べていないと書いていた）、重度のアヘン中毒だった可能性が高いと考えられている[33]。理想としては（！）、健康が下品な冒瀆と見なされず、誰かにこう言ってほしかった。「ねえ、リジー。すごく具合が悪そうよ。問題に対処する方法を探しましょう。何週間もずっと食べていないのと、アヘンに依存していることが関係しているかも。わたしたちはヴィクトリア時代に生きているから、恐ろしいことばかりで、母親が赤ん坊をなだめようとして浅はかにもアヘンを与えていて、それで赤ん坊が中毒になるのはわかってる。みんな驚くほどたくさん薬を常用していて、薬漬けになっている。でもリジー、それにしてもさ」

現代人ならそう言うだろう。わたしたちは問題に正面から立ち向かうのが得意だ。リジーをタイムマシンで未来に連れていきたい。社会の美の定義に合致するようプレッシャーをかけられたモデルやその他の女性たちが、摂食障害や薬物依存症に苦しんでいない時代……だめだ。

悲しいことに、いまだに一部の女性が自滅的な行為に走っている現代と同様に、人々はリジーを助けるよりも、流行の細い外見を褒めた。画家のフォード・マドックス・ブラウンはリジーを訪ねたときに感激した。「ミス・シダル――いっそう細く、死人のようになり、これまで以上に美しく、よれよれだった」[34]（死と美がたやすく両立した）。

キャサリン・バーンは『結核とヴィクトリア朝の文学の想像力 *In Tuberculosis and the Victorian Literary Imagination*』のなかで、こう述べている。「（シダルの）すばらしさは彼女の虚弱さにあるようで、彼女が特別なのは、常に生死の境をさまよっていて、どこか浮世離れして見えるからである」[35]抑鬱状態で、薬物依存症で、おそらく拒食症だったかわいそうな女性だ。

エリザベス・シダルはアヘンの過剰摂取により、自殺とも思える状況で、悲惨な最期を遂げた。三二歳だった。

さいわい、理想の美しさは変化し得る。時が経つにつれて、結核や結核患者の人生に関するロマンティックな描写は、現実的な説明に取って代わられた。一八七七年、トルストイが『アンナ・カレーニナ』を出版し、結核で死にかけている患者の外見について、ファンティーヌやヴィオレッタの美しいイメージとはまったく異なる姿を示した。セヴァーンによるキーツの死に関する記述に似ているのは、一八五六年と一八六〇年にトルストイの兄弟が結核で死亡したときの体験を基にしたからだと思われる。

（ニコライの弟、リョーヴィン）は、死期が迫っていることが兄の体にさらにはっきりと表れているとしても――さらに衰弱し、憔悴しているとしても、前回とほとんど変わらないだろうと思っていた。前と同じ愛する兄を失う悲しみや死への恐怖を、前より強く感じると。そう覚悟していたのだが、実際目にしたものはまるで違った。

塗装された壁が唾で汚れた狭く不潔な部屋で、隣の会話が聞こえてくるほど仕切り壁が薄く、不純物がたっぷり含まれたむっとする空気のなか、壁から離れた寝台に、キルトで覆われた肉体が横たわっていた。その肉体の一方の腕はキルトの上にあり、レーキの柄ほども大きな手首が、端から中央までなめらかな細長い腕の骨にくっついているのが不思議に思えた。枕にのせた頭は横を向いていた。リョーヴィンはこめかみの上の汗に濡れたまばらな髪や、透き通るような張りつめた額を見た……稀に、アヘンの効果で、消えることのない痛みが一瞬やわらぐと、兄はぼんやりとした状態で、心のなかの誰よりも強い思いを口にした。「ああ、これでおしまいにしたい！」とか、「いつになったら終わるんだ？」とか。兄の苦しみは着実に激しさを増していき、その機能を果たし、兄を死へと導いた。どんな姿勢でも痛みがあり、一分たりとも痛みを忘れることはなく、一本の手足も、体のどの部分も、苦痛を引き起こさない場所はなかった。[36]

結核による死を恐ろしく描写したトルストイはすばらしい。怖く感じると、それがアンチョビを食べたり海水に浸かったり恋に落ちたりすることで癒される軽い病気だとは思わなくなる。

一九世紀も終わりに近づくにつれて、少なくとも一部の人々は、〝これまでと違うものを食べて休暇を取る〟ことで病気を治そうとする試みに飽き飽きしていることが明らかになっていった。ジャック・オッフェンバックのオペラ『ホフマン物語』（一八八一年）では、第二幕で美しいヒロイン、アントニーアを下手な治療でうっかり殺してしまうミラクル博士という登場人物を通して、偽医者を揶揄している。医者の治療のばかばかしさを、多くの観客が理解できただろう。

さて、このような病気に関する新たな芸術的描写は、美しい天使のように死んでいく女性の描写と同じくらい普及しただろうか？　もちろんしなかった！　ほとんどの人は（たぶんあなたは含まれない。病気の話だらけのこの本を「これだわ！」と手に取ったのだから）、人生のつらい面から目をそむけたがる。普通の人は、楽しいことが書かれた本を読んでいい気分になって、パーティーハットをかぶった子犬を見たいのだ。

さいわい、人生の生々しい現実を人々が直視せざるを得ないほど、すばらしい芸術を生みだす人がいる。そのような物語は、たいてい悪い知らせを魅力的な面で巧妙に埋めあわせている。『アンナ・カレーニナ』を読むのは、ニコライの死に際を見たいからではない。列車が嫌いだから読むのだ。あるいは、情熱的な物語に耐えるのが好きだからとか。そのどちらかだ。『ホフマン物語』を観に行くのは、一九世紀のいんちき治療に興味があるからではない。ほとんどの人が音楽や衣装目当てだと思う。だがトルストイやオッフェンバックは、作品に恐ろしい病気の真実に関する啓蒙的なメッセージを織りこむことに成功した。

世界をありのままに表現する作品を生みだす人々に幸あれ。

一八八二年に、結核が結核菌によって引き起こされることを、ドイツの細菌学者、ロベルト・コッホが顕微鏡と塗抹標本（当時最先端の技術だった）を使用して確認すると、ロマンティックな魅力はさらに薄れた。またコッホは、結核の感染経路を確定し、多感さや富や美しさが原因ではないことを証明した[37]。

アメリカの作家、アプトン・シンクレアは、そのリアリズムの作品で、結核を「安楽な贅沢のために作り上げられた上流の人々[38]」ではなく、労働者階級の人々と結びつけ始めた。オペラ『ラ・ボエーム』（一八九五年）も、結核を貧しい人々と関連づけている。貧しい芸術家だが、貧しいことに変わりはない。また、結核が愛や華やかな生活と関連しているようにも描かなかった。結核にかかった美しいミミを、恋人は「アーモ・ミミ、マ・オ・パウーラ（ミミを愛してるけど怖い）」と歌いながら捨てた。

結核が上流階級の人特有の病気でなく、全国民の大きな健康問題と（正しく）見なされるようになると、肺結核・胸部疾患専門ヴィクトリア診療所のような病院が開業し始めた。フランスが〝結核撲滅〟を宣言し、一八八六年に衛生評議会が公共の場で唾を吐くことの禁止を決議した。

一九〇九年には急進的なサディアス・ブラウンが、結核を「不快で恐ろしい悪性の[39]」病気とする詩を書いた。競いあうようにしてワクチン治療が開発され、医学的知識を踏まえ、結核が魅惑的だという概念は廃れた。

一九二一年には、現在も使用されているBCGワクチンが開発された。現在、世界じゅうで約一億人の子どもたちに接種されている。結核がいまも流行している地域では、子どもが生まれたらできるだけ早くワクチンを接種することが勧められている。結核に感染した場合は、FDAによって一〇種類の抗生物質が認可されており、六〜九カ月かけて治療される[40]。

ありがたいことに、結核はかっこいい幸運ではないことを、現代人は知っている。結核に感染した女性を見て、〝ああ、幽霊みたいに衰弱して血を吐いている。ヴィクトリア朝風の花嫁になってほしい〟とは思わない。命に関わる健康状態を心から賛美する傾向が、少なくともわずかに弱まっているというのは、人類にとって一歩前進である。マイナス面は、結核で苦しんでいる人々のことを忘れがちなことだ。結核は現在も存在していて伝染性があり、ワクチンを作るのに一六セントくらいしかかからないにもかかわらず、購入単価は三ドル一三セントで、いまもなお周辺諸国に被害を与え続けている[41]。

毎年、世界じゅうで何百万人もの人が結核で死亡している——完全に治療できるのに。結核はわたしたちが生きているあいだに撲滅できる病気だ。わたしたちは現代人なのだから！　病気は優しくもかっこよくもないし、アリゲーター猟師になるうまい口実ですらないと知っている。世界共通の敵と善戦する方法はふたつある。トルストイのように、結核で死亡する人々の惨状を示す偉大な作品を生みだすか、結核と闘う善良な団体に一ドル三〇セントを（毎年結核で死亡する一三〇万人の人のために）寄付するか。後者を選ぶのなら、国連財団に支持され、すばらしい仕事をしているストップ結核パートナーシップを推薦する。前者を選ぶのなら、ワインを飲むと筆が進む人もいるらしい。

コレラ

悪臭が病気を引き起こすと考えられた時代

検査によって熱はなく、
どこも痛まないことが明らかになり、
死にたいという切迫した思いが
唯一のたしかな感情だった。
必要なのは鋭い質問だけだった……
愛の印がコレラの症状と
同じであるという結論を
ふたたび下すために。

ガブリエル・ガルシア＝マルケス

人がいったん何かの仕組みを理解していると思いこんでしまうと、それを覆すにはまさに自然の力が必要だ。本当だ。試してみるといい。ある事実や状況、プロセスを完全に理解していると思いこんでいる誰かの心を変えられるかどうか。図式を書いたり、歌を作ってとんでもないミュージカルを上演したりして。その人は考えを変えないだろう――。四年生のときに教わったことが絶対だから。

冥王星はもはや惑星ではないと言われて、人々がどれだけ動揺したか思いだしてみるといい。わたしはいまでも怒っている。わたしが宇宙について確実に知っているのは〝惑星の順番〟だけ（〝My Very Educated Mother Just Served Us Nine Pizzas〟の頭文字を取って覚えた）で、そのたったひとつの知識が無駄になったのだ。いまの子どもたちはどんな記憶術を使っているのだろう？　冥王星が降格させられた理由は知っているが、内心はニール・ドグラース・タイソンが言ったことなど気にも留めていない（彼が正しいとわかっていても、本音では彼が間違っている気がする）。

それに関連して、人々が腺ペストは汚れたくさい空気によって発症すると思いこんでいたときのことを思いだしてほしい。医者は、予防効果があると考えられていたクローブやポプリを詰めこんだかっこいい鳥の仮面をつけていた。わたしたちは悪臭で病気にはならないと知っているから、「ばかだ！」と笑う。だが、病気は悪臭から発生するという考えは、想像以上に長く続いた。五〇〇年以上。死んだ魚のにおいのごとく、一八五〇年代まで消えずに残った。一八四四年、H・ブース教授が『ビルダー』という建築雑誌で、「肉の臭気を吸いこんだことで肉屋の女将は肥満になった」[1]と主張している。

これは肉屋の女将に対する不公平な固定観念に思える。

一八四六年、社会改革者のエドウィン・チャドウィックが、イギリス議会で次のようなスピーチをした。「すべてのにおいは、それが強烈であれば、重大な病気に直接関係する。いつかは体を弱らせ、その他の原因による影響を受けやすくするため、すべてのにおいは病気であると言えるだろう」[2]あの名高い看護師、フローレンス・ナイチンゲールでさえ、麻疹や猩紅熱、天然痘は悪臭によって発症すると考えていた。

この理論から、いくつかの奇妙なアイデアが生まれた。たとえばチャドウィックは、エッフェル塔のような高い建造物を利用して最上層から香りのよいきれいな空気を集め、「あたたかく新鮮な」[3]空気を地上の人々に分配できると考えていた。チャドウィックがどのような手順を考えていたのか、興味をそそられる。エッフェル塔の頂上からどのようにして空気を輸送するつもりだったのか？　バスケットを使って？　瓶とか？　瓶が最適だと思う。何百人もの人に瓶を持たせてエッフェル塔の頂上にのぼらせ、空気を集めて地上に運ばせ、それをパンのようにあたためてみんなと分けあうつもりだったのではないだろうか。実行不可能なアイデアだと思うが、エッフェル塔を訪れたときに想像してみるのも楽しい。

悪臭が病気を引き起こすという信念に、ロンドンではいくつか利点があった。そのため、概して悪臭のもとだった汚物だらけの大通りや家々をきれいにしようと多大な努力が払われた。その努力はまず「住宅の、次に通りの、最後に川の浄化」[4]に費やされるべきだというチャドウィックの言葉が、一八四九年の『タイムズ』に引用された。一八四六年のニューサンス除去及び伝染病予防法は、チャドウィックが提案した順番に従って事を進めたように思える。

衛生に向かう動きは、通常、病気との闘いにおける前進でもある。一九世紀半ばのロンドンは、ひどく込みあっていた。人口は二五〇〇万人で、当時世界最大の都市だった（だいたい現在のシカゴと同じくらいの大きさ）。ある国勢調査では、ひと部屋に五家族がそれぞれ領域を決めて住んでいた。四家族（四隅）まではよかったが、誰かが中央に下宿人を置いたせいでうまくいかなくなったという。さらに、家のなかで家畜を飼っていた。〝数名がニワトリを数匹飼っていた〟というような話ではない。屋根裏に牛がいたのだ。滑車で持ち上げられ、牛乳が出る限り屋根裏で飼われた（わたしならその牛をバーサ・メイソン［小説『ジェーン・エア』の登場人物で、屋根に閉じ込められた］と名づける）。一、二頭ですまない場合もあった。「カウ・ハウス」[5]として知られていたところには、三〇頭もいた可能性がある。ワンルームアパートで犬を二七匹飼っていた男性もいた！　通りの先に住む女性は、猫と犬とウサギを一七匹飼っていた。

一方、町のごみ処理システムは二〇〇〇年のあいだ進歩がなかった。想像がつくと思うが、ワンルームアパートで牧場を経営すると、たくさんごみが出る。地下に汚水溜めがあり、そこに人間と動物の糞尿を捨てていた。『感染地図――歴史を変えた未知の病原体』（矢野真千子訳、河出文庫、二〇一七年）の著者であるスティーヴン・ジョンソンによると、「彼らはただバケツをそこに投げおろして、それがどうにか消え失せてくれることを願ったが、当然、消えるはずがなかった」[6]当たり前だ。だが、ロンドンにあふれた糞便は、経済に役立った。〝ピュア・ファインダー〟が通りを歩きまわって犬の糞を集め、それを皮なめし職人に売った。皮なめし職人は糞を皮に塗りつけて石灰を取り除いていた。ピュア・ファインダーがお金を稼げたのはうれしいが、そんなに大量の糞がある街に住みたい人はいないと思う。

病気は〝悪臭〟から発生しないが、排泄物やその他の悪臭のもとに引き寄せられた虫や有害生物が運んでくる病気もある。ゆえに、汚水溜めを清掃し、通りから糞を除去することは、一般によい考えだ。その排泄物をテムズ川に捨てるのでない限りは。

飲み水にしていたテムズ川の水が、地下にあった数十年分の糞尿でいっぱいになった。一八五〇年、チャールズ・ディケンズがその川について述べ、「下水道の黒い中身、内臓、膠、石鹸、その他不快な製品の廃棄物、それからもちろん動物や野菜のくずの唯一の捨て場所が川である」[7]と嘆いた。一八五三年には、『ビルダー』の誌面でこう書かれている。「川は……ロンドン橋の下は現在、ステュクス［ギリシア神話に登場する冥界を流れる川］の詩的描写ほどひどい状態で、ロンドン埠頭はアケローン［ステュクスの支流］のごとく黒く……土木技師はどこにいる？　山を動かし、海に橋を渡し、川を埋めることができるのだから……テムズ川を浄化して、この町を住めるようにはできないものか？」[8]死にたくなければ、そのような川の水を飲むのは非常に恐ろしいことだ。

コレラのアウトブレイクに対処しなければならないときはなおさらだ。実際、ニューサンス法は、主にコレラの問題に取り組むためのものだった。だがコレラは、当局が考えていたようににおいを通じて伝染するわけではない。感染した人間の排泄物を摂取することで伝染する。〝わたしにそんな趣味はない。考えただけで気持ち悪い〟と思うのなら、あなたは進化した人間だ。ほとんどの人に嫌悪感を抱かせる考えだから、ホラー映画『ムカデ人間』三部作（二〇〇九～一五年）は、〝人が他人の大便を食べなければならないとしたらどうなる？　最高に不快な体験だ！〟という前提に基づいている（ネタバレをしてしまったが、たぶんアカデミー賞の総集編でご覧になっただろう）。

　わざとコレラにかかる人はほとんどいないにしても、糞便で汚染された水を知らずに飲んだらあっさり感染する。飲み水が濁っていなくても、致死量のコレラ菌が含まれていることがある。何も知らずにそれを飲んだら、コレラ菌は小腸にとどまる。そこで繁殖し始め、CTXと呼ばれる毒素を作り、その毒素が小腸壁を覆う。小腸の主要な役割は、体に水分を補給し続けることである――水分を吸収したあと、各部位に送りだす。だが壁がコレラ菌で覆われると、その代わりに水分を放出し始める。その結果、〝米のとぎ汁〟と呼ばれる白い剝片状の水様性の下痢を引き起こす。豆知識：〝米〟の剝片は小腸の細胞である。大量の水分を放出するため、体重が三〇パーセント減ることもある。数日で健康的な五四キログラムから命に関わる三九キログラムまで減少した患者もいた。水分がないと、まず重要でない器官が機能を停止し始め、次に心臓や腎臓といった重要な器官が働かなくなる。特に悲劇的と思われるのは、脳が最後まで働くことが多く、そのため患者は最後まで苦痛を知覚する。イギリスの新聞『タイムズ』によると、断末魔の苦しみの最中の病人は、「恐怖を感じながら死体から見ている精神[9]」を持っていた。そして、病人のコレラに汚染された米のとぎ汁のような便が川や近くの上水道に（あるいはニューサンス法に反して依然として汚水溜めを持ち続けていた場合はそこに）捨てられ、そのプロセスが繰り返された。

要約すると、人々は粗相をして死んだ。それは、きれいな水を容易に利用できない国ではいまもなお、不快な死に方のひとつである。

だが、この文字どおりクソだらけの泥沼に、ある英雄が足を踏み入れた。ジョン・スノウという名の医師で、ドラマシリーズの『ゲーム・オブ・スローンズ』の同名の登場人物のような堅物だ。すべての習慣において独善的だった。絶対禁酒主義者だった。それはすばらしい！　わたしの知るなかで最もよくできた人は、酒を一滴も飲まないし、いつも早起きしてマラソンをしている。だがスノウは、わたしたち愚か者が酒を飲むべきではない理由について、辛辣で長たらしい原稿を書いた。老成した二三歳のときに、次のように述べている。「どれだけ控えめであろうと酒を飲むことによって健康がこうむる身体的害について、あなた方に悟らせる努力をすることがわたしの義務だと思う。あらゆる醜悪な酒飲みを描き、酒飲みが生みだす種々の不幸や犯罪について記述し、それらの悪の唯一の救済策が完全な禁酒であることをあなた方に証明する仕事を同業者に委ねる」[10]あなたがディナーの席でワインを飲むたびに、そのようなスピーチをするに違いない。スノウはまた、人々が酒を飲むのは好奇心を「持ちあわせておらず、獣のごとく変化しないためである。そして、休止することを許されれば、何世代にもわたって中国人のようにほとんど進歩しなくなる」[11]と主張した。スノウは「動物のようにほとんど進歩しなくなる」と言うつもりだと予想したのだが、違った！　スノウが中国人を嫌っていたのは、一九世紀のイギリスの基準からすればそれほどめずらしいことではないが、だからといって彼を好きになることはない。いずれにせよ、健康の観点から見て水よりもアルコールを飲んだほうがよいと考えられていたおそらく唯一の時代に、熱心な嫌酒家だったというのは皮肉な話だ。

冗談でも誇張でもない。例を挙げると、一八五四年にコレラの流行が起きたとき、ロンドンの醸造所の労働者八〇人が感染しなかったのは注目に値する。実はその醸造所には専用の井戸があったのだが、ほとんどの従業員は自分たちで作った酒を飲んでいたと経営者は述べている。[12]

またスノウは完全菜食主義者で、そのことに「主婦は困惑し、料理人はショックを受け、子どもたちは驚いた」[13] 完全菜食主義者もすてきなことだが（体にもいい）、スノウはそれに関しても口うるさかったに違いない。患者への接し方が下手で、ほとんど人づきあいをしなかったことで知られている。批判記事を数多く書いたため、あるとき、『ランセット』の編集者が「ミスター・スノウは他人が生みだしたものを批判するよりも、自分で何かを生みだすことに専心したほうがよい」[14]と述べた。スノウの知人で、のちに伝記を書いたドクター・ベンジャミン・ウォード・リチャードソンによると、「スノウはワインも強い酒も飲まなかった。世捨て人のように暮らし、質素ななりをし、人づきあいをせず、楽しみはすべて科学書や実験、簡単な課題から得た」[15]

すごく楽しそうだ。

たしかに、スノウはわたしたちが求めていた英雄ではないかもしれないが、彼しかいない。セロリスティックと炭酸水で彼をもてなそう。

非社交的できわめて批判的な性格のせいで損をしたことは幾度もあった。スノウをディナーに招待するのは、悪夢のような出来事だったようだ（〝一緒に食事をしたい有名人は誰？〟ゲームのバリエーションとして、一緒に食事をしたくない歴史的人物を三人挙げてみるのも面白い）。とはいえ、スノウのつむじ曲がりの性格は、自分たちを死に至らしめる理論に同意していた人々に逆らうのに役立った。コレラは瘴気か接触感染によって感染するというほかの医師たちの主張に同調するのを拒否したのは、非常に価値のあることだった。

スノウは一八三二年のコレラのアウトブレイクに対処したため、その破壊的な影響を充分に認識していた[16]。だが、ロンドンで最初の症例がハンブルクから来た病気の船乗りであることをスノウが突きとめたのは、イングランドとウェールズで五万人の死亡者が出た一八四八年のアウトブレイク時だった。その船乗りはロンドンの下宿屋で死亡した。船乗りが使用していた部屋に別の男性が入り、その男性もコレラに感染して死亡した。一九世紀の瘴気説論者は、〝これは驚くべき偶然の一致だ！　ハンブルクとロンドンはいま、ひどいにおいがするに違いない。非常に残念だ〟と考えただろう。医者もみなその考えに同意した。だがスノウだけは、コレラが蔓延しているハンブルクから来た船乗りから、なんらかの方法で伝染した可能性が高いと考えた。これは接触感染した可能性があると思われるかもしれない。だが船乗りは、次の住人が引っ越してきたときには死亡して（運びだされて）いた。そのふたりを診察した医師はコレラに感染しなかった。コレラ患者を診察するために、しばしば医師がよその地域から来ることがあったが、コレラに感染しないことにスノウは気づいた。一方、地域全体がコレラに襲われることがあった。

スノウは、人々はなんらかの方法でコレラを〝摂取〟し、〝病気を起こす物質〟によって感染するという結論を下したものの、正確にはわからなかった。

一八四九年には、コレラは水によって広がるとスノウは確信した。小さな家が並んだ地域に住む、コレラに感染した一二人の人々を研究対象とした。隣の通りに住んでいる人々――確実に同じにおいにさらされ、研究対象の人々と交流していた――は、完全に健康だった。スノウは研究対象の人々が使っている井戸にひびが入っていて、その水が近くの下水道によって汚染されているのを発見した。隣の通りに住む人々は、別の井戸から水を引いていた。またスノウは、ロンドンのイーストエンドの悪臭がひどいにもかかわらず、コレラの症例数が、テムズ川のとりわけ汚染された場所からほとんどの水を引いている南ロンドンとほとんど変わらないことにも気づいた。[17]

スノウはこれらの発見に関する論文を発表したが、それはスノウが正しいとすでに知っているわたしたちから見れば、おそらく完全に納得のいくものだった。だが、当時の人々はスノウの学説をまったく信じなかった。『ロンドン・メディカル・ガゼット』によると、「水に関係なく、ほかの原因が、特にその人々がきわめて接近して暮らしていたために働いた可能性がある……ここで言及された事実は可能性を取り上げただけで、なんであれ著者の見解の証拠を示すものではない[18]」証拠とは、ある水源が「コレラがこれまで知られていなかった」共同体に供給したときに、「その水を使用した全員がコレラを発症し、それを使用しなかった人々が感染しない[19]」場合のことだった。

そこでジョン・スノウは、そのような症例が見つかるかもしれないアウトブレイクを待った。そのあいだに麻酔学を実践し、腕がよかった。ヴィクトリア女王のふたりの子どもの出産に立ち会った。麻酔が得意なあまり、居眠りをした（人の命を救いたかっただけの善良な男性なのに、意地悪を言ってしまうのはなぜだろう?）。

一八五四年八月二八日、ベビー・ルイスとして知られている赤ん坊（本当の名前はフランシス）がコレラに感染しなければ、コレラの性質に関する誤った仮説がいつまでも信じられていたかもしれない。赤ん坊の感染経路は不明だ。だが、赤ん坊の家族がブロード・ストリート四〇番地に住んでいて、その正面に汚水溜めがあり、ロンドンの人々にとっては不幸なことに、ソーホーで最も人気のあった給水ポンプ――ブロード・ストリート・ポンプに隣接していたことはわかっている。このポンプは水質が高いことで有名だった。そのため、近くに住んでいない人までそのポンプを使っていた。ゆえに、残念なことに、赤ん坊がコレラに感染し、ミセス・ルイスが赤ん坊の排泄物を汚水溜めに捨てると、そこからポンプの給水の汚染が始まった。

そのポンプの水はほとんど変色しなかったが、コレラ菌は破壊的な作業を開始した。九月三日までに、近隣の住民七四人が死亡した。さらに数百名が瀕死の状態だった。一週間以内に、フランシスの父親を含む、地域住民の一〇パーセントが死亡した。[20] コレラによって圧倒的な数の人々が苦悶しながら死んでいくことは多いが、通常はそれほど早急には進行しなかった。何百人もの人が命を落とすまで一般的に数カ月かかったものの、このケースでは数日だった。

スノウはその地域から数ブロックしか離れていない場所に住んでいた。ソーホーのほかの住人が町の別の地域の友人のもとへ避難した一方、スノウは張りきって調査を開始した。「状況と、コレラの増加の程度を知るとすぐに、ブロード・ストリートの頻繁に利用されるポンプの水の汚染を疑った[21]」

だが、どうやって学説を証明するのか？　スノウはその地域を歩きまわって、コレラに感染した人々の習慣について、住民に質問した。コレラのアウトブレイクを示す地図を作成し、それでブロード・ストリート・ポンプに近ければ近いほど、コレラに感染し、死亡する可能性が高くなることに気づいた。感染しなかった人は、専用の井戸があるか、なんらかの理由でブロード・ストリート・ポンプを使用していなかった。

もちろん、すべての症例が明らかにされたわけではなかった。ポンプの水を飲んだかどうか覚えていない人もいた。だが、彼らはそのポンプの水から作られ、通りで売られていたシャーベットを食べていた。ハムステッドに住むある女性は、ブロード・ストリート・ポンプと遠く離れていたにもかかわらず、コレラに感染した。彼女の家に滞在していた姪もだ。これはスノウの説と矛盾するように思えるが、実はその女性は以前ソーホーに住んでいて、ブロード・ストリート・ポンプの水が最高だと信じていた。前に暮らしていた場所に対するすてきな愛着だ。その女性の息子によると、彼女がそこの水が大好きだったので、子どもたちが定期的に瓶に詰めて小包で送ってあげていた。親切で思いやりのある行為が殺人を引き起こしてしまうとは、気の毒な話だ。

だがスノウは、少なくとも知性の面で喜んだと思う。コレラが水によって伝染することを証明するのに必要だと、『ロンドン・メディカル・ガゼット』が言っていた証拠が見つかったのだ！　この症例では、水は「コレラがこれまで知られていなかった」共同体に運ばれ、「その水を使用した全員がコレラを発症した」ハムステッドの症例は、ブロード・ストリート・ポンプ周囲の不快な臭気では説明がつかなかった。

九月七日、スノウは町役人に調査結果を報告し、ブロード・ストリート・ポンプのハンドルを撤去するよう懇願した。ポンプ周辺で罹患率が高く、ポンプから遠く離れた場所に住む人でも、その水を飲んだら感染したことを説明した。九月八日、ブロード・ストリート・ポンプのハンドルが撤去された。今日、この出来事は語り種になっていて、疾病予防管理センターの職員が、医学的な謎の解決法を探しているときに、「ブロード・ストリート・ポンプのハンドルはどこだ？[22]」とジョークを言うほどである。

コレラの症例が減少するやいなや、人々はその理由を探し始めた。九月一五日の『タイムズ』によると、ソーホーのあちこちの

> 道路に（においの強い消毒用）石灰が切れ間なくまかれている。水たまりが石灰で白濁し、石が石灰で汚れ、石灰の大きな飛沫が排水溝に飛び散っていて、空気はその強くあまり好ましくないにおいがする。当局は賢明にも汚染地区のすべての通りをその強力な消毒剤で洗うことにしたのだ。従って、毎晩規則正しく浄化が行われている。[23]

これは……コレラがおさまったこととはなんの関係もないが、化学洗浄剤のにおいでそれよりも不快な臭気をかき消したことは、瘴気説信者を満足させたに違いない。

一方、『グローブ』は、コレラが減少したのは「天候が好転したせいでこの地区で猛威を振るっていた流行病の勢いが衰え、最悪の時期は過ぎたと期待される」[24]と考えた。これも間違っている。だが人々にとって、水中の目に見えない何かよりも、（においで感じられる）悪臭が病気を引き起こしたと考えるほうがはるかに簡単だった。

一八五五年三月、スノウは、ガス製造業や骨煮沸業などの産業を規制するためのニューサンス法の改正に関する証言を求められた。そのような産業は不快なにおいを空気中に排出する。そこでスノウは、骨を精製する、ぞっとするがコレラを引き起こすわけではない産業の権利を守るという、おそらく奇妙な立場に置かれたのだ。この証言で、スノウは瘴気説を打ち破る機会を得た。

わたしは流行病、とりわけコレラ、そして一般の公衆衛生に多大な注意を払ってきて、不快な商売と呼ばれるものに関して、その多くが実際に流行病の蔓延を助長することも公衆衛生の害になることもないという結論に達した。もしそれらが公衆衛生に有害なら、その職業に従事する職人たちにもきわめて有害であろうが、わたしが知り得た限りでは、そのようなことはない。またガスの拡散の法則から、それが実際に作業が行われている場所にいる人々に有害でないのなら、当然、さらに離れたところにいる人々に有害であるはずがないということになる。[25]
この議論で興味深く奇妙なのは、もしにおいで病気にならないのなら、非常に不快なにおいを嗅ぐと嘔吐するのはなぜかと、スノウが尋ねられたときのことだ。明確に言うと、ベンジャミン・ホール議長は「あなたは高濃度の臭気が嘔吐を引き起こすこともあるが、健康に害はないと言う。このふたつの主張をどうやって両立させるのですか?」と質問した。
今日では、不快なにおいが鼻の受容器に作用して、危険が迫っていることを体に警告すると考えられている。[26]悪臭に満ちた地域にいる原始人は、おそらく捕食者の近くにいる。身体的反応が、そこから離れるよう教えてくれるのだ。スノウはただ、次のように言った。「一種の共感かもしれない。人は想像に影響を受けることがよくある」だが重要なのは、においによる吐き気は永久に続かないということだ。「繰り返し嘔吐するようなら、確実に健康に有害である。腐敗物に絶えずさらされたせいで消化を妨げられたというのなら、健康に害があると認めなければならないが、わたしの知る限り、以下の有益な商業や製造業でそのような影響があったことはない[27]」
要するに、ひどい悪臭のせいでこらえきれずに嘔吐したときは、おそらくその部屋を出るべきだ。この聴聞会の出席者が見当違いの質問を繰り返したというので、九・一一後に、ニュースキャスターたち(ジョン・スチュワートだったと思う)が、次第に突飛な筋書を描き始めたのを思いだした。「テロリストがドーナツそっくりのスマート爆弾を持っていて、それを大統領が食べたらどうなるか?」

とか。それはひどいが、あり得ない。同様に、吐き気を催す悪臭のする部屋に死ぬまでい続ける人はいない。「じゃあどうしてにおいで吐くんだ？　ええ？」と詰問するのは、〝既知の〟世界にしがみつき続けたい役人の最後のあがきのように思える。

彼らは必死にしがみついた。心を動かされず、腹を立てる者もいた。『ランセット』のような医学雑誌は特に辛辣だった。編集者がスノウについて次のように述べている。

> それなら、ドクター・スノウの意見が特異なのはなぜか？　彼はひとつでも証拠を示しただろうか？　否！……しかし、ドクター・スノウは、コレラの伝染の法則が汚水を飲むことだとわかったと主張している。彼の理論はむろん、ほかのすべての理論を退けるものである。ほかの理論では、コレラの蔓延を拡大する原因は下水設備の欠陥や……野菜の腐敗は、ドクター・スノウは無害だと言う！　この論理は理性を満足させなくとも、理論の条件を満たす。そして理論はしばしば理性よりも横暴である。実際、ドクター・スノウがすべての衛生上の真実を汲み上げた井戸は、下水道だ。彼の洞窟、住処は下水溝である。必死で小馬に乗っているうちに、下水の落下口から落ちて、二度と出られなくなったのだ。[28]

まず、医学雑誌が医師のことを「いわば下水道に住んでいる！」と言い放ったことに驚く。当時の医師会は熱意と活気、そして公然の憎しみに満ちていたのだろう。また、スノウは数多くの証拠を持っていた。地図を作った！　研究に研究を重ねた！　コレラの原因に関する理論を証明するための事実を集め、人々にクロロホルムを投与し、生野菜を食べることだけに人生を捧げた。彼の人生はコレラとの闘いへのたゆまぬ献身によって定義された。リチャードソンいわく、「彼がどんな犠牲もリスクもいとわずに、どれだけ努力したかを理解できるのは、彼をよく知っていた人だけだ。コレラがどこに現れようと、その真ん中に彼がいた[29]」

スノウが証拠を持っていなかったというのは、事実無根だ。スノウと一緒に食事をすることは絶対にないが、スノウの調査研究は非の打ち所がないという意見を最後まで擁護する。

だが、スノウの敵は執拗だった。公衆衛生活動家のエドウィン・チャドウィックと、ベンジャミン・ホール保健局長が、スノウの学説を非難した。スノウはホールへの手紙で反論している。「コレラが不快な商売によって発症、増加することがないと証明する直接的で充分な証拠があるが、その状況はコレラの伝染様式の例証としてわたしが収集できた事実で充分に裏づけられる。というのも、本当の相当な原因がわかっているときに、現象の追加の原因を追究するのは合理的ではないからだ[30]」スノウはすでに原因を教えたあとで、病気の別の原因を探し続けようとすることが理解できないのだ。

スノウの学説を疑って中傷した人物はほかに、ヘンリー・ホワイトヘッド師がいる。ソーホー地区のセント・ルークス教会の二九歳の副牧師は、瘴気説を信じていた。「徹底的な質疑によってブロード・ストリート・ポンプに関するスノウの仮説が誤りであることが明らかになるだろう[31]」と主張した。オンラインの医学論文の下のコメントを読んだことがあるなら（読まないほうがいい。怒りのあまり頭が爆発してしまうから。脳がなくなったら困るだろう）、（どんな主張であれ）臆することなく主張することで自分の言い分が証明され、自分が著者の研究医よりも賢いことが確定したという事実に安心し、のんびり構えていられると多くの人が考えているのがわかるだろう。

だが、ホワイトヘッド師はネット上の批評家ではなかった。倫理的規範と強い信念を持つ聖職者だった。ソーホー地区の全員に細かく取材し、その情報を四、五回調べ直すこともあった。そして、その地区を出てどこかの病院に入った人や、その地区を訪れたあと病気になった人すべてを考慮に入れた、スノウの地図よりもさらに手の込んだ地図を作り上げた。「不本意ながら補足すると、（ブロード・ストリート・ポンプの）水の使用は、流行の継続と関連していた[32]」ホワイトヘッドはスノウの学説への揺るぎない転向者となり、死ぬまでスノウの肖像画を机に飾り、それに「どんな職業でも、最高の仕事は〝しなければならないこと〟をうるさく要求するのではなく、不変の法則の根気強い研究によってなし遂げられることを忘れないために[33]」と書き留めていた。一八五五年六月には、「ブロード・ストリートの特別調査」という記事で自身の研究結果を発表した。そのときになってようやく、中央保健局の医療委員会が、「九月の初旬に続いた」コレラのアウトブレイクは「ブロード・ストリートの不純な井戸水の使用にある程度原因がある[34]」という結論を下した。委員会のメンバーはその結論についてほぼまっぷたつに分かれた。

懐疑論は何年も消えなかった。一八五九年になっても、『ランセット』は、有害なにおいが「病気の発生と悪化において最も直接的で悪性の影響を及ぼす」[35]のに疑いの余地はないと主張した。だが一八六六年、次のコレラのアウトブレイク時に、当局は水を煮沸するよう市民に呼びかけた。万一ジョン・スノウが正しかった場合のために。

その後、ロンドンでコレラのアウトブレイクは発生しなかった。二度と。

地方自治会は一八六六年、「ドクター・スノウの非凡な鋭い意見によって、コレラと特異的に汚染された水の消費の関連性が明白に証明された」[36]と宣言した。

残念ながら、ジョン・スノウは自身の学説が公的に認められるのを目の当たりにすることはなかった。一八五八年に脳卒中で死亡したと考えられている。だが、死因は脳卒中ではなく、過剰摂取だという噂がある。スノウはしょっちゅう自分に麻酔薬を投与したと言われているが、熱心な絶対禁酒主義者にしては信じられない習慣だ。

同年、熱波によって川（とその周辺の町）が強い悪臭を放ち、〝大悪臭〟と呼ばれた。その夏、ひどい悪臭が漂っていたにもかかわらず、コレラのような病気の死亡率が上昇しなかったことがわかった。スノウは喜んだだろう。瘴気説が消え行く様を目にする前に亡くなったことが本当に残念だ。

『ランセット』が掲載したスノウの死亡記事は、コレラの研究結果に言及しなかった。「この広く知られた医師は、今月一六日正午、サックヴィル・ストリートの自宅で、脳卒中により死亡した。

彼のクロロホルムやその他の麻酔学に関する研究は、同業者に高く評価された」[37]だが、一八六六年には次のように言明した。「ドクター・スノウによる研究は現代医学において最も有益なものである。ドクター・スノウはコレラの歴史をたどった。それによって主に厳密な帰納的結論をもたらした。そしてわれわれは病気に立ち向かい、闘うことができるようになり、その発生源、感染経路において打ち負かし……ドクター・スノウは社会の偉大な恩人であり、彼がもたらした恩恵はみなの記憶に残るだろう」[38]これはすばらしい称賛の言葉だ。だがその隣の、一八六六年のアウトブレイクに関する記事で、ある男（軍医のミスター・オートン）が、「コレラの発生において、水だけでなく地元のニューサンスもかなり関係していると信じるに足る事実」[39]があると主張していた。

平らな地球の周りを太陽が回転していると信じる人がいなくなることはない。

今日では、ジョン・スノウは医学界の伝説的人物だ。彼の退屈な仲間、つまり、スノウの伝記作家であるドクター・リチャードソンに関して言うと、スノウの『クロロホルムとその他の麻酔薬について――その効果と投与 *On Chloroform and Other Anaesthetics: Their Action and Administration*』（一八五八年）の序文で、わたしの浅はかさを強調している。リチャードソンは、スノウの伝記は「細部に乏しいものになるだろう。だがおぼろげに示されようとしている彼の人生が、驚きを愛し、情熱を求め、ロマンスをむさぼる読者の趣味に合う出来事に欠けていることはそれほど重要ではない。そういった人のための伝記はありふれている。善人はほとんどいない」[40]と述べた。

わかったわ、ドクター・リチャードソン。それでも、スノウを記念して、ロンドンのブロード・

ストリート・ポンプの跡地のそばに、彼の名前がついた建物があると聞けばうれしいでしょう。それはなんとパブだ。オーナーはスノウの人柄について何も知らなかったか、非常に鋭いユーモアのセンスの持ち主であるに違いない。

ジョン・スノウを心から称えたいと思っていて、ロンドンにいるのなら、そのパブへ行って彼のために乾杯するといい。グラスには排泄物が含まれていないきれいな冷たい水を入れて。それがスノウの望みだろうから。

ハンセン病

神父の勇敢な行動が世界を動かした

現代の最大の病気は
ハンセン病でも結核でもなく、
誰にも求められず、顧みられず、
見捨てられたという感覚である。

マザー・テレサ

アウトブレイク時の最良の筋書は、地域社会が病人の味方につくことである。優しく病人の世話をし、資金を集め、治療法が見つかるまでのあいだ病人が威厳を持って暮らせるために必要なことはなんでもする。地域社会が一丸となって即座に行動に移れば、疫病は比較的速やかに打ち負かせる。

ほとんどの場合、そうはならないが。

だがさいわい、必ずしも地域社会全体を必要とするわけではない。ときおり、病人の世話を進んで引き受ける部外者がいる。〝わたしもそうしたいけど、医者じゃないし〟と思うかもしれない。

別に医者でなくてもかまわないのだ！　疾病の研究のために明るい色のＴシャツを着て歩く集団や、エレガントな服装で資金集めのイベントを主催する人々が思い浮かぶ。着飾ってはいなかったが、一九世紀の思いやりと慈悲の手本であるモロカイのダミアン神父もそのひとりだ。

ダミアン神父は信仰に導かれて、モロカイ島で司祭としてハンセン病患者たちと暮らすことを選んだ。実質的にも精神的にも彼らを助け、そのあいだに自らもハンセン病に感染した。二〇〇九年、ローマ教皇ベネディクト一六世によって聖人に列された。「ダミアン神父は、人々に見捨てられたハンセン病患者に奉仕するために、モロカイ島で暮らすことを選んだ。そして、彼らを苦しめる病気に身をさらした。彼らと打ち解けた。神のしもべは苦しむしもべとなり、最期の四年間はハンセン病患者のひとりとして過ごした」[1]バラク・オバマ大統領も、「世界じゅうの何百万人もの人々が病気、特にＨＩＶ／エイズのパンデミックで苦しんでいる現代で、われわれはダミアン神父の解決例を参考にして、緊急の呼びかけに応え、病人を癒し、ケアするべきだ」[2]と述べた。この発言は、ダミアン神父がＨＩＶ／エイズ患者の非公式の守護聖人であるため、とりわけ適切である。ＨＩＶ／エイズ患者の唯一のカトリック教会の記念堂は、彼に捧げられた。[3]

ダミアン神父が命を捧げて闘ったハンセン病は、並外れて恐ろしい病気だ。有史以来、人々は非常に恐れていた。聖書で言及され、しばしば罪と結びつけられる。レビ記第一三章四五〜四六節には、次のように書かれている。「重い皮膚病（らい病）にかかっている患者は、衣服を裂き、髪をほどき、口ひげを覆い、『わたしは汚れた者です。汚れた者です』と呼ばわらねばならない。この症状がある限り、その人は汚れている。その人はひとりで宿営の外に住まねばならない」[4]

日曜学校の教えであるにもかかわらず、これは真実ではない。ハンセン病は魂や肉体がきれいかどうかということとはなんの関係もない。魂と関係のある病気はひとつもない。ハンセン病は細菌性疾患で、らい菌によって引き起こされる。ノルウェーの医師、ゲルハール・ハンセンが、一八七三年にらい菌を発見したため、らいは現在はハンセン病と呼ばれることが多い。だが、本書では彼を英雄としては扱わない。ハンセンは研究の過程で、ある女性を本人に知らせることなく末期のハンセン病に感染させたから[5]、らいをハンセン病と呼ぶのも拒否する［翻訳書ではハンセン病とする］。ハンセンは女性に何をするか知らせなかったのは、「女性がその実験をわたしと同じ観点から見ていることを前提とする」[6]ことはできなかったからだと主張している。

そうじゃないでしょう、ゲルハール。

らい菌は開いた傷口や鼻の粘膜を通って体内に入ることができる。簡単に感染するように思えるが、さいわい、ほとんどの人は特に感染しやすいわけではない。ハンセン病患者と常に間近に接しない限り感染しない。

ハンセン病はふたつの形で現れる。ひとつは類結核型らいで、ざらざらしたうろこ状の損傷が皮膚に生じる。これは、この病気が細胞反応を引き起こすからで、免疫細胞が性急に細菌を分離する。この反応が患部の神経に広がり、神経信号の伝達を妨げるため、患者はその場所の感覚を失う。この種のハンセン病は自然治癒することもあるが、ほかの症例では進行してらい腫型に変化する。この場合は細菌が全身に広がり、顔や体に開放創が生じる。失明につながる場合もある。

ハンセン病の最も顕著な特徴（多くの場合、この病気の最初の症状でもある）は、触覚の喪失である。それほどひどい話ではないと思うかもしれないが、割れたガラスの上をうっかり歩いてしまったときに、気づかなかったら大変だ。やけどをしたときや、料理中に指を切断したときなど、手当てが必要な怪我をした場合は気づいたほうがいい。それほどひどい怪我でなくとも問題は起きる！手足の感覚がないと、きつすぎる靴のせいでできたまめに気づかずにその靴で歩き続け、感染を起こす。そのような怪我によって起きた感染のせいで、ハンセン病患者は失った指や手足と結びつけられるようになった――細菌自体が原因ではない。しかし、細菌は筋肉を衰えさせ、その結果変形が生じる。たとえば、ハンセン病患者は鉤爪のような手を持つと思われることが多い。これは、手の筋肉が衰えて指を伸ばせなくなったことによる。

現在は、歴史上の疫病の多くと同様に、ハンセン病は抗生物質で治療でき、抗生物質はＷＨＯが無料で提供している。これもまた、本書を買って読めるくらいの自由に使えるお金がある人なら、心配しなくていい病気だ。だが当然、過去の人々は恐れた。なぜなら、病気の症状が明白で、感染した人々はのけ者と見なされたからだ。実際、ハンセン病と闘う最良の方法は、誰もハンセン病患者といっさい接触しないようにすることだと考える人もいた。

一八六五年、ハワイ政府は〝ハンセン病拡大防止法〟を制定した。島の一部（最終的にモロカイ島となる）をハンセン病患者のために確保するものだった。これが恐ろしいところだ。

保健局はその目的のために、ハンセン病を拡大させる恐れがあると思われるすべての者をどこかに閉じこめる権限を与えられている……そのような場所に拘束される者の輸送の安全に助力するのがハワイ島の保安官、保安官代理、警察官の義務である。保健局は該当者に検疫を受けさせる目的で命令できる。その後必要な場合は、保健局の職員が該当者を治療または隔離のための場所に移動させるのを助ける。[7]

つまり、ハンセン病の疑いがある者は、政府につかまって強制的に隔離所へ連れていかれた。この政策が好ましくない、問題があると思ったのは、あなただけではない。ジャック・ロンドンの短編「病者クーラウ」では、主人公のハンセン病患者はモロカイ島へ行くよりも戦って死ぬことを選んだ。物語は彼の次のような言葉で始まる。「われわれが病気だから、彼らはわれわれの自由を奪った。われわれは法に従った。悪いことはしていない。それなのに、刑務所に入れられる。モロカイは刑務所だ[8]」

刑務所というより地獄だ。どう呼ぼうと、モロカイ島の状況は悲惨だった。政府は、ハンセン病患者たちが自分で自分の面倒を見ること、土地を耕し、自給自足することを望んでいた。手足を損傷した人にはとても難しいことだということを忘れていたかのようだ。さらに、ハンセン病患者たちは突然社会から追放されて落胆していた。重い病気にかかり、身体に障害を負ったときに家族や友人から切り離されて絶望したら、素行が悪くなっても無理はない。

そんな状況に置かれたら、わたしなら自分自身や環境のみじめさを一時でも忘れるために、アルコールとセックスに依存するだろう。もっとうまくやれる人もいるかもしれないが、わたしに共感する人は多いはずだ。一九一三年、宣教師のジョゼフ・ダットンは、『カトリック百科事典』第一〇巻で、「モロカイ島で、当初はとてもうまくいっていたが、しばらく経つと邪悪な精神が発達した。大酒飲みやみだらな行為がはびこった。温厚だった人がすっかり変わってしまったように思えた」と述べている。[9]

その隔離地区へ行くことは、ひどくつらい一種の暗黒郷に投げこまれるようなものだった。リチャード・スチュワートは『モロカイ島のハンセン病の司祭——ダミアン神父物語 *Leper Priest of Molokai: The Father Damien Story*』で、医療施設について次のように述べている。「そのいわゆる病院に明らかに欠けていたのは、医師、看護師、ハンセン病患者の死を早める一般的な病気を治療する医薬品……傷口の洗浄、入浴のための水が憂慮すべきほど不足していた」[10] 患者に触れようとせず、包帯を杖で持ち上げる医者もいた。患者が取りに来られる場所にただ薬を置いていきて、いっさい接触しない医者も。[11]

人を怪物のように扱ったら、その人は怪物のようにふるまう。ダットンは大げさに言ったわけではない。モロカイ島は犯罪やアルコール依存症、あらゆる悪習であふれていた。ダミアン神父によると、「数多くの不幸な女性が、世話をしてくれる友人を得るためにしかたなく身を売った」大人の女性に限った話ではなかった。子どもの売春婦も大勢いた。[12] そして、「病気が進行して衰弱すると、そのような女性や子どもたちはのけ者にされた」[13] ハンセン病患者たちのあいだでさえ追放があったのだ。モロカイ島を訪れれば、〝オレ・カナワイ・マ・ケイア・ワヒ〟という言葉をたびたび耳にしただろう。「ここは無法地帯だ」[14] という意味だ。おかしなことに刑務所があったが、誰も規則を守らせることができないため、からっぽだった。[15]

人類共通の恐怖は、ひとりで死ぬことだと思う。考えられる最良の状況でさえ、死とは非常に大きな旅に出ることで、誰もが優しい人々に見送ってもらうべきである。ダミアン神父が到着する前のモロカイ島ほど、死ぬのに寂しい場所は思いつかない。モロカイ島は司祭を必要としていた。

ダミアンは最初からずっと神のようだったわけではない。それを言うなら、ダミアンという名前でもなかった。本名はヨゼフ・デ・ブーステルで、一八四〇年、ベルギーのトレムローで生まれた。思いやりのある子どもだった。家族は信心深く、母親は聖人の一生の話をするのが好きだったが、それでもわんぱくなヨゼフが荷馬車の後部に便乗してドライブを楽しんだり、[16] 冬のあいだ薄い氷の上でスケートをしたりするのを止められず、ひどく心配した。[17] ヨゼフは動物や恵まれない人々に優しかった。自分の家のキッチンからハムを盗んで物乞いにあげたこともあったが、これもまた家族を喜ばせなかった。[18] 近所の家の牛の看病を手伝った。[19] これには家族も納得して、お返しに牛乳をもらったと思いたい。

一八五八年、一九歳のとき、ヨゼフは宗教教育を受けようとした。入会の面接で、北アメリカで先住民たちにまじって宣教師として働くことを希望した。クールな考えだ。カウボーイは当時の流行であり、伝説のカウボーイとインディアンの戦いで、ヨゼフが勝ち目の薄いほうを選んだことがわたしはうれしい。しかし、ヨゼフは司祭になりたい理由として、「旅をして新しい文化を体験したい」と言ってはいけないことになっていたと思う。当初は、兄のオーギュスト（パンフィル神父）が司祭になるための勉強をしていたイエズス・マリアの聖心会に拒絶された。「無作法で身なりもきちんとしておらず、ラテン語もその他の言語の知識もない」[20]ため不適任と見なされた。

子どもが数学の授業でDやFを取ったとしても、相対性理論を考えだす可能性はあると親を元気づけるために、アインシュタインが数学で落第したという話がたびたび持ちだされる。ポイントは三つ。

①この話はおそらく嘘で、アインシュタインは概して優秀な生徒だった。

②この話を何度も聞かされた母親を持つ身として、普通の人に必要な数学は、勘定の二〇パーセントのチップの計算の仕方だけだと断言できる。それにスマートフォンの電卓を使ったとしても、誰もあなたを笑ったりしない。

③それでもなお、ダミアン神父の話が同様に、宣教師になりたいけれど自分が選んだ宗教学校に拒絶された人の慰めになることを願う。

兄が懇願すると、ヨゼフは結局、聖歌隊員としての入会を認められた。聖歌隊員から司祭になることは、ひょっとしたらあるかもしれない。とはいえ、修道院に残って日常業務を手伝い、余暇に聖書の勉強をする可能性のほうが高い。すばらしい！　実に平穏、地味で安全な暮らしだ。庭仕事がたくさんあって、料理や読書をしたり、歌ったり——まったく理想的な引退生活だ。誰もがそんなふうに思うわけではないだろうが。聖職位のなかで聖歌隊員は、（ごめんなさい）福音を説く人々のなかで際立って賢くもカリスマ的でもない善人のための地位と見なされている。[21]ヨゼフは修道会に入会し、無償で人々を治療した三世紀の医師ダミアノにちなんだ、ダミアン助修士の名前を選んだ。[22]

修道会が驚いたことに（あなた方現代の読者は驚かなくても）、ダミアンはみんなの期待を超えた。兄にラテン語を教わった。ダミアンは一日四時間の睡眠で平気な眠らないエリートのひとりだったのではないかと、わたしは思っている。午前二時か三時から祭壇の前で祈り、その後ベッドに戻らなかった。一年以内にラテン語の五年生の技能を習得し、見てすぐに訳すことができた。修道士たちが見つけた唯一の欠点は、笑いすぎることだった。ダミアンはとてもクールで陽気だったにもかかわらず、結局、司祭になるための訓練を開始するべきだと、神学校の校長が決定した。[23]

一八六三年、ダミアンはまだ司祭になっていなかったが、兄のパンフィルは司祭になったばかりで、最初の任務はハワイで宣教師として働くことだった。だが、出発直前に発疹チフスにかかった。

回復したものの、長い航海に出られる状態ではなかった。そこで、ダミアンは旅の途中で勉強を終わらせられるからと言って、兄の代わりに行かせてくれと頼んだ。要望が聞き入れられると、兄の部屋に飛びこんで、「やった！　やった！　兄貴の代わりに行ける！　兄貴の代わりに行ける！」[24]と叫んだと言われている。

数多くの伝記作家が、この出来事に「パンフィルもとても喜んだに違いない」と言っている。伝記作家たちの幼少時代がどんなだったかは知らないが、これはきょうだいが水疱瘡で寝込んでいるときに、ディズニーランドのチケットを手に部屋へ飛びこみ、「これなーんだ！」と叫ぶのとまったく同じである。ダミアンはこのとき、本当にひどいことをした。それでも彼のことが大好きだし、あなたにも似たような経験があったとしたら、こんな態度を取ったからといって聖人になれないわけではないとわかってよかった。

ところで、これはパンフィルにとって結果的によかった。彼は修練士（新参者）の指導者として働いた。高い地位で、ダミアンは兄が一緒に宣教師になることを望んでいたものの、「位階が上がった」と手紙に書いている。

コハラに派遣されたダミアンは、「病人を訪問することが毎日の主要な義務である」[25]と言った。ハワイで伝道すれば、じきにハンセン病患者のコロニーがあるモロカイの半島、〝カラウパパ刑務所〟[26]の話が耳に入ってくる。そこにいるハンセン病患者たちは教会に手紙を書き、しばらくのあいだ司祭に来てほしいと懇願していた。メグレ司教はこの問題について話しあうために司祭を集めたが、危険で魅力のない任務を進んで引き受ける人がいるとはあまり期待していなかった。ところが、ダミアンと三人の司祭が、一年のうち三カ月ずつ交代で任務を果たせると考えた。一八七三年にダミアンが出発したあともなお、司教は心配し、ダミアンは「信心のおもむく限り」[27]滞在できると述べたことはよく知られている。ダミアンが帰りやすいように書いたのだろう。だが、ダミアンはそれを、その後一六年間の滞在許可を与えられたと受けとめたようだ。

ダミアンが出発する前に、司教はハンセン病患者への接し方について説明した。スチュワートによると、「ハンセン病患者との身体的接触はいっさい避ける……ハンセン病患者が支度した食事はとらず、ハンセン病患者の家に泊まらない」[28]特に、「ハンセン病に触れても触れられてもならない」[29]と明言した。さらに、ハンセン病患者に喫煙パイプを勧められても断り、一緒に食事をとることも、ハンセン病患者が使った鞍を使用することも避けなければならなかった。[30]司教は臨終の秘跡を読み上げたようなものだった。

ダミアンは半島に上陸した直後から、司教の指示に従わなかった。敬虔なハンセン病患者に迎えられ、差しだされた果物をありがたく受け取った。そしておそらく、それを口にした。[31]

その後まもなく、ダミアンはハンセン病患者の家を訪問し始めた。あるとき、傷口を放っておいたため体の側面がうじ虫で覆われている少女がいた。[32]ダミアンは手で包帯を交換した。[33]ダミアンはその少女を見た瞬間、死ぬリスクを進んで負わなければ、モロカイ島の人々の生活を耐えられるものにすることはできないと悟ったのではないかと思う。それどころか、島に足を踏み入れた瞬間に悟ったのかもしれない。読者も同じだと思いたいが、わたしは絶対にダミアン神父のようにはできない。うじ虫が這う傷口を治療できるほどの隣人愛は持ちあわせていない。あなた方もそうでしょう！　あなたが宣教師なら、あなたは天国へのファストパスを手に入れたと思う。それから、これまでたくさん汚い言葉を使って本当にごめんなさい。

ダミアンはハンセン病患者に抱いた愛情や尊敬について、数多く書き残した。だが、「ときどき、墓のなかの死体のように、傷口がうじ虫に覆われた病人の告解を聞くときに、鼻をつままなければならない」[34]とも書いている。ダミアンは徳がありすぎて超人のように思えるから、彼もにおいやうじ虫に敏感な普通の人なのだと思いださせてくれるエピソードに出くわすとほっとする。島で孤独や恐怖を感じたときは、「頑張れ、ヨゼフ、これがおまえの一生の仕事なんだ！」と繰り返し言って、自分を鼓舞したはずだ。

ダミアンはセント・フィロメナ教会に到着した直後に、礼拝を開始した。教会は手入れがされずみすぼらしかったため、ダミアンは何時間もかけて掃除した。[35]教会の隣に生えていたタコノキを最初の司祭館とし、岩が食卓になった。[36]ハンセン病患者との接触が増えていくうちに、ダミアンは彼らに働きかけて、教会を改良する手伝いを得た。まもなく、教会は信仰だけでなく、あらゆる活動の中心となった。共同体がまとまって信徒団になった。教会の周辺を墓地とし、そこで葬儀を行った。以前は儀式もなく死体が放置されることが多かったのに比べれば、思いやりのある喜ばしい進歩だ。[37]聖歌隊が結成されたが、多くの患者は声帯が衰えていたため、思いどおりに歌えなかった。

オルガン奏者は左手がなく、すべての音符を弾けるよう、付け根に木片を取りつけた。二名でオルガンを演奏するときは、すべての鍵を叩くのに充分な指があった。[38]

暗い話に聞こえるかもしれないが、長いあいだ見捨てられていたハンセン病患者にとっては、ふたたび共同体に所属するというのはすばらしいことだったに違いない。ハンセン病患者たちの楽団が『レイト・ショー』に出演することは絶対になかったとはいえ、そういう問題ではない。ハンセン病患者は自分たちの生活が〝普通〟に戻ることはないと知っていた。彼らが間違いなく求めていたのは、病気に感染する前に楽しんでいた活動になんらかの形で参加できることだった。おそらく、その数分のあいだは、昔の自分と同じだと感じられるように。それが、病気で苦しむすべての人が求めるものなのかもしれない。だから、徒競走でつま先のない男が「スタートラインに足を置くこと」ができなかったときも、絶望ではなく笑いを引き起こした。ダミアンが配ったフルートを、しばしば足りない指で演奏しなければならなくとも、それを楽しんでいたのだ。[39]

徒競走で悪い冗談を言うほかに、ダミアンは人々を苦しめていた実際的な恐怖を取り除こうと努力した。水不足の問題に取り組み、比較的健康な患者と一緒にダムを造り、崖を流れ落ちる雨水を集めた。その水を飲み水や医療用として使用するほか、ダミアンと比較的健康な患者で植えたタロイモやサトウキビなどの作物に灌漑した。[40]

リスクもあった。『ジャーナル・オブ・ジ・アメリカン・メディカル・アソシエーション』によると、「彼がハンセン病患者たちの暮らしをよくするために従事した過酷な肉体労働は、切り傷や刺し傷、すり傷が絶えず、そのせいで感染の危険が非常に高まった」[41] だがダミアンはあまり気にしなかったようだ。一八八六年までには、半島の居住者の九〇パーセントが農業を始めたと喜んでいた。[42] 島の孤児のために共同寝室やキッチンを造り、一八八三年には四四人の子どもの面倒を見ていた。子どもたち、とりわけ自分に似た行儀の悪い子を愛した。ダミアンの孤児院で育ったジョゼフ・マヌという患者が、一九三〇年代に次のように回想している。「わたしはわんぱくで、ダミアンはしょっちゅうわたしの耳を引っ張ったり、わたしを蹴ったりするふりをしたけれど、そのあとすぐキャンディをくれた。ほかの子たちに対しても同じようにしたが、彼らはわたしほどわんぱくではなかった。だからこそ、ダミアンは誰よりもわたしを愛してくれて、彼は長いあいだわたしの生きがいだった」[43]

四三人の子どもたちとしのぎを削り、ジョゼフがお気に入りの地位を確立したとはいえ、ダミアンはすべての子どもたちに農業や料理を教え、恋をして、大人になったら（なれたら）結婚するよう勧めた。[44]

ダミアンはまた、島内で彼が悪徳と見なしていたものをやめさせるべく最善を尽くした。ハンセン病患者たちは栽培したタロイモを売るだけでなく、それを使って酒を造ることを考えだした。とても進取的に思えるし、いまブルックリンでそういうお酒が高額で売られている。だが、ダミアンは、このアイデアに乗り気ではなかった。酒飲みが集まる地域（〝クレイジー・ペン〟と呼ばれていた）へ、ステッキで武装してしばしば出かけた。そしてそのステッキを使って意思表示し、人々を打ち、酒瓶を割った。ダミアンがやってくると、酒飲みたちはすぐさま逃げだした。[45]

正しい歴史家たちは、そのダミアンの行動を、美徳への傾倒を示すすばらしいものとして称賛した。しかし、アルコール依存症患者の治療法としてはひどい気がする。アルコール依存を矯正するには、〝大きなステッキを持つ男に攻撃される〟だけでなく、グループカウンセリングで感情を共有することが必要だと思う。とはいえ、善意からしたことだ。ダミアンが現代に生きていたとしたら、『ビッグブック』［『アルコホーリクス・アノニマス』とも呼ばれるテキスト］を読んで、アルコール依存症から回復するためのより適切な方法を選ぶだろう。

ダミアンは一緒にビールを飲める相手でないのはたしかだが、ハンセン病患者と毎晩一緒に夕食をとった。歌を歌い、話をし、お茶を飲み、喫煙パイプを共用した。この食事の時間は、「昼と夜のあいだの平和な時間」と呼ばれるようになった。[46]

〝パイプを共用した〟という部分が目を引いたかもしれない。

ハンセン病は簡単には感染しないが、ダミアンはハンセン病患者に完全にまじって暮らしていたのだから、実際に感染する何年も前に、自分の運命を覚悟するようになったに違いない。基本的な予防策を取らずに病気の道に飛びこむ人は、無謀で愚かだといつもは思う。だけど……包帯を替えてくれる人がいないからうじ虫に覆われている少女が目の前にいたら、あなたならどうする？

ダミアンが自らもハンセン病に感染したのに気づいたときの話で最も一般的なのを述べると、一八八四年のある日、昼と夜のあいだの平和な時間に、自分の分か、あるいは誰かのためにお茶を淹れていた。そしてお茶をこぼし、足にかかった。やけどするほど熱いお湯を体にこぼしたことがある人ならわかると思うが、飛び跳ねたり、悪態をついたり、水のメーカーに対して訴訟を起こすと脅したりするところだが、ダミアンは何も感じなかった。とまどった彼は、さらにお湯をこぼしてみた。それでも何も感じなかった。翌日、ダミアンは説教を始める際、いつものように「わたしの仲間の信者たちよ」とは言わなかった。その日から最期まで、「わたしの仲間のハンセン病患者たちよ」と呼びかけてから始めた。ハンセン病に感染して恐ろしかったに違いない。ダミアンが丈夫で活動的だったことを考えるとなおさらだ。だが毎日周囲を見まわして、彼の一生の仕事によって作られたすばらしいものを見ていたと思いたい。

一八八八年に島を訪れたイギリスの芸術家、エドワード・クリフォードが次のように述べている。「地獄と同じくらい恐ろしいところだと予想してモロカイ島へ行ったが、陽気な人々や、美しい風景、比較的苦労のない生活にすっかり驚かされた。そこの哀れな人々は妙に幸せそうに見えた」これ以上ないくらい幸せそうだと言うと、彼らはおかげさまで元気にやっています、「司祭のおかげです。司祭はわたしたちの家を造り、紅茶やビスケットや砂糖や服をくれました。わたしたちの面倒をよく見てくださるので、何も不満はないのです」[47]と答えた。それからわずか一年後に、ダミアンは死亡した。

ダミアンは最期まで行動的で、家を建て、友人たちの世話をし、子どもたちのために人形を彫ろうとした。ホノルルに来るよう言ってくれた司教に手紙を書いた。「ハンセン病に感染したため行くことができません。左の頬と耳に兆候が出ていて、眉毛が抜け始めています。じきに外見がひどく損なわれるでしょう。わたしの病気の性質については疑う余地がありませんが、わたしは観念し、穏やかかな気持ちで、家族に囲まれてとても幸せです。毎日心から『御心が行われますように』と繰り返しています[48]」司教は結局、ダミアンを説得してホノルルの病院で治療を受けさせた。ダミアンを迎えた修道女たちは、彼のひどくゆがんだ不格好な顔を見ておののいた。二週間も経たないうちに、ダミアンは船でモロカイ島に戻った。船上で、船長がダミアンに近づいて、ワインを一緒に飲まないかと誘った（ダミアンのステッキの話を知らなかったのは明らかだ）。ダミアンは自分はハンセン病患者だからやめておいたほうがいい、ハンセン病患者と酒を飲むべきでないというのは常識だと説明した。船長は、知っているがそれでも一緒に飲みたい、ダミアンはこれまで出会ったなかで最も勇敢な人だと思うからと答えた[49]。

ダミアンは一八八九年、四九歳を迎えた直後にこの世を去った。いまわの際に、枕元の司祭にこう言った。「わたしが少しでも神の信頼を得ているのなら、ハンセン病患者のコロニーにいるすべての人のことを取りなそう」司祭は「（ダミアンの）大きな心を受け継ぐことができるかもしれない」から、ダミアンのマントをもらってもいいかと尋ねた。ダミアンは笑って目をぐるりとまわし、「らい菌だらけ[50]」だからあげることはできないと答えた。

ダミアンを記念してモロカイ島に建立された台には、「友のために自分の命を捨てること、これ以上に大きな愛はない[51]」と刻まれている。聖人の身分が、神のわたしたちに対する愛の証だろうと、隣人を愛した者に名誉を与える手段にすぎなかろうと、ダミアンはそれに値する。

ダミアンが広く称賛されつつ死去するやいなや、一部の聖像破壊者（あるいは、現代のいわゆる嫉妬に駆られた卑しい憎悪者《ヘイター》）がダミアンをけなし始めた。人は有名人に対して、たとえそれが世界史上最も理想的な人物であろうと、常に異なる意見を持つものだ。長老派の牧師、C・H・ハイドは、ダミアンはひょっとするとセックスをしていたかもしれない薄汚いやつだったと人々に伝えたがった。一八八九年一〇月二六日、シドニー長老教会にダミアンについて手紙を書いた。

本当は頑固で偏屈な、軽蔑すべき粗野な男です。彼はモロカイ島に派遣されたのではなく、勝手に行ったのです。（自身も感染する前は）ハンセン病患者の居住地にとどまらずに全島を自由に行き来していて、ホノルルにもたびたび訪れていました。島の改良は彼の手によるものではなく、必要に応じて手段が与えられたときに保健局が働いた成果です。彼は女性との関係において潔白ではありませんでした。ハンセン病によって死亡したのは悪徳と不注意が原因です。[52]

そのほとんどが事実無根だと思われるが、ダミアンがたとえ頑固で不注意だったとしても、わたしはダミアンを支持する。だがわたしは、普通の人と同じように人間の悪習にふける聖人が特に好きだ。もちろん、だからといってハイド（豆知識：ハンセン病を恐れるあまり、中国人の洗濯屋を利用したあとパニックになった[53]）のような人はダミアンを非難するのをやめなかった。ロバート・ルイス・スティーヴンソンがダミアンの善行を長い文章で擁護すると、ハイドは、スティーヴンソンはその他のダミアンの支持者たちと同様に、単なる「ボヘミアン的な変人、取るに足りない人物で、その意見に聞く価値はない」[54]と主張した。スティーヴンソンは、「まあ、しょうがない」と言って問題を終結させた。

わたしもボヘミアン的な変人かもしれないが、本書のなかで一番の英雄はダミアン神父だと思う。彼は病気と、その病気に苦しむ人を決して混同しなかった。マザー・テレサをはじめとする数々の未来の英雄たちの手本となった。マザー・テレサは一九八四年にダミアンを聖人に認定するよう聖省に求めた。当時、ダミアンがまだ列聖されていないのは、奇跡を行わなかったからだと言われていた。マザー・テレサは教皇に手紙を書き、奇跡はふたつ起こったと主張した。ひとつは「ハンセン病患者の心から恐怖が取り除かれ、病気を認め、公言し、薬を要求した——そして、治るという希望が生まれた」もうひとつは、モロカイ島の共同体の奇跡的な変化で、「関心を増やし、恐怖を減らし、助ける準備ができている」[55]ことを示した。

あなたが宗教についてどう思っていようと（ダミアンをキリストの足跡に従った人物として描きすぎたくないから）、ダミアンは、愛や思いやりが恐怖——死への恐怖さえをもしのぐ力になり得ることの証である。それはすばらしいことだ。わたしたちはみな死ぬのだから。誰も死は避けられない。だからおそらく、ダミアンのように、勇敢に世界に出て、生きているあいだに世界をよりよいものにすることができるのだ。

ほとんどなんに関しても、世界的な物の見方を個人で変えることができる。ダミアンが仲裁する前は、人々はハンセン病患者をほとんど人間扱いしていなかった。人々の恐怖を減らし、世の中の不幸と闘う意欲を与えたことでダミアンが奇跡を行ったとマザー・テレサが言ったのも、過言ではないと思う。

本書の読者がハンセン病に感染することは、ほぼ確実にない。その功績は、ダミアンによるところが大きい。彼は治療法を発見できなかったかもしれないが（すべての人の役割が〝医者になること〟ではないから）、彼の勇敢な行為によってほかの人々の意識が高まり、治療に向けて奮起したのだ。わたしたち全員がダミアンのように生きられるとは思えないし、その必要もない。もっと小さいスケールで、自らの健康を危険にさらすことなく人助けをする方法はたくさんある。だがダミアンは、病気との闘いにおいて、天才でも才気あふれる科学者でも医師でもなくとも、助けになれることを気づかせてくれる。隣人を気遣うだけでよいのだ。

腸チフス

病原菌の保菌者の権利

戦争は冒険ではない。
戦争は病気だ。腸チフスのような。

アントワーヌ・ド・サン＝テグジュペリ

本書からひとつだけ得るものがあるとしたら、それは病気の人は悪者ではないということであってほしい。病人は体調が悪いだけだ。何度言っても言い足りない。罪人だとか堕落者だとか、いろいろ否定的なレッテルを貼らずに、同情すべきだ。病気こそ悪者で、追跡して闘わなければならない。親切で思いやりのある人間であるためには、病気と病人を切り離すことがきわめて重要だと思う。とはいえ、病人が必ずしも善人であるとは限らない。非道に陥る場合もあると思われ、その最も興味深い例がメアリー・マローンである。

一九〇七年、メアリー・マローンはアメリカで、当時のアイルランド移民がそれ以上望むべくもない成功した人生を送っていた。ティーンエイジャーのときにアメリカへ来て、三七歳になる頃には、抜群の料理の腕のおかげでニューヨーク市のパーク街に住む上流階級の家族に雇われ、月に約四五ドル稼いでいた。これは現在の一一八〇ドルに相当し、少なく思えるかもしれないが、当時の料理人としては高給だった。[1]

特にあなたがいまお昼休みに本章を読んでいるなら、メアリー・マローンの専門が気になるかもしれない。

デザートだ。

一九世紀末から二〇世紀初期の富裕層にとって、デザートの中心はアイスクリームだった。アグネス・マーシャルが一八八五年と一八九四年にアイスクリームの料理本を出版したあと、とりわけ流行した。[2]

メアリー・マローンはバニラのアイスクリームに桃をのせてラズベリーソースをかけたピーチ・メルバで有名だった。チョコレートのトッピングはのせないヘルシーなサンデーだ（トッピングが発明されたのは一九三〇年代）。一九〇六年の夏は桃が豊作で、『ロングアイランダー』紙によると「今シーズン、これまでで最大かつ最良の桃が町で売りだされた」[3]そういうわけで、メアリーは名物を頻繁に作る手段があった。

これはすばらしい話になる可能性もあった。メアリー・マローンの人生は、料理の腕によってアメリカで成功した移民のすてきな物語になっていたかもしれない。ホールマーク・チャンネルが脚色して、アイスクリームの日（七月の第三日曜）に放送していたかも。ヴィクトリア女王時代やエドワード王時代のアイスクリームをクローズアップで映したら最高だろう。

だが、メアリーにとっても彼女の雇い主たちにとっても、そしてホールマークのプロデューサーにとっても不幸なことに、メアリーは健康ではなかった。彼女の体は腸チフスを引き起こす細菌、チフス菌に侵されていた。[4] チフス菌に感染すると、糞便、稀に尿に細菌が含まれる。つまり、調理の前によく手を洗わなければ、細菌が食事に付着する可能性がある。また、細菌に汚染された飲み水を通して広がる場合もある。汚染された水域から採れた貝を食べて感染する可能性もある。その世紀の変わり目に、腸チフスに感染して治療せずにいると、約六〇パーセントが死亡した。現在は抗生物質によって、死亡リスクがほぼゼロまで減少した。[5]

とはいえ、腸チフスは多くの周辺諸国で依然として流行しており、疾病予防管理センター（CDC）は、そのような場所を訪れた際は「（水を）煮沸、（食物を）加熱調理、（果物の）皮をむく、それができなければ口にしない」ことを勧めている。予防接種も利用できる。現在も腸チフスが流行している国へ旅行する際は、脆弱な免疫系が極度の高熱（通常、約四〇度の熱が出る。ちなみにインフルエンザの場合は通常、最高でも約三八度）や頭痛、筋力低下、下痢を引き起こさないよう、予防接種を受けるべきだ。

現代人が日常生活で腸チフスに感染することをそれほど心配しないように、当時の富裕層もあまり気にしていなかった。特に一九〇一年のテネメント・ハウス法以前に、過密した不衛生な環境で暮らすことが多かった都市の貧しい人々がかかる病気だった。

だが、チフス菌をばらまく人が手で触った食物を食べれば、裕福な人でも腸チフスに感染する可能性があった。病原菌は料理人から食物に容易に入りこんだ。のちに調査官が、「料理人が手についた病原菌で家族を感染させるのに、これ以上の方法はないと思う」[6]と言っている。食物が加熱調理された場合は、それほど心配ない。CDCが指摘するように、加熱調理によって細菌は死ぬ。だが、（アイスクリームのように）生のままの食物だと、病原菌が腸に入りこみ、あたたかく湿った環境で繁茂する可能性がある。一日のあいだに一個の細菌細胞が八〇〇万個に増殖する場合もある。美しい小さなシーモンキーのように。

チフス菌を保有していそうな料理人を雇うだろうか？　自殺願望でもない限り雇わないだろう。見るからに具合の悪そうな女性を料理人として雇う人などいない。そもそも四〇度の熱がある女性は食事の支度ができないだろう。誰が料理をしたかわかっていて、その人が病気でない限り問題はない。そうでしょう？

違う！

それは誤解だ。メアリー・マローンは腸チフスの無症候性保菌者だった。体内に細菌を保有していて、他者に伝染させる可能性がありながらも、自らはいっさい症状が現れなかった。現実世界で、邪悪で強大な力を手に入れたようなものだ。

だが、メアリーは自分が病気を広めていることを知らなかった。とはいえ、周囲の腸チフスの感染率の高さを思えば、少なくとも自分はとても幸運だと思っていたに違いない。メアリーは行く先々で病気を残していった。彼女の大まかな職歴は、以下のとおりである。[7]

一九〇〇年夏、ニューヨーク、ママロネック。メアリーはある家族のために三年間働き、ひとりだけ殺した。その男性は訪問客で、到着してから約一〇日後に腸チフスにかかった。

一九〇一〜一九〇二年冬、ニューヨーク市。一一カ月間の在職期間のあいだに、一家の洗濯係の女性を感染させた。

一九〇二年夏、メイン州ダーク・ハーバー。J・コールマン・ドレートン家で働いた。九人（家族四名、使用人五名）のうち七人が感染し、医者は……従僕が感染源と考えた。本当の話だ。執事が容疑者にされがちな推理小説のように。

一九〇四年夏、ニューヨーク、サンズ・ポイント。使用人四名が感染した。医者は洗濯係の女性がうつしたと考えた。

一九〇六年夏、ニューヨーク、オイスター・ベイ。チャールズ・ヘンリー・ウォーレン家の一一人中六人（家族三名、使用人三名）が感染した。上水道の汚染が疑われ、貯水槽の清掃係がブーツについた病原菌を持ちこんだ可能性があると考えられた。

一九〇六年秋、ニューヨーク、タキシード・パーク。メアリーがジョージ・ケスラー家に到着した直後に、洗濯係の女性が感染した。

一九〇七年冬、ニューヨーク市。パーク街のウォルター・ブラウン家で働き始めた。二カ月後、メイドが腸チフスに感染し、その後一家の娘が感染して死亡した。

メアリーは合計二二人を感染させた。二二名の感染は疫病か？　もちろん違う！　〝感謝祭に招待するには多すぎる人数〟、あるいは〝ちょうどいいクラスの人数〟といったところだ。メアリー・マローンは疫病と見なされるほど病気を広めたわけではない。オイスター・ベイのような富裕層が住む地域で、メアリーが働いた家の人を除いて感染は見られなかったようだ。[8]

だからといって、すべての腸チフスが疫病でないと言っているわけではない。CDCによれば、現在も世界じゅうで年間約二一五〇万人が感染している。メアリーの例は、さらに大きな問題の興味深い一例にすぎない。それでも、メアリー・マローンの周囲のアウトブレイクは、二〇世紀初期の探偵活動や扇情的なジャーナリズムと結びついていて、最も面白みがある。シャーロック・ホームズ風の調査やセンセーショナルな報道は、一九〇〇年代の醍醐味だ。チフス菌の入っていないアイスクリームも。

本件でシャーロック・ホームズの役割を果たしたのは、ジョージ・A・ソーパーという名の衛生士だった。一九〇六年の夏にウォーレン家に家を貸したオイスター・ベイの家の所有者が、二度と借り手がつかないのを懸念しなければ、アウトブレイクの出所を突きとめられなかったかもしれない。従って、感染した家族よりも所有者のほうが、腸チフスの原因の調査に熱心だった。汚染された可能性があるすべての水源を検査した。検査結果はすべて陰性だった。行きづまった彼らは、それまでいくつかの腸チフスのアウトブレイクの調査に成功していたソーパーを雇った。

ソーパーは当初、完全に健康な料理人が腸チフスのアウトブレイクを引き起こしたとは考えなかった。当時はそのような可能性を誰も考慮しなかった。まず、ウォーレン家が感染したのは、汚染された貝を食べたからだと考えた。一家は、汚水で満ちた地域で採った貝を売るテント暮らしの女性から、日常的に貝を買っていた。だがそのあと、「貝がアウトブレイクの原因なら、この家だけで腸チフスが発生した理由がはっきりしない。オイスター・ベイの住民はオオノガイを常食としている」[9]と気づいた。

ロング・アイランドじゅうの人が、おそらく汚染された貝を食べていたようで、なんとも恐ろしい話だ。とにかく、汚水の産物で儲けていたテントの女性以外の人にとっては。

ウォーレン家で最初の感染者が出たのは八月二七日だと聞いて、ソーパーはその直前に家族の状況に著しい変化がなかったかどうか調べた。そして、その三週間前、八月四日に新しい料理人メアリー・マローンを雇っていたことに気づいた。当然、ソーパーはメアリーを尋問したかった（おそらく、汚水から採れた貝よりも恐ろしいものを出さなかったかどうか確かめるために）が、腸チフスのアウトブレイクが起こってから三週間後にやめていた。ソーパーはメアリーの職歴を調べ始め、各勤め先で腸チフスが異常発生していることを発見した。

一九〇七年三月はじめには、メアリーが現在はパーク街で働いていることがわかった。ソーパーは健康（どころか壮健）なメアリーに、腸チフスに感染していないかどうか検査するため、サンプルの提出を求めた。この要求は実際、それほどたいしたものではなかった。メアリーの尿か血液、糞便に細菌が含まれているかどうか確認したいだけで、現代の年に一度の健康診断よりも害はなかっただろう。だが、メアリーは要求を受け入れなかった。どうして受け入れる必要があるのか？

完全に健康で、一九〇七年の医学界では、無症候性保菌者という概念はほとんど知られていなかったのだから。メアリーは怒ってカービングフォークを振りまわし、ソーパーを追い返した。ソーパーはあきらめず、同業者を連れて再訪したものの、ふたたび追い返された。[10]

そこでソーパーは、一九〇七年三月一一日、メアリーから検査の同意を得られなかったが、「その料理人が腸チフスの充分な原因であり、公衆衛生にとって脅威となる」[11]とニューヨーク衛生局に訴えた。それに対して、衛生局はドクター・サラ・ジョセフィン・ベイカーという名の検査官をメアリーのもとへ行かせた。ドクター・ベイカーは女性なので、うまくいくかもしれないと考えたのだろう。それに、彼女は父親と兄弟を腸チフスで亡くしたあと医師になろうと決心したのだから(そのような職業の選択は「前代未聞、軽率で女らしくない計画」[12]と家族に抗議されたにもかかわらず)、他人を腸チフスから守る重要性をメアリーに伝えることができると思ったのかもしれない。

ドクター・ベイカーがやってくると、メアリーはまたしても愛用のカービングフォークで首を突き刺そうとした。ドクター・ベイカーは廊下へ飛びのいた。「メアリーが面倒を起こすかもしれないとソーパーが疑う理由があったことをあとで知ったが、そのときは何も知らなかった」[13]メアリーは逃げだした。ドクター・ベイカーは警察を呼び、一緒に家のなかを捜索して、クローゼットに隠れていたメアリーを見つけた。五時間もかかったことを考えると、子どもの頃隠れん坊が得意だった人はひとりもいなかったに違いない。ドクター・ベイカーによると、メアリーは発見されると「攻撃し、悪態をつきながら出てきた。驚くほど元気で、迫力があった」[14]

それがメアリーだ。気骨があった！

警察はメアリーを取り押さえて、ウィラード・パーカー病院へ連れていった。[15] ドクター・ベイカーは「病院までずっとメアリーの上に座って押さえつけていた。怒ったライオンと檻に入れられた気分だった[16]」さらにこうも言っている。「これまでで一番苦労して稼いだお金は、衛生局に雇われ、メアリー・マローンのもとへ行かされたときの月一〇〇ドルだ[17]」

メアリーがようやく病院で検査を受けると、糞便からチフス菌が発見された。血液検査の結果も陽性だった。[18]

衛生局はメアリーを隔離するため、ニューヨーク市のイースト川に浮かぶ小さな島、ノース・ブラザー島にあるリバーサイド病院の収容施設に入れた。メアリーが抵抗した理由がわかった。その後三年間、彼女は事実上の囚人となったのだ。メアリーはノース・ブラザー島で「ハンセン病患者のように」扱われ、孤立した家で暮らさなければならず、一匹の犬だけが友人だったと主張している。[19] 日干しれんが造りの家は出典によって、「掘っ立て小屋」、「悪臭のする豚小屋」、「わびしいあばら家」などと言われている。[20] どれもよさそうに聞こえない。そこにいるあいだに一六三のサンプルを提出し、そのうち四分の三が腸チフスの検査で陽性と出た。[21] メアリーが確実にチフス菌を保有しているという事実によって、彼女に対する扱いが正当化されると検査官は思ったかもしれないが、彼女の不満をやわらげる役には立たなかった。のちにメアリーは次のように回想した。「最初にここへ来たとき、わたしはとても緊張していて、深い悲しみと苦しみに押しつぶされそうだった。目が痙攣し始め、左のまぶたが麻痺し、動かなかった。その状態が半年続いた[22]」島に目の専門医がいたにもかかわらず、一度もメアリーを往診しなかった。メアリーはソーパーやドクター・ベイカーに手紙を書き、ここを出たら殺してやると脅した。これに対して、ドクター・ベイカーは「彼女がそんなふうに思うのを責められなかった[23]」と言っている。ソーパーによると、「メアリーはすばらしい手紙を書いた[24]」

一九〇九年、『ニューヨーク・アメリカン』の記者が、メアリー・マローンを「腸チフスのメアリー」と呼んだ。「メアリー・マローンはおそらく生涯拘束されるだろう。何ひとつ罪を犯しておらず、不道徳な行為で非難されたことも、裁判にかけられたこともなく、拘禁刑に処せられたわけでもないのに[25]」まったくの真実だ。メアリーはこれにすばやく反応した。一九〇九年六月、『ニューヨーク・アメリカン』の編集者に手紙を書き、掲載されることはなかったが、不満を打ち明けた。「衛生局のドクター・パークへの返事として、わたしと腸チフス患者が区別されていないと申したてるつもりです。この島に腸チフス患者はいません。当局はわたしを島に放置して、病気でもなく、治療の必要もないわたしを拘束し続けるほかは、何もしてくれません[26]」

医者は彼女を治療しようとしたのか？　一応は。メアリーによると、彼らは彼女の体から大量のサンプルを採るほかに、次のようなことをした。

（当局が）その医者のところへ行って言いました。「あの女を自由にすることはできません。勤め先の家族に腸チフスを感染させ、大勢の死者が出ました」ドクター・スタッディフォードはその男に言いました。「メアリー・マローンをだまして、胆嚢摘出手術を受けさせよう。町一番の外科医にやらせる」わたしは言いました。「いやです。絶対に切らせません。わたしの胆嚢に何も問題はないのですから」ドクター・ウィルソンがまったく同じ質問をわたしにしました。わたしはまた、いやだと答えました。すると彼は、「あなたのためにならないでしょう」と答えました。さらに、担当の看護師にも手術を受けるよう言われました。いやだと言ったら、「ここにいるよりはましじゃない？」ときかれましたが、それでもいやだと言いました[27]」

アメリカのテレビドラマ『ザ・ニック』（二〇一四年から現在）を観たことがあるなら、特に自分が完全に健康だと思っている場合は、一九〇九年頃の医者の手術を受けるのを躊躇するかもしれない。メアリーはこう言っている。「わたしは実際のところ、見世物にされたのです。研修医までもがやってきて、すでに世界じゅうの人が知っていることを尋ねました。結核の男たちが言いました。『ほら、あれが誘拐された女だ』ドクター・パークのせいで、シカゴでもわたしの話をしています。ドクター・ウィリアム・H・パークは自分が侮辱され、新聞に載せられて、自分や自分の奥さんが腸チフスのウィリアム・パークと呼ばれたらどう思うでしょうか[28]」

努力のかいなく、メアリーが他人に腸チフスを感染させるのを阻止するためにできることはほとんどなかった。胆嚢を除去すれば治るという理論は、それほどたしかなものではなかった。

一九一四年には、ドクター・パークは次のような結論を下した。「治療や手術はこれまでのところわずかな成果しかもたらしていない……胆嚢除去も当てにできない」[29] メアリーを一生隔離することが、少なくともドクター・パークによれば効果的でないのが、いよいよ明らかになった。ドクター・パークは早くも一九〇八年に、米国医師会の会合でメアリーの症例について論議していた。

隔離して細菌学的検査を行う試みはすべて……実際的でないと思われる。これらの人々の糞便中に病原菌が存在することがしばしば稀であり、腸チフスを発症しない非常に多くの接触のケースに嫌疑がかからないこと、そして、大勢を一生隔離するのが現実的でないことを考えると、隔離はまったくもって実行不可能だ。ただし、前述の料理人のケースのように、直接的な防止の試みが不可欠となるほど危険性が増す状況は除く。[30]

ドクター・パークは演説を、〝われわれのなかに潜むモンスターが上水道を脅かそうとしている〟というような調子で締めくくった。「そこでわれわれは、腸チフスの発生時だけでなく常に、食物や水の保護など、より一般的な感染予防法に目を向けなければならない。なぜなら、その規模にかかわらずすべての共同体に、思いも寄らないチフス菌保菌者が常に存在する可能性があることが判明したからだ[31]」

もっと穏やかな言い方もできただろうが、衛生的でない水を沸騰するのはよい考えだ。

有名になったメアリー・マローンは、訴訟を起こすことに決めた。それでいいのだ！　料理をしない限り、誰にもほとんど危険を及ぼさないのだから、拘束は不当に思える。メアリーは弁護士を見つけた。メアリーの話を掲載した『ニューヨーク・アメリカン』のオーナーであるウィリアム・ランドルフ・ハーストが資金を出したという説もある。同紙によると、一九一九年六月二〇日の記事でメアリー・マローンの窮状について読み、「頼れる家族も友人もいない孤独な女性に対する同情[32]」に駆られた「ある裕福な（原文ママ）ニューヨーカーたち」が、解放を求めて努力する彼女を支援した。そうだったのかもしれない。ハーストがとてもいい人だったのかも。あるいは、メアリーの最新情報を載せた新聞はよく売れたから、彼女とのつながりを保ちたかった可能性もある。

　メアリーの弁護士、ジョージ・フランシス・オニールは、一九〇九年六月に人身保護令状を提出した。この憲法上の権利は、国民が意思に反して拘禁されている場合にその状況を司法に判断してもらう権利を保障するものである。メアリーはニューヨーク州第一審裁判所に提訴した。これはもっともな行動に思える。メアリーは権利を奪われたというのは正しい。誘拐されたと言っても過言ではない。しかもそのあいだに、ほかの無症候性保菌者は拘禁されていないことがわかった。さらにメアリーは、腸チフスの検査で陰性と出た糞便のサンプルを弁護士に提出した。

　だが当然、多くの人が、メアリーのような保菌者が公衆衛生に及ぼし得るリスクを心配し、メアリーの解放は物議をかもした。そして、『ニューヨーク・タイムズ』に掲載されたニューソート・スチューデントの手紙のような、きわめて皮肉な解決策が生まれた。

あるひとりの不幸な女性が〝腸チフスのメアリー〟と呼ばれなければならないのだとしたら、仲間を増やせばいいではないか。どこか不快な島にコロニーを作り、〝アンクル・サムの要注意人物〟と名づけて、麻疹のサミーや扁桃炎のジョゼフ、猩紅熱のサリー、耳下腺炎のマチルダ、髄膜炎のマシューを集めればいい。そこに腸チフスのメアリーを加えて、すべての病原菌の狂信者の殺菌された祈りを求めれば、アメリカは医療君主制下で自由を享受できる[33]」

そのようにしてXメンは生まれた。

当時疎外されていたアイルランド移民が意思に反して拘束されたことに対して、一般市民からの激しい抗議があったことに、わたしも驚いた。国民がメアリーの味方につくとは思わなかった。これは、人々が〝一部の安全〟よりも〝全員の自由〟を重んじたと信じられる歴史上の一例だ。

国民の支持にもかかわらず、メアリーの訴訟の最初の判決は、状況を改善するものではなかった。一九〇九年七月、メアリーは公衆にまじるには危険すぎると判断された。裁判官は「中立人、メアリー・マレン（原文ママ）は……これによって、ニューヨーク衛生局に再拘留される[34]」と裁決した。

とはいえ、その状況もそれほど長くは続かなかった。裁判の直後に新聞で大々的に取り上げられ、ほとんどがメアリーの主張を支持した。防疫官のチャールズ・チェーピンは、おそらく『ボストン・トランスクリプト』で次のように述べた。「彼女を事実上拘禁し続け、自由を奪うのは困難だと思われる。なぜなら、彼女はいまや多数派のひとりだからだ」それより、「都会にも田舎にも、彼女がほとんど悪影響を与えずにすむ職業がいくつもあり……彼女が医学的観察下に置かれながらも自由でいられる職業が無数にある[35]」

新衛生局長となったアーンスト・J・レダールは、チェーピンと同意見だったようだ。一九一〇年にメアリーを解放した。レダールいわく、「彼女がどんな予防策を取るべきか学べるだけの時間閉じこめられた[36]」からだった。

メアリーがノース・ブラザー島にいるあいだに、衛生局が彼女に対して取った処置は以下のとおりである。

・糞便のサンプルを大量に得た。
・胆嚢を除去するよう勧めた。
・薬を与えた。
・犬とつきあい、殺害予告脅迫状を書くことを許可した。

衛生局が取らなかった処置は以下のとおり。

・新しい仕事を教えること。

どうやら衛生局は、ノース・ブラザー島でメアリーに衛生上の予防措置や新しい仕事のスキルを教えようとは思わなかったらしい。政府が提供する再教育プログラムは、必要なときに行われない。レダールはおそらく、そのあとどうなるかうすうす感づいていたのだろう。メアリーの解放について思いめぐらしていた。「彼女はどうするつもりだろう? 腕のいい料理人で、拘留されるまではずっと快適な生活を送っていた。彼女に何ができるのかさっぱりわからない[37]」そのあと、こう叫んだのではないだろうか。「まあ、何か見つけるだろう!」そして、口笛を吹き、声高らかに言ったはずだ。「きみは腕のいい料理人なんだろ、メアリー!」

メアリーにほかの仕事のスキルを教えるべきだったと、いくら言っても言い足りない。ご想像のとおり、メアリーがすぐに料理をし始めたからだ。一九一二年以降、メアリーは衛生局に報告するのをやめた。〝ミセス・ブラウン〟という偽名で働き始めた。一九一五年には、免疫系の弱い赤ん坊のいる場所で働いていた。

極悪非道な行いだ。

ドクター・サラ・ジョセフィン・ベイカーが雄弁に説明している。「ニューヨーク市のスローン助産院で腸チフスが発生し、二五例中二名が死亡した。わたしはもう検査官ではなかったが、ある日その病院へ行って厨房へ向かった。果たして、そこでメアリーが働いていて、母親や赤ん坊、医師、看護師たちに、死の使いのごとくチフス菌をばらまいていた」[38]

メアリーはふたたびノース・ブラザー島に隔離された。今度は世間もあまり同情しなかった。ソーパーは次のように主張した。「どんなに愚鈍だろうと、知能が遅れていようと、（料理人に戻ったことは）許されないというのが大方の意見だろう。それに、メアリー・マローンは心身ともに低能ではない。すばらしい料理人で、ほかにもさまざまな形でかなりの能力を示している」[39]

一九一五年七月一一日、『リッチモンド・タイムズ・ディスパッチ』は、「病原菌の源泉である人が、人々の生活に病気や死をばらまく」問題、「彼らをどうすべきかという問題」[40]について論じた。その記事には、フライパンに頭蓋骨をぽんぽん投げこむ料理人のイラストがついていた。ジョン・B・フーバーはその記事で、恐怖を大げさに広めた。家の料理人や、ホテルやレストランや船上の皿洗い係、酪農場のすべての労働者――ほとんど誰もが無症候性保菌者の可能性があると主張したのだ。とはいえ、非常に賢明な意見で締めくくっている。「他者の健康や命を危険にさらさないために、腸チフスの保菌者が簡単な予防措置を理解し、それに従いさえすれば、彼らを監禁する必要はない。腸チフスの保菌者の活動は、食物や周囲の環境を絶対に侵さないように制限しなければならない。基本的に、彼らは清潔に気をつけるだけでいい」[41]「特に他人が食べる食物に触れる前に……手をきれいにしておく」[42]だけで問題は解決すると、フーバーは考えていた。

レストランのトイレで〝従業員は手を洗うこと〟という掲示を見て不思議に思ったことがあるなら、これが答えだ。腸チフスのメアリーの再来を防ぐためのものである。

だが、当時の人々は理解していなかったことがある。メアリーがどんなに手を洗おうと感染を防ぐことはできなかった。メアリーのようなチフス菌保菌者が手を〝きれいに〟するためには、石鹸を使い、六〇度のお湯で三〇秒間洗う必要がある。その温度のお湯だと、五秒以内にⅢ度のやけどを負う。メアリーが支度したものは絶対に食べてはならなかった。[43]

手袋をつければ大丈夫だったかもしれない。これを読んで心配になったなら、チポトレでブリトーを作っている店員が手袋をつけているかどうかチェックするといい。ほとんどいつもつけているが、チフス菌を持っているからではない。

メアリー・マローンが引き起こした不安は、本人が忘れ去られたあとも残っている。いまは、人間が触った食物を食べて腸チフスに感染する心配をする人はほとんどいない。腸チフスが具体的にどんなものかもわかっていないだろう。それでもなお、食品工場の工員が手袋をしていなかったり、レストランの従業員が手を洗っていなかったりしたらたじろぐ。

一〇〇年前にフーバーが提案したからといって、みなおとなしく手を洗い、清潔を保つようになったわけではなかった。完全に健康に見える人が日常的な仕事をするだけで命に関わる病気を他人に感染させるというのは、タブロイド新聞の格好のネタだった。記者たちはアウトブレイクをほとんど嬉々として報道した。一九二〇年八月二二日には、『リッチモンド・タイムズ・ディスパッチ』が、「富豪ミセス・ケースのパーティーの有毒な招待客の謎――この上流社会に死の天使のごとく現れ、病原菌をばらまいて三九人の女性に重傷を負わせ、三人の命を奪った新腸チフスのメアリーは誰だ？」[44]という長たらしい見出しのついた記事を掲載した。とてもすてきな帽子らしきものをかぶった骸骨のイラストがついていた。

そのような事件が何年も跡を絶たなかった。一九二四年、無症候性保菌者のパン屋のアルフォンス・コティルスが、「ストロベリーパンケーキを作っているところを発見された」[45]その後、一九二八年に菓子屋のフレデリック・メルシュが、アイスクリームで二八人に感染させた。人々はかつて彼らが用意したごちそうをしきりに求めたように、彼らの物語を読みたがったようだ。だが彼らはメアリーと違って寛大な処置が取られ、コティルスは執行猶予を与えられ、メルシュは家にいることを許可された。

メアリー・マローンは生涯、ノース・ブラザー島に監禁された。リバーサイド病院でヘルパーとして働き始めた。研究室での仕事を楽しんでいたと言われているので、最初からその仕事をしていなかったのが残念でならない。一九三八年一一月一一日、七〇歳のときに脳卒中を起こし、合併症で死亡した。

ドクター・ベイカーがメアリーについて次のように述べている。

メアリーを少し知ってみると、彼女のことが好きになり、その考え方を尊敬するようになった。結局のところ、彼女は非常に人の役に立った。これまで大勢のチフス菌保菌者が発見されたが、最初に記録されたのはメアリーのケースで、そのため生涯監禁されるはめになった。現在、チフス菌保菌者は通常、他者の食物を扱わないことを約束すれば、自由を認められる。そして、これまで発見できた限りでは、彼らは約束を守っている。わたしたちを信用できなかったのは、メアリーにとって不幸なことだ。[46]

このアウトブレイクにおいて、政府と保菌者は両者ともに分別と思いやりを持ってふるまえるよう折り合いをつけ、少なくともドクター・ベイカーによると、いくつか例外はあるものの、この方法は成功した。もちろん、協力するには、互いの大きな信頼が必要となる。政府が保菌者を病気の感染源としてだけでなく、人間として見てくれると信用できなくてはならない。また、具合が悪くなくても病気だと言われたときに、政府は嘘をついていないと信じられなければだめだ。一方政府は、保菌者が国民にわざわざ危害を加えるようなことはしないと信用しなければならない。絶対的な信頼が必要かもしれないが、実現不可能ではない。全員、最悪の人間にならないようにすればいいだけだ。

スペインかぜ

第一次世界大戦中のエピデミック

スペインと名づけられたインフルエンザが、
わたしを屈服させた。
医者でさえこのくだらない病気を
わたしの体から追い払うことはできなかった。

ウォルト・メイソン

本書の目的は読者を怖がらせることではない。あらゆる良書と同様に、この先五時間飛行機の座席に座っていなければならない人が、通路を挟んだ反対側で泣き叫んでいる赤ん坊を忘れられることを目的としている。それなのに、疲れきった親に微笑みかけ、イヤホンをつけたあと、心の準備をするよう言わなくてはならないことを申し訳なく思う。約一〇〇年前、一九一八年に、世界じゅうで五〇〇〇万人がスペインかぜで死亡したが、その原因も治療法も撲滅法も、再来するかどうかも不明である。ごめんなさい！

この病気がスペインのものでないことはわかっている。スペインかぜはほぼ確実に、カンザス州ハスケル発祥の、アメリカの疫病である。二〇世紀最大の疫病の責任をどこかほかの場所（中国からイギリスまで）に負わせようと、いまもなお研究が続けられているのはおそらく、中西部を〝地球のインフルエンザの貯蔵所〟よりも〝アメリカの穀倉地帯〟と呼ぶほうがはるかに聞こえがいいからだろう。

スペインかぜは根本的に外来の病気だと第一世界は思いたがっているが、エピデミックの最初の症例は、一九一八年三月、カンザス州ハスケルのドクター・ローリング・マイナーによって、週刊誌『パブリック・ヘルス・レポート』に報告された。ドクター・マイナーは、初冬から何十人もの患者が〝重症型のインフルエンザ〟のような病気にかかって死亡したことに衝撃を受けた。患者たちは若く、もともと丈夫だった。人生の盛りで、きわめて健康だったように思われた。マイナーは公衆衛生総局に連絡し、異常な発見について説明したものの、助けは得られなかった。『パブリック・ヘルス・レポート』に記事が掲載されたにもかかわらず、人々はこのアウトブレイクをそれほど真剣に受けとめなかったようだ。[1]

いい機会だから言っておくと、信頼できる医学雑誌に、あなたの住む地域で空気中の浮遊ウイルスが健康な若者の命を奪っていると思われると書かれていたら、それは非常に悪いニュースだ。ただちにスーパーへ行って、買いだめを始めなさい。人里離れた場所で暮らせるなら、そこへ行くべきだ。そんなのばかみたいだとか偏執病的だとか思うかもしれないが、決して過剰反応ではない。

だがむろん、当時はドクター・マイナーの賢明なアドバイスに従う者はいなかった。ほとんどの人がインフルエンザを生き延びた経験があったから、無頓着になっていたのかもしれない。

一九〇〇年代初期に、インフルエンザについて「まさに天の賜物だ！　全員かかって誰も死なない」[2]と言ったふざけた医者がいた。今日でさえ多くの人が、スペインかぜと聞いて、スペインで一部の人が何もかも吐いてしまうから一、二週間仕事を休まなければならなかったのだろうと考える。たしかに、インフルエンザは厄介だが、命に関わることはほとんどない病気だ。

だがこれは別の種類のインフルエンザだ。ドクター・マイナーは、非常に健康な人、主に二五歳から四五歳の大人の命を次々と奪う病気について述べたのだ。[3]歴史学者のドクター・アルフレッド・クロスビーは、ＰＢＳのテレビシリーズ『アメリカン・エクスペリエンス』で、この事象について説明した。「とりわけ恐ろしい要因のひとつが、誰もがインフルエンザというものに対して先入観を持っていたことだ。つらいかぜで、数日経てば起き上がって動きまわれるようになるという。ところがこれは、患者が二×四インチの木材で殴られたかのように寝込むインフルエンザだった。それが肺炎に変化し、患者は青黒くなって死亡する。ホラー小説のようなインフルエンザだ」[4]

しかし、インフルエンザのよいところは、急速に消え失せることだ。ハスケルは比較的孤立した町だった。ほかのときなら（現代はだめだ。よく考えずにカンザスからニューヨーク行きの飛行機に乗ってしまうだろう）、病気はその地域で食いとめられたかもしれない。だが一九一八年は、その地域の大勢の若者が、第一次世界大戦で戦う訓練をするために、キャンプへ移動していた。[5]

カンザスのキャンプ・ファンストン（フォート・ライリーの野営地）には、二万六〇〇〇人の兵士が駐屯していて、国内で二番目に大規模な訓練所となっていた。ゆえに、若者を殺すきわめて致命的なインフルエンザにかかった若者が行くのに、二番目に最悪な場所だった。しかも、その冬は「兵舎もテントも超満員」、つまり、兵士たちがひしめきあっていた。[6] 三月四日、ファンストンで重症型のインフルエンザのようなものにかかった最初の患者が報告された。三週間以内にそのキャンプで一一〇〇人の兵士が発症し、三八人が死亡した。[7]

ひどく悪い割合ではないが、健康な二〇歳の若者がインフルエンザで死ぬことは通常、あり得ない。ドクター・クロスビーの著書『史上最悪のインフルエンザ——忘れられたパンデミック』の表によると、インフルエンザの死亡率は、一九一七年は赤ん坊や六〇歳以上の人が最も高かった（感染者の約三〇から三五パーセント）（当時の六〇歳は現代の九〇歳くらいだろうから、高齢の読者も心配しなくていい）。それ以外の年齢層で、当時インフルエンザで死亡する割合は一〇パーセントを切っていた。つまり、年齢と死亡率をグラフにすると、U字になる。だが、一九一八年のグラフは、悪筆のN字を描いた。感染した赤ん坊の約二〇パーセントが死亡し、その後、一〇パーセント未満に減少したあと、一九歳から急激に上昇し始め、中年になると正常域に戻る。一九一八年は、インフルエンザで死亡した患者の三五パーセントが二〇代だった。

どうやら、このインフルエンザは健康な免疫系が過剰に刺激され、身体を攻撃するようだ。医学用語を使って説明すると、スペインかぜはサイトカインストームと呼ばれるものを引き起こした。サイトカインタンパク質は体内に存在し、感染時に免疫細胞の放出を調整する。健康な免疫系にはその小さな仲間がたくさんいる。サイトカインストームは、免疫細胞が感染箇所に過剰にあふれ、炎症を起こすものである。感染箇所が肺なら（スペインかぜのような呼吸器疾患ではあり得る）、炎症を起こした肺に体液がたまる。そして死亡する。[8]

若い兵士たちが命を落とす新しい奇病が発生したなら、あちこちでニュースになったはずだと思うだろう。最近、アメリカでエボラ出血熱のアウトブレイクが発生し、総計二名が死亡したときは、何カ月もそのニュースで持ち切りだった。

だから、アメリカの真ん中で異性愛者の白人の若者の命を奪った病気が見過ごされたのは、異常に思える（そうでない人々を襲った病気は無視してもいいと言っているわけではない。単に歴史的に無視されてきたというだけだ）。一〇〇年前の新聞記者は愚鈍だったのだろうか？　違う。アウトブレイクについて報道しなかったのは、刑務所に入れられたくなかったからだ。

一九一七年、アメリカが第一次世界大戦に参戦すると、モラール法が可決された。「アメリカ政府に対して不実で、冒瀆、中傷、罵倒するようなことを発言、印刷、記述、出版すれば」、二〇年間刑務所に入れられる可能性があった。[9] 憲法違反の法律に思えるが、最高裁判所に支持され、「現在の明白な危険を社会に示す」ようなことを言ってはならないと裁定された（シェンク対アメリカ合衆国事件）。よって、混雑した劇場で「火事だ！」と叫ぶことも、国民に恐ろしい病気が広まっていて、政府はなんの対策も思いついていないと言うこともできない。

　このふたつの違いは、前者は実際には存在しない火事を前提としていることだ。混雑した劇場で実際に炎が上がっていたら、「火事だ！」と叫ぶべきだ。大声で。人々がどうすべきか決断できるよう知らせる必要がある。「火事だ！　出口ははっきりと照らされている！　そこへ進め！」と叫ぶとなおよい（案内係になるのだ）。同様に、国内で恐ろしい新たな病気が猛威を振るっているときも、そのような脅威にいかに対処すべきか有益な考えを得られることを期待して、大声で知らせるべきだ。

だが、アメリカの記者たちは、二〇年間の懲役を科せられるリスクを負いたくなかった。

第一次世界大戦中、イギリスのマスコミはより厳しい検閲を受けた。国土防衛法によって、「口頭でも書面でも、陛下の軍や国民のあいだに不満や恐怖を引き起こす可能性のある噂を広めてはならない」とされた。[10]イギリスでは、〝ジャーナリストの反逆者〟は処刑される恐れがあった。

アメリカの新聞は真実を伝えることになっていたが、同時にアメリカがよく見えるような明るい出来事を報じなければならなかった。今日のニュースにうんざりした人が、いいニュースだけが載っている新聞を読みたいと言いだしたら、ウッドロウ・ウィルソンがその手のことを試したことを思いだささせてやるといい。その試みはそれほどうまくいかなかった。ライターのウォルター・リップマン（豆知識：のちに〝冷戦〟という言葉を考案した）は、アメリカに都合のよい記事だけ発表する広報局を作るよう大統領に勧告した。これは、ほとんどの国民が「精神的に子どもで野蛮だ」と、リップマンが考えていたからである。ウィルソンはリップマンのメモを受け取った翌日に広報委員会を設け、委員長にジョージ・クリールを任命した。広報委員会はその後、アメリカを称える無数の記事を配布し、それを新聞が編集せずに大々的に報じた。結局、編集者たちがなんであれ反米家と解釈される可能性があるものを出版することを恐れていたと考えれば、彼らにとっても紙面を埋める記事が手に入るのは喜ばしいことだった[11]。

リップマンは国民を子どもと見なしていたかもしれないが、子どもだって何が起きているか知っていた。まもなく、次のような童謡が歌われるようになった。

わたしはエンザという名の
小鳥を飼っていた
窓を開けたら
エンザが飛びこんできた《イン・フルー・エンザ》

スペインかぜは急速に広まった。疫学者のシャーリー・ファニンによると、「ひとりのインフルエンザ患者が大勢の人がいる部屋の前に立って咳をすれば、一回の咳で病気を引き起こす微生物が含まれた無数の分子が空中に飛び、その空気を吸ったすべての人が、病気を引き起こす微生物を吸いこむ機会がある。ひとつの症例が一万の症例に増加するのに、それほど時間はかからない[12]」

スペインかぜは兵士とともに国じゅうの陸軍キャンプへ移動し、その後海外へ渡った。感染してから二四時間以内に死亡することもあった。だが、仮にもアメリカに存在していたマスメディアは、何も問題はないと主張した。エピデミックのあいだじゅう、〈いよいよばかげているように聞こえても）おおむねそのような報道をし続けた。

一方、スペインは第一次世界大戦中、中立国だった。つまり、スペインのマスコミは、刑務所に入れられたり、非愛国主義と呼ばれたりする心配をせずに、そのインフルエンザと死亡数の増大について報道できた。一九一八年五月二二日、スペインの新聞は、多くの国民がかかっているように思われる新種の病気に関する記事を掲載した。五月は祭日が多いため、集団の全員が病気になると、当初は食中毒の可能性もあると考えられた。五月二八日までに、アルフォンソ国王と、八〇〇万人もの国民が感染した。[13]

七月には、インフルエンザはロンドンへ向かい、第一週で二八七人が死亡した。[14] それにもかかわらず、イギリスの新聞は、この病気は単なる「戦争疲労と呼ばれる神経の弱体化」と主張した。[15] また、スペインでの流行に懐疑的だった。『ブリティッシュ・ジャーナル・オブ・メディシン』は、インフルエンザは「特に五月のあいだスペインで広がったようだ。当時フランスのマスコミがスペインで八〇〇万人が感染したと報じた。重大な事件を提示しているのはたしかだが、おそらくうのみにはできない[16]」と報道した。八〇〇万という数字は誇張されていた可能性もある。わたしたちには知る由もない。とはいえ、士気を保とうとする戦時中の新聞を、そのまま信じてはならないことは知っている。イギリス軍はその戦争疲労、あるいはのちに「大きなくしゃみ《ビッグ・スニーズ》」[17]と呼ばれるようになったものを世界じゅうで伝染させ、まもなくインドや北アフリカでも症例が見つかった。[18]

秋になる頃には、状況は悪化していた。ジョン・M・バリーは『グレート・インフルエンザ』で、多くの人のあいだで広まったことで、その病気が「より有能な殺し屋」となったと言っている。一九一八年の秋は、しばしばこのインフルエンザの「第二波」と見なされる。[19]

アウトブレイクによる死亡者数がさらに増えると、海外でアメリカ軍兵士が不足した。少なくともその理由の一端は、一部の部隊で最大八〇パーセントの兵士がスペインかぜで死亡したからである。米国医師会元会長のドクター・ヴィクター・ヴォーンによると、「この伝染病は戦争のごとく、強健な若者の命を奪った。頑丈な男性は急速、いくぶん唐突に回復するか、死亡する可能性が高かった」[20] 兵士たちは軍隊輸送船でヨーロッパへ移動した。その混雑した環境で、感染者は確実に他人にうつした。ウッドロウ・ウィルソン大統領は、さらに多くの若い兵士(最もその病気で死ぬ可能性が高い人々)を海外へ送りだすことに同意した際(一〇月に約二五万人[21])、側近にこう言ったと伝えられている。「こんな五行戯詩を聞いたことがあるか?『わたしはエンザという名の小鳥を飼っていた。窓を開けたら……』[22]」

これを聞いて、ウッドロウ・ウィルソンは怪物だと思わないだろうか? 映画『ハンガー・ゲーム』(二〇一二〜二〇一五年)でドナルド・サザーランドが演じた役にそっくりだからだ。ネタバレになるが、少なくともウィルソンは道徳的にものすごく大きな欠点を抱えていた。アメリカへの移民が、「国民の卑しく不幸な要素」を表すと考えていた。[23] アフリカ系アメリカ人が白人と同じフロアで働かなければならない際は、交わらせないために、アフリカ系アメリカ人を文字どおり檻に入れた(彼らの同僚たちの怒りを買った。なかにはもう何十年も一緒に働いていた者もいた)。公民権運動指導者のW・E・B・デュボイスは、ウィルソンの「人種隔離は屈辱的ではなく有益だ」という考え、特に、一緒に働く異なる人種を分離しようとする強引な試みについて手紙を書き、「アメリカ国民でこのような扱いを受けた集団はほかにないこと、このような処置を提案したアメリカ大統領はあなただけだということをご存じですか？」[24]と尋ねた。ウィルソン大統領は、リップマンのように、基本的にすべてのアメリカ人は平等ではないと考えていた。よって、国民が利用できる情報量を制限するというアイデアをことさら気に入った。

そういうわけで、ウィルソンは善人ではなかった。兵士の配置に関する彼の決断を正当と思うかどうかは（考察しがいのある理論状況に思える）、第一次世界大戦に勝つことはどんな犠牲をも払う価値があったと考えるかどうかにかかっている。その際、のちにウッドロウ・ウィルソン自身もおそらくスペインかぜに感染し、そのせいでヴェルサイユ条約の和平交渉で充分に力を発揮できず、ドイツが重い罰則を科せられたため第二次世界大戦につながったとよく言われることを念頭に置くべきだ。[25]

（恐ろしい）ウィルソンをどう思おうと、わたしたちは一〇〇年後の視点から彼の行動を見るという有利な立場にある。ウィルソンは目の前の戦争に集中していた。

誰もが目の前の戦争に集中していた。

モラール法がない時代に生きるわたしたちに、アメリカ国民が栄えある第一次世界大戦をどのように考えていたかを想像するのはほぼ不可能だ。若い兵士たちは愛国心が強く、軍隊輸送船に先を争って乗っただろう。文化はドイツ兵と闘うことのすばらしさを示唆した。流行歌「オーヴァー・ゼア」は、若者を次のように励ました。

急げ、遅れるな、今日行け
すばらしい息子を持ったと父親を喜ばせろ
恋人には寂しがるなと
戦線にいる自分を誇りに思えと伝えて[26]

一方、故郷で待つ女たちは次のように歌った。

ドシン、ドシン、ドシン、兵士が行進している
戸口にいるカイザーを見つけた
レモンパイを取ってきて、カイザーの目をつぶせば
カイザーはいなくなる[27]

男性の歌のほうがよい歌に思える。レモンパイの歌はまるで、チャーリー・チャップリンと焼き菓子が大好きな子どもが考えた、ファシズムを終わらせる方法のようだ。誰かにパイをぶつけても

消えたりしない。もしそうなら、ピエロはいなくなるだろう。

若者たちは張りきって戦争に参加したかもしれないが、船上でインフルエンザで死ぬことは望んでいなかっただろう。だが新聞は、それについて報道するつもりはなかった。政府も知らせるつもりはなかった。万事うまくいっているから、兵士も国民も何も心配することはないと主張した。ニューヨークの衛生局長、ロイヤル・コープランドは、「それにかかっている歩兵の話を聞いたことがあるだろうか？　きっとないだろうし、これからもない……その問題について国民が心配する必要はない[28]」と断言した。

聞いておくべきだった。第一次世界大戦中に、四万人のアメリカ兵士がスペインかぜで死亡した。比較のために言うと、ベトナム戦争の戦死者数より七〇〇〇人少ないだけだ。ドクター・ヴォーンはのちにこう言っている。「わたしの人生で最も悲しかったのは、陸軍キャンプで何百人もの兵士の死を目の当たりにし、なすすべもなかったことだ。そのときわたしは、医学の偉業を二度と語るまいと心に決め、自分がまったく無知であることを認めた[29]」

エピデミックを隠蔽するのに、マスコミはますます努力した。九月二六日、『エルパソ・ヘラルド』の記事に、「インフルエンザが流行しているという悪質な噂と闘う」という見出しがついた。水兵たちは故郷に手紙を書き、病気が蔓延しているという噂のことは心配しなくていいと、家族に伝えるよう言われた。[30]

一方、フィラデルフィア（当時アメリカで最も大きく混雑していた都市のひとつ）では、九月のはじめに、そこに集結していた海軍の兵士に症状が出始めた。九月一五日までに、六〇〇人の兵士が病院に収容された。海軍病院は満員で入りきらなかった。病人はしかたなく市民病院に移され、そこでさらに感染が広がった。

これは、当局が人々に外出しないよう強く勧告し始める好機だったはずだ。伝染性の高い病気に感染した人々を、ほかの病気にかかった人がいる病院に移さないよう忠告すべきだった。この状況で、大々的な隠蔽工作よりもよい解決策はどれだけあるだろうか？

いくつもある。

だが、フィラデルフィア当局は〝大々的な隠蔽工作〟を選んだ。脅威を軽視し続けた。衛生局は市民にあたたかくし、足を乾燥した状態に保ち、人込みを避けるよう勧めた。実際の危険を強調していたら、市民も〝人込みを避ける〟というアドバイスを真剣に受けとめただろう。九月二八日のリバティ・ローン・パレードに大勢の人が詰めかけることはなかったはずだ。ドクター・ハワード・アンダーズ（本書で英雄のひとりとして扱うべき公衆衛生の専門家）は、一連の記者に、パレードの危険性に関する記事を書くよう懇願した。海軍軍医総監に手紙を書き、政府に提出して「国民、並びにフィラデルフィア市民を守ることを要求する」[31]よう頼んだが、無駄だった。

アンダーズは、パレードに人が集まることで何千人もの市民にインフルエンザが広まると正確に予想していた。各紙は士気をくじきたくなかったため、アンダーズの頼みを断った（アンダーズはそのパレードを「大火災を引き起こす格好の引火性集団」と説明した。この病気によってフィラデルフィアが焦土と化すことのしゃれた言い方だ)[32]。

その新聞記者たちは、本書では英雄になれない。英雄はドクター・アンダーズだ。「待って、彼はやってはみたけど失敗したじゃない！ やってみること自体に意味はない！ 〝やってみる〟じゃなくて、〝やる〟か〝やらない〟かよ」とあなたは言うかもしれない。わたしはこう答える。「いいえ、それは違う。世界はヨーダの名言を中心にまわっているわけじゃない。ヨーダはバックパックに住んでるただの小さなモンスターよ。もちろん、やってみることに意味はあるわ」ドクター・アンダーズは人々に警告しようとした。それはほかの誰がしたことよりも価値があった。沈黙していたほうが楽な時代に、正しいことをした。これはわたしの本だから、やってみた彼を英雄と呼ぶ。失敗したけれど。

パレードが楽しかったことを願うばかりだ。その結果は、ドクター・アンダーズの予言どおり、甚大な被害をもたらしたからだ。九月の終わりには、フィラデルフィア衛生局のウィルマー・クルーゼン局長は、「エピデミックはいまや一般市民のあいだで起こっている」と記した。このように認めたことは、正しい方向への第一歩だから、ドクター・クルーゼンはいい仕事をした。あいにく、彼がようやく声をあげた頃には、一日で何百人も死んでいた。一〇月一日、フィラデルフィアで一一七人がスペインかぜで死亡した。それでもなお、一〇月六日の『フィラデルフィア・インクワイアラー』は、病気を防ぐ最良の方法を次のように威勢よく報じた。

清廉潔白に生きる。

インフルエンザの話はしないで……

心配無用。

病気の話より楽しい話をしよう。[33]

次に、教会や映画館のような、人が集まる公共の場を閉鎖するという、非常に基本的な予防策を残念がった。[34]『フィラデルフィア・インクワイアラー』は一〇月六日に「当局はどうしたいのか？人々を死ぬほど怖がらせたいのか？」[35]と問いかけた。無関心な態度や清廉潔白な生き方、楽しい考えでは病気を予防できなかった。一〇月一〇日には、七五九人が死亡した。[36]

秋のあいだに、誰もが病気のことを知っているらしいのに、誰も深刻に受けとめていないような奇妙な時期があった。キャサリン・アン・ポーターの短編、「蒼ざめた馬、蒼ざめた騎手」に、主人公の演劇評論家が、恋の相手である休暇中で一時帰国した兵士を歓迎するシーンがある。


「不思議なんだけど」ミランダは言った。「よく休暇を延長できたわね」

「向こうがくれたんだ」アダムは言った。「理由もなく。とにかく、兵士たちが大勢死んでいる。おかしな新しい病気のせいで。すっかりやられてしまうんだ」

「疫病みたいね。中世にはやったような。葬列をたくさん見た？」

「いや、一度も。まあ、気をたしかに持って、かかりあいにならないように……きみはいい仕事を見つけたね。目のくらむような娯楽場を次から次へと飛びまわって、記事を書くなんて」

「ええ、くらくらしすぎて言葉にできないくらい」葬列が通り過ぎるあいだ、ふたりは立ちどまった。今度はそれを黙って見守った。[37]

死に取り囲まれているにもかかわらず、人々は自分も感染する可能性があるという事実に、ポーターの小説の登場人物たちのように衝撃を受けたようだ。日々の仕事をいつもどおり明るくこなすことにひたすら集中していた。スペインかぜに関する公衆衛生上の注意のひとつに、「咳やくしゃみをどうしてもしなければならないときは、必ずハンカチや紙ナプキン、なんらかの布を顔に当ててからする」[38]と書かれたビラがあった。これはかぜの場合はよいアドバイスだ。だが、空気感染する命に関わる感染症と闘うには、ハンカチではまったく不充分である。それでも、一〇月一五日付けの『フィラデルフィア・インクワイアラー』の裏ページの見出しは、「科学的な看護によってエピデミックが終結……当局が事態を掌握」[39]と陽気に告げた。それは真実ではなかった。病院の看護師や医師たち（そして、休むことなく働いた修道女やボランティアの人々）の崇高な努力にもかかわらず、エピデミックを終わらせることは不可能だった。入院を必要とする病人全員に対応することさえできなかった。[40]
馬車がフィラデルフィアの通りを走りまわって、歩道で腐敗している死体を集めた。一四世紀に逆戻りしたのかと不思議に思うかもしれないが、パンデミックが起こると決まって棺の需要が急増し、価格が高騰するのだ。人々は棺を盗むようになった。子どもの死体はマカロニの箱に詰めこまれた。マカロニの箱はいまより大きかったのだ。政府は葬儀に補助金を支給しなかった。ウッドロウ・ウィルソンはマルクス・アウレリウスほど賢明ではなかったから。[41] たとえ自分で棺を作れたとしても、葬儀屋は死体に触れようとしなかったので、家族が愛する者を自分の手で埋めなければならなかった——埋葬できるほど健康な家族がいればの話だが。フィラデルフィア市民は玄関先で、司祭が運転する慈善死体搬送トラックが死体を集めに来るのを待った。死体が山積みになった無蓋のトラックが通りを走っていた。[42] 一〇月のあいだにフィラデルフィアで一万一〇〇〇人の死者が出て、トラックが何周もした。[43]

衛生局長が「共同体の士気に差し障ることはいっさいしない」、「病気よりも恐怖が人を殺す」と主張したシカゴでは、同月、感染者の死亡率が一五パーセントから四〇パーセントに上昇した。[44] 文字どおり何もかもを恐れていたとしても、恐怖がそれほど高い殺傷率を持つはずがないと断言できる。バッファローの衛生局長は、「医師は全員、人間の我慢の限界を超えて働いていたため、苦しみ、死にかけている病人が何度も電話したり、医者を呼んだりしたあとで二、三日待つのは普通のことだった」[45] と言った。病人の世話をするために、(まだ医師になるための適切な訓練を受けていない)医学部の二年生が招集された。ニューヨーク市では、九月から一〇月のあいだに三万七三六人が死亡した。[46] ニューヨークの長老教会病院のある医者は、毎朝、病棟へ行くと、重症患者がひとり残らず死んでいたと回想した。毎朝だ。[47]

エピデミックのあいだじゅう働いたすべての医師とボランティアたちも英雄だ。彼ら全員に勲章が授けられなかったのは手落ちである。

結局、病気や死と効率的に闘うためにはどうすべきかという明確な指導がなく、士気が低下した。この頃には危機の明らかな証拠に囲まれていた人々が、有益な情報を得ようとしても、何も問題はないという答えが返ってくるばかりだった。新聞が本当の情報を提供したときでさえ、人々はもはやそれを信じていいのか確信を持てなくなっていた。

その一〇月（南北戦争のような時期を考慮に入れても、アメリカ史上最も命が奪われた月）、一九万五〇〇〇人がスペインかぜで死亡した。[48] あなたがいま家のなかで誰かといるのなら、「わたしたちのうち誰かが死んでいただろう！」と叫んで気持ちを整理するといい。家族は喜んでくれるだろう。次に、ドクター・クルーゼンが「大げさな報道に驚いてあわてふためかないように」[49]と、陰で必死に叫んでいる姿を想像してほしい。新聞は「怯えるな」と勧告した。小鳥の童謡の次に恐ろしい、気持ちをやわらげるとされた文句かもしれない。

人々は怯えていた。

そして、怯えた人らしくふるまい始めた。「唾吐きは死に等しい」と書かれたプラカードを作成し、唾を吐いた人は逮捕されるようになった。[50] それは間違ってはいないが（インフルエンザにかかっているときに人に唾を吐きかけてはならない）、身体の機能のことで人を逮捕してもパニックはおさまらないし、特に効果はなかった。公務員とインフルエンザ患者はフェイスマスクの着用が義務づけられたものの、『ワシントン・タイムズ』によると、「マスクの使用が一般的になるとは考えられておらず、衛生局はその予防対策としての意味を疑う傾向があった[51]」この告知は、七面鳥を追いかけている、トルコ帽をかぶった別種の七面鳥のような兵士のイラストがついた、「もうすぐ感謝祭！」という期待の叫びよりもはるかに目立たなかった。感謝祭は一カ月以上も先の話だった。

まもなく、一般市民のあいだでマスクの着用が普及したが、残念ながら衛生局の予想どおり、病気と闘うのに特に効果があるようには思えなかった[52]。人々は腺ペストの時代と同様に、玉ねぎのような時代遅れの民間療法に頼るようになった[53]。ある店員は、一日で過去三年分よりも多くキニーネが売れたと言った。流行していたのがマラリアだったら役に立っただろう。キニーネのほかに[54]、インフルエンザの治療法の広告に以下のようなものがあった。

・ハイオミのオイル。呼吸器を殺菌力のあるバルサムで洗います。
・インフルエンザの予防にマンヨンのポーポー薬。
・インフルエンザにかかった？　そんなときはイーリーのクリームバーム。鼻水、呼吸困難に[55]。
（ポーポー薬は猫の白癬の薬にありそうだ）。

怪しげな治療薬に手を出すのは、迷信深い人だけではなかった。医者はもっとたくさんアルコールを飲むよう勧めた（ウイスキー、一日につきワインのハーフボトル、寝酒にポートワインをグラス一杯）[56]。医者はウイスキーの処方箋を書くようになり、フィラデルフィアの薬局で出してもらえた[57]。ほとんどの場合、飲酒では何も解決できないが、この特殊な場合においては、飲まないことが役に立つわけではなかった（何も役に立たなかった）から、理解できる反応だったかもしれない。

フィラデルフィアで人気の、人の集まる場所はほとんど閉鎖されたものの、当局は安全対策ではないと強調した。しかし、閉鎖の理由に関する情報を隠すことは非能率的で、大きな混乱を招いた。たとえば当局は、満員の路面電車に乗るのを、特に具合の悪いときは絶対に避けるよう伝える代わりに、路面電車の乗員定員を常に制限した。イングランドのある映画館のオーナーは、特別な通気装置を備えているから安全だと主張した（そして信用された）。そのような装置を持っていて、それが有効だと信じていたのかもしれないが、効果はなかった[58]。フィラデルフィアで最後に閉鎖した施設はバーだったが[59]、ロンドンのサヴォイホテルは、ウイスキーとラムを使ったコープス・リバイバー（死者をよみがえらせる）という新カクテルで繁盛した（伝統的な二日酔いの治し方とは少し違うけれど、死にかけているような気分を薄れさせる点は同じだ[60]）。

人々はしばしばパニックになり、ときに酔っ払いながら、問題に各自勝手に対処するようになった。サンフランシスコの衛生検査官が、マスクの着用を拒んだ男を撃った。シカゴのある男は、家族の喉を切り開いて「自分のやり方で治療する！」と叫んだと言われている[61]。ロンドンには、感染したことに気づき、自分が死んだあと残される家族を案じて、妻とふたりの娘の喉を切った男がいた。[62]

スペインかぜは一四世紀の腺ペストと同様に〝疫病〟と呼ばれるようになった。当然だ。六〇〇年の年月が経っていたにもかかわらず、国民の混乱や、悪夢のようなあらゆる面が、どのアウトブレイクよりも黒死病を思いださせた。アメリカ赤十字社のメモに、「中世の黒死病に関する恐怖と類似したインフルエンザに対する恐怖とパニックが、全国各地に広がっている」と書かれていた。[63]赤十字社のケンタッキーでの報告によると、人々は食料を求めて外に出る危険を冒さなかったため、餓死するようになった。

一一月には、人々は闘うのをあきらめたように見えた。怯えて家に閉じこもった。ニューヨークでのアウトブレイクの初期に、人道主義の看護師リリアン・ウォルドは、エピデミックと闘うための資金を集めようと、「五番街のアルトマンやティファニーの店の階段に立ち、通行人に声をかけている気品のある炯眼の女性たち」を見つけた。もはや誰もどこへも行きたがらないようだった。[64]フィラデルフィアの緊急援助隊隊長、エリザベス・マーティンは、「慈悲の天使の役割を夢見て、強い犠牲的精神を持っているはずとなぜかうぬぼれていた……大勢の女性たちが傍観するだけで満足している。いまや何ものにも奮起させられないようだ。全員が病気にかかった家族がいて、子どもたちは世話をしてくれる人がいないから飢えていると聞かされても、死亡率が非常に高いため、尻込みしている」[65]と憤慨した。ドクター・ヴィクター・ヴォーンは、「もしエピデミックが数学的な加速度で続いたら、文明は地上からあっさりと消えるだろう」[66]と述べた。だが奇跡的に、続かなかった。

この病気によって人が死ななくなった理由は正確にはわからない。科学者たちはさまざまな学説を立てた。最も一般的なのは、単に多くの宿主を殺しすぎたというものだ。

勢いが衰えてからようやく(戦争が終わったあとで)、人々はスペインかぜについて記述し始めた。一九一八年一二月二八日付の『アメリカン・ジャーナル・オブ・メディシン』は、次のように述べている。

一九一八年が過ぎ去ろうとしている。人類の歴史上、最も残酷な戦争が終結した重要な年。少なくとも当面は、人類による人類の破壊の終わりを告げた年。痛ましくも何十万人もの命を奪った、最も致命的な感染症が発症した年だ。四年半のあいだ、医学は人類を火線に送り、そこにとどめることに専念した。今度は最大の敵——感染症と闘うことに全力で取り組まなければならない。[67]

だが、闘う必要はほとんどなかった。翌年の冬、前よりも穏やかな第三波が訪れ、一九二〇年代に断続的にアウトブレイクが起こったものの、最悪の時期は過ぎていた。

スペインかぜは世界じゅうで二五〇〇万人から一億人の命を奪ったと推定されている。約六七万五〇〇〇人のアメリカ人が死亡したと考えられている。四年続いた南北戦争の死者数よりも多い。

科学者たちは現在、冷凍した死体に保存されていたウイルスを使ってスペインかぜの再生を試みる、逆遺伝学の実験を行っている。ふたたび発生した場合に病気を食いとめるワクチンを開発できればさいわいだ。とはいえ、ウイルスが突然変異する速度を考えると非常に難しく、まだ成功していない。[68]

つまり、スペインかぜはいまもなお、どこかの氷の下に潜んでいるかもしれないが、治療法は存在しない。

ふたたびアウトブレイクが発生したら、人類は運よく生き延びることができないかもしれない。だが少なくとも、愚かな嘘を言わないことはできる。

ジョン・バリーは『グレート・インフルエンザ』で次のように述べている。「当局は国民の信頼を維持しなければならない。その方法は、何もゆがめず、決して取りつくろうことなく、誰のことも操ろうとせず……リーダーシップによって、なんであれ恐怖の存在を具体的にしなければならない。それでようやく、人々は恐怖を打ち砕くことができる」[69]

政府が国民の健康の危機と闘うためのよりよい方法が確実にある。少なくとも、子どもたちをマカロニの箱で埋葬せずにすむよう、葬儀に補助金を支給するべきだろう。緊急対応チームを計画し、初期にボランティアを見つけることも、よい方策かもしれない。今回、政府首脳はほとんどすべての面で失敗したが、ウッドロウ・ウィルソンがお粗末だったとしても、当時ほかにも問題を抱えていたことは認めよう。

わたしが最も失望したのはジャーナリストたちだ。ジャーナリストは世間に知るべきことを伝え、人民を守ることが理想だからだろう。映画や本には、記者が「われわれはジャーナリストだ！　真実を伝える！」と叫ぶ場面がよくある。それがときに、キム・カーダシアンにセルライトがあることを正直に伝えるような、愚かな報道につながることもある。だが最良のときは、たとえば、ウォーターゲート事件や聖職者による虐待のスキャンダルでは、ジャーナリストが真実を伝えることで監視役となる。彼らはしばしば、権力者の望みに反して庶民を守る。嘘をつくほうが楽なとき――政府に嘘をつくことを望まれているときでさえ真実を伝える。それがジャーナリズムの最高の目標である。残念ながらこの場合は、「戦争の最初の犠牲者は真実」という、ハイラム・ジョンソンの一九一七年の言葉が正しいと証明された。一九一八年のスペインかぜのアウトブレイク時は、なんであれ誤った意図のせいで、ジャーナリズムは失敗した。

アウトブレイクについてマスコミが正しく報道していたとしても、ウイルスを食いとめることができたはずはないが、フィラデルフィアの新聞の一紙でも、「パレードに行ってはならない。頼むからパレードは中止してくれ」という見出しをつけていれば、大勢の命が救われただろう。「怯えるな！」よりもはるかに意味があったはずだ。

すべて順調だと言うことは、順調に行かせることと同義ではない。

この失敗はすんだことだ。記者や編集者たちにも彼らなりの理由があった。刑務所に入れられるリスクを負うのはただ事ではない。だが、失敗を繰り返すわけにはいかないので、この失敗から真実を伝えることを学ぶのが重要である。さいわい現在は、疾病予防管理センターやＷＨＯのような機関が、病気の進行の仕方を追跡し、結果を報告してくれる。スペインかぜのようなアウトブレイクが発生した場合は、すばらしい情報源になるだろう。同様に、必要な情報を世間に知らせてくれるジャーナリストに恵まれることを願っている。情報がきちんとあれば、人民は強くなれる。リップマンの主張には反するが、わたしたちは賢く善良で、力を合わせればより強くなれるのだから。今度同じようなことが起きたとき、それを覚えていれば大きな強みになるだろう。

嗜眠性脳炎

忘れ去られている治療法のない病気

ときおりまぶたが静かに開くと
像が入りこみ
緊張し、停止した体を駆けめぐり
心のなかに飛びこんで消える

ライナー・マリア・リルケ

上のグラフは、歴史のほとんどの時代における医学の進歩の速度を示すグラフである。

一九〇〇年までは実にゆるやかな進歩だったことを表している。あらゆる一進一退の正確かつ科学的な描写である。マイクロソフトのワードでの線の描き方を学ぶのに四分はかかったから、ちゃんと見てほしい。

次は、二〇世紀の医学の進歩を表している。

「まあ！　きれいに描けたわね」あなたはきっとこう言うだろう。「この一〇〇年で急速に進歩したみたい！　でも、もっと傾きの急な線が見たいわ。人の一生のあいだ、五〇年かそこらで、医療がさらに大幅に進歩したことを示すものが。そのあいだにグラフが完成する――これまでにそんな事例はあったのかしら？」

うってつけの事例がひとつある！　それは、一九一六年から一九二〇年代後半にかけて猛威を振るった嗜眠性脳炎（ＥＬ）だ。スペインかぜの章を読んでそれほど怖くなかったというならあなたは変わり者だが、覚悟はしておいたほうがいい。〝この一〇〇年以内で忘れ去られている治療法のない恐ろしい病気〟という点で、ＥＬとスペインかぜは互角である。

ＥＬは一九一〇年代後半から一九二〇年代にかけて猛威を振るい、世界じゅうで症例が一〇〇万を超え、五〇万人以上が死亡した。[1] 生き延びた患者の多くが、体のなかに閉じこめられた。単純すぎる説明だが、『冬物語』のように、この病気は人間を影像に変えると考えられる。臨床的な説明として、一九二一年に公衆衛生局の職員、Ｈ・Ｆ・スミスが次のように述べている。

> 流行性症候群の特徴は多くの場合、頭痛、めまい、視力障害、眼球麻痺（目を普通に動かせない）、発話の変化、嚥下障害（飲みこみが困難）、著しい無気力（衰弱）、発熱（通常微熱）、頑固な便秘、失禁（膀胱制御喪失）、能面のような独特の表情が徐々に始まり、大部分の症例で嗜眠状態が徐々

に進行し、だいたい深い昏睡状態に陥る。[2]

感情が込められておらず、一行にあまりにも多くの症状が詰めこまれているため、病気の恐ろしさが伝わらないかもしれない。

コンスタンチン・フォン・エコノモという名の若き科学者がワーグナー＝ヤウレックのクリニックで働いていた、一九一七年から話を始めよう。フォン・エコノモは第一次世界大戦中、空軍にいて、ウィーンで最初に国際航空ライセンスを与えられた。熱気球や飛行機を操縦するのが好きだった。熱気球を趣味としているだけですごくすてきなのに、科学の研究も愛していた。工学と医学の学位を取得した。読書家で、特にゲーテの『ファウスト』やホメーロスの『オデュッセイア』のような作品を好んだ。世界とその仕組みに熱烈な関心を持っていた。おまけに男爵で、ギリシアの王子の娘と結婚した。彼をモデルにした『フィフティ・シェイズ・オブ・グレイ』のような歴史小説が存在しないのが不思議なくらいだ。フォン・エコノモが一九一七年に航空機の操縦から離れて精神医学に取り組むと決心したとき、彼の妻は寂しくなるのではないかと心配した。すると、彼はこう言った。「いや、もうあの分野でやり残したことはほとんどないから」[3]

さいわい、この時期は精神状態について研究することがたくさんあった。同年、フロイトが『精神分析入門』を著した。ある時期に特定の病状を研究することが〝おしゃれ〟と見なされるのはいくぶん奇妙だが、心の問題の研究がトレンディーだった時代があるとすればそれはこの時期で、ウィーンが中心地だった。

フォン・エコノモはワーグナー＝ヤウレックのクリニックで、似たような症状に苦しんでいると思われる一連の患者に遭遇した。彼らがクリニックを訪れたのは、夕食の席や医師の診察中など、不適切なときに眠りこんでしまうようになったのを、夫や妻、子どもに心配されたからだった。フォン・エコノモの目の前で眠った患者は、起こすことはできたものの、目をすがめて彼をしばらく見たあと、ふたたび眠りについた。[4]

あなたが「月曜の朝のわたしみたい！　月曜日は大嫌い！」と叫びたくなったとしたら――。

①あなたはジム・デイビスね。『ガーフィールド』が成功しておめでとう。
②いいえ、あなたとは違う。あなたは食事中に倒れないでしょう。

患者にはほかにもさまざまな症状があった。どれも、ときどき昼寝を必要とすることと共通点はなかった。食物を飲みこむことができず、鼻に逆流する患者がいた。左を見ることができない患者、顔の動きを制御できない患者、集団に囲まれている幻覚を起こす患者、「強制的な笑い[5]」に苦しむ患者もいた。全員非常に疲れているように見え、フォン・エコノモは「眠り病[6]」と結論づけた。

フォン・エコノモをそしるつもりは毛頭ないが、それを解明するのにゲーテやホメーロスや、いくつもの学位は必要ないと思う。

もっと具体的な情報を求めて、フォン・エコノモは母親に相談した。母親は一八九〇年代にヨーロッパの一部を襲った、〝ノーナ病〟あるいは〝生ける屍〟と呼ばれる眠り病について話した。一九二九年、フォン・エコノモは「いくらかの確信を持って、ノーナ病と嗜眠性脳炎はまったく同じ病気だと主張する」[7]と述べた。

病人を〝生ける屍〟と表現するとは実に驚くべきことだが、残念ながら、フォン・エコノモが見た患者の特徴を正確に描写しているようだ。

ELは必ずしも死に至るわけではなかった。フォン・エコノモの最初の一一の症例研究で死亡したのは四人だけで、大きな割合ではない。[8]数週間から数カ月後に、多くの患者が回復するようだった。フォン・エコノモや、患者を治療した医師たち、そしてもちろん家族は喜んだだろう！

だが、喜ぶのは早すぎた。

回復した患者は長いあいだ、ときには何年も〝普通〟に見えたものの、回復が永続する人、もとの自分に戻る人は稀だった。ELにかかった子どもはしばしば人格が（悪いほうへ）変化した。報告書によると、素直だった子どもが〝回復〟してから数年後に実に恐ろしい大人になった。ELにかかる前は優しかった子どもが、壁に大便を塗りつけるようになった。きょうだいを殺そうとしたり、ほかの子をレイプして手足を切断しようとしたり、ほかの子のペニスを噛み切ろうとしたりする子もいた。一九二八年、自分の歯をすべて引き抜いて、両目を抜き取った患者がいた。ある医師によると、「子どもの人格が劇的に変化すると、もとの子は永遠に〝失われる〟[9]」さらに悲劇的なのは、精神病質者と違って、その子どもたちは自分の衝動に大きなショックを受けた。自分と周囲の人々の安全のために監禁してくれと頼みさえし、衝動をどうしても制御できないことを理解してほしいと医師に懇願した。幸運な患者は施設に入れられた。不幸な患者は死ぬか、刑務所で一生を終えた。[10]

大人の場合、ELの後遺症は異なる形で現れるように思われた。大人のあいだで最も一般的な慢性影響は、脳炎後パーキンソン症候群の発症だった。一見、回復したように見えたあと、多くの患者が無反応状態に陥り、それが何年も続き、フォン・エコノモは彼らを「休火山」[11]と呼んだ。ある患者はその状態をこう説明している。「どんな気分にもならなくなった。なんにも気にかけなくなった。いっさい心が動かなかった――両親が死んだときでさえ。うれしいとか悲しいとかいう気持ちを忘れてしまった。それはいいことなのか悪いことなのか？　どちらでもない。なんでもなかった」[12]動けず、無反応で、自活できず、多くが施設に閉じこめられ、何十年も継続的な看護を必要とした。[13]

ノーナ病に関するフォン・エコノモの説を信じるなら、それ以前にもELに似た病気のアウトブレイクが起こっていたと思われる。だが、二〇世紀以前に、科学用語を使ってその状態を記録した者はいなかった。『眠り――医学に残された大きな謎のひとつである忘れ去られたエピデミック *Asleep: The Forgotten Epidemic That Remains One of Medicine's Greatest Mysteries*』の著者、モリー・コールドウェル・クロスビーによると、フォン・エコノモが遭遇した病気に酷似した病気の発生を示す民話が数多く存在する。おそらくあなたもたくさん知っているはずだ。一分以内に眠りが関係する民話をいくつ挙げられるだろうか?

①眠れる森の美女
②白雪姫
③リップ・ヴァン・ウィンクル

三つね。よくやったわ! もっとある? もちろん。

一九世紀半ばのドイツで緊張病性昏迷に陥る人が驚くほど定期的に現れたと、医師が報告している。これは、エドガー・アラン・ポーの有名な短編二編、「アッシャー家の崩壊」と「早すぎた埋葬」を連想させる。[14]

フォン・エコノモは新たな科学的手法(顕微鏡を持っていた!)によって、この病気の身体的原因をそれまでよりも正確に特定した。初期の論文によると、患者に胃腸障害がないのを確認することによって、食中毒による毒素や栄養不良を除外した。患者の病歴を調べて、毒にさらされていないことを確かめた(たとえば兵士が体験する毒ガス合併症)。髄液を採取して、インフルエンザにかかっていないことを確認した。梅毒検査も陰性と出た。当時ウィーンでポリオは流行していなかったから、ポリオに感染しているとも考えられなかった。だが、フォン・エコノモは、脳を覆う膜のサンプルを採取した際に球状の細菌を発見した。のちに脳組織のその細菌を挿入することでサルに病気が伝染することを証明し、そのサンプルが特に重要であることが判明した。[15]

とりわけ興味深いことに、フォン・エコノモは、患者の脳の損傷部位、視床下部が睡眠を調節するという学説を立てた。その仮説が正しいことが証明されたのは、七〇年後のことだった。[16]

フォン・エコノモは一九一七年四月二七日に論文を発表した。おりしもその数日前に、ジャン＝ルネ・クルシェという名の科学者がその病気に関する論文を発表していた。その論文で、クルシェはＥＬに似た病気にかかっているように思われる兵士の説明をした。この病気に関する研究でフォン・エコノモが功績を認められつつあるのが気に入らなかった彼は、それを嗜眠性脳炎ではなく、〝クルシェ病〟と呼ぶことを提案した。これに対してフォン・エコノモは、クルシェの四〇人の患者のうち実際にＥＬにかかっている患者がひとりはいるかもしれないが、残りはおそらく単なる戦時特有の疾患だろうと反論した。[17] 一時のあいだ、この病気はウィーンではフォン・エコノモの嗜眠性脳炎、フランスではクルシェ病と呼ばれた。わたしがクルシェを重要視しないのは、彼が気球に乗らなかったからだ。ＥＬをクルシェ病と呼びたければ、どうぞご自由に。

それ以外の国では、特になんとも呼ばれていなかった。

ＥＬの話を初めて聞いたというのなら、人を昏睡状態の〝生ける屍〟や呪われた子どもに変える病気をこれまで知らなかったことに驚いているかもしれないが、アウトブレイク時でさえ多くの人が知らなかった。ＥＬの死亡者数がそれほど多くなかったからではない。第一次世界大戦のせいで影が薄くなったのだ（ほかのすべてをかすませた）。それに、戦争の次に注目されたのは、同時期に起こったスペインかぜだった。知ってのとおり、スペインかぜの死亡者数は恐ろしく多かった。

　ふたつの病気が同時期に発生したのなら、関連があるのかもしれない。ELがインフルエンザの症状である可能性はないのかと思ったあなたは鋭い！　わたしも同じことを考えたが、関係なかったようだ。いまだに議論が続いているものの、少なくともフォン・エコノモは関連性はないと確信していた。彼の患者たちは、インフルエンザの検査で陰性と出た。ELの症例が最初に研究されたのは一九一六年のことで、インフルエンザの症例が初めて報告された一九一八年よりも前だった。さらに、インフルエンザに伴う高熱や筋肉痛、呼吸器系の症状（咳やくしゃみ）が、ELの症状には見られなかったと、フォン・エコノモは述べている。[18] 病気の相互関係に興味があるなら、今日の一部の科学者は、ELは連鎖球菌と関係があると考えているから、連鎖球菌性咽頭炎にかかったときに考察してみるのも楽しいだろう。

　一九一八年、ロンドンでELの最初の症例が発生すると、ウィーンでのアウトブレイクをほとんど意識していなかった臨床医たちは途方に暮れた。A・J・ホール教授は次のように述べている。

> 彼らは自分たちが知っている病気のなかに、この新しく発見されたガラスの靴に合う足を見つけられなかった。そこで、彼らが知らない、いわば王室には忍び寄らない病気を調査した。そのなかで、当初は靴の持ち主だと考えられた女性の名前は、ボツリヌス中毒だった。彼女の足を靴に押しこもうと忍耐強い努力がなされたが、結局不可能だとわかり、断念した。ボツリヌス

ス中毒はシンデレラではなかった。[19]

もちろん違う。ＥＬだ。当初はまったく新しい病気と断言した医師たちも[20]正気に返り、「識別と記述のために、フォン・エコノモに従ってこの病気を、優先権を有し特徴的な臨床兆候を示す嗜眠性脳炎と称することに決まった[21]」と認めた。

実は、ロンドンの患者が示した症状の一部は、ウィーンで最初に見られたものとは違った。たとえば、ロンドンでは、多動の症状が現れることがあった。ある少年は四つん這いになって飛び跳ね、明らかに怯えていて、自分の行動をまったく制御できなかった。絶え間なくしゃべり続ける患者もいた。とはいえほとんどが、ウィーンでフォン・エコノモが見たのと同じ、無気力や嗜眠を示した。そして、実に気味の悪いことに、多くの患者が目を開けたまま眠った。制御できずにジャンプするよりは恐ろしくないかもしれないが、実に〝ホラー映画〟っぽい。

一九一八年にイングランドでＥＬの症例が五三八件発生した。死亡率は五〇パーセントまで徐々に上がった（ほとんどの原因が呼吸器系の麻痺[22]）。さらにいっそう恐ろしいことに、生き延びた人のほとんどが、もとの自分には戻らないことが明らかになった。彼らは施設で余生を送った。

病気は広がり続けた。中国、インド、オーストラリア、スウェーデン、ウルグアイ――世界じゅうに。ニューヨークでは、ある神経学者がティーンエイジャーの少女の患者を診た。少女は二カ月間眠り続けていて、命令されたときにまばたきするか、手を握るくらいの反応しかできなかった。神経学者は打つ手はないと、残念そうに家族に伝えた。そのとき、少女が泣き始めた。

それより幸福な症例もある。一九二〇年、ELにかかって三カ月以上眠り続けている女性がいた。彼女が音楽が大好きだったことを知っていた夫は、ミュージシャンを雇い、枕元でシューベルトを演奏させた。女性はただちに目を覚まし、その後完全に回復した。『ロンドン・タイムズ』によると、「ニューヨーク衛生局の記録上、これが嗜眠性脳炎が治癒した最初の症例だ」[23] そうかもしれないし、すてきな話だが、シューベルトの演奏はほかの人には治療効果がなかった。

ワクチンの開発が始まった。一九二七年、ELにかかった実業家のウィリアム・J・マシスンが資金を提供した、嗜眠性脳炎の研究のためのマシスン委員会が設立された。ジョセフィン・B・ニールが研究を主導し、影響力のある論文を四本書いてELの世界的な第一人者となったものの、チームはワクチンや治療法を発見できなかった。ニールによると、「自然の過程による寛解と進行のせいで、ELの治療効果を証明するのは非常に難しかった」[24] ニールは一九五五年に死亡するまで研究を続けたが、一九四二年に資金不足のため委員会が活動を中止すると、患者たちに残念そうに手紙を書いた。[25]

最初の症例から二六年後、A・J・ホールの泣き言――「われわれが暗中模索しているものが、次の世代にははっきり見えるかもしれない」――は依然として当てはまるように思えた。[26] この切ない思いに、すべての時代の医学研究者が共感するはずだ。

だが……本章の最初で見せたグラフを思いだしてほしい。医学はあっという間に変化するのだ！一九一八年のインフルエンザのエピデミックのような話が恐ろしいのは、過去に人々の命を奪った病気のほとんどがいまなら治療できるという考えにわたしたちが慣れきっているからだ。スペインかぜはそれに当てはまらない！　ＥＬもだ。とはいえ、ＥＬ患者にとっては幸運なことに、二〇世紀に医学が急激に進歩して、彼らは生きているあいだにいくらか苦しみが軽減された。

そのことに驚かないなら、梅毒の治療法が見つかるまで、患者が鼻を移植した時代から五〇〇年かかったことを考えてみてほしい。二〇世紀は（現在でさえ）、病気が特定されても残念ながら治療不可能で次世代に任せるのが最良とされ、五〇年後の科学の進歩によって根本的かつ劇的に異なる治療法が可能となることがあった。ＥＬのアウトブレイクのはじめに、フォン・エコノモが顕微鏡を持っていたのは実に重要なことだった。その後の数年間の化学と医学の進歩の速度には目を見張るものがあった。

ＥＬの物語は、オリバー・サックスの業績と密接に関係している。サックスは史上最もクールな男だ。コンスタンチン・フォン・エコノモ、移り気な女でごめんなさい。

オリバー・サックスは神経学者で、『妻を帽子と間違えた男』のようなすばらしい医学的物語の著者でもある。まだ読んでいないのなら読むべき！　本書を読むくらいだから、奇妙な病気の話はきっと好きでしょう。サックスの著作から、頭の回転が速く、思いやりがあり、面白い人という印象を受けるが、彼の同僚や患者、彼を知るすべての人が同意見である。

ノンフィクションの『レナードの朝』で、サックスは何人かの長期ＥＬ患者をどのようにして〝目覚め〟させたかについて論じている。〝医学に関するノンフィクションを書く〟ゲームでわたしに勝ち目はないから、説明は彼に任せる。一九六九年のはじめに、『レナードの朝』の序文で、サックスは次のように説明している。

それらの〝休火山〟が噴火した。マウント・カーメル病院の静穏な雰囲気が一変した――われわれの目の前で、地殻変動とでも言うべき事件が起こり、それまで長いあいだ、実質的には死んだものと見なされ、また自らもそう思っていた八〇人余りの患者たちが爆発的に〝目覚め〟、〝よみがえった〟のだ。[27]

サックスは「人生最大の、最も驚くべき出来事」と言っている。オリバー・サックスは要するに、人々を生き返らせたのだ！　誰か紙吹雪を用意して。シャンパンを開けましょう。ラザロがよみがえったのだから。あの人はシャンパンが好きでしょ！

サックスの患者の奇跡的な目覚めは、一九六〇年代までELは医学部でも取り上げられなかったことを考えると、なおさら信じられない話に思える。フォン・エコノモは憤慨し、「ひとつたしかなのは、嗜眠性脳炎の多くの型を偏らずに観察した者は誰でも……神経学的・心理的現象に関する見解を大幅に改める必要に迫られたに違いない……嗜眠性脳炎が忘れられることはもうない」[28]と述べた。待って、コンスタンチン。人は恐ろしく愚かな気持ちにさせるものをできるだけ早く片づけてくれる情報なら、なんでも取り入れてしまいがちなのよ。

ベス・アブラハム病院（著書ではマウント・カーメルと変更された）で診療を始め、嗜眠性脳炎にかかった八〇人の患者を診たサックスは、多少驚いたに違いない。次のように述べている。「患者のほぼ半分が病気による〝睡眠〟状態に陥っており、実質的に話すことも動くこともできず、完全看護を必要としていた。残りはそれよりは身体的能力があり、自立していて、孤立しておらず、憂鬱でもなく、必要最小限の用を自分で足すことができ、ささやかな私生活・社会生活を維持していた[29]」

サックスは最初に、患者の行方不明の家族を捜しだし、説得して患者を見舞わせることで、患者に基本的な自我を取り戻させようと試みた。また、彼自身も患者と親密な関係を築いた。そして、一部の患者が当初考えていたよりも反応があることに気づいた。とはいえ、刺激が外界から生じたと思われる場合のみ反応するだけだった[30]。

映画版の『レナードの朝』（一九九〇年）で描写されたように、患者に向かってボールを投げると、患者はそれをキャッチすることができた。ベス・アブラハム病院の患者に限った話ではない。ロンドンのハイランズ病院でも、ボールを投げてやると、患者がそれで元気よく遊んだため、職員はその患者にプスカシュ（ハンガリーの有名なサッカー選手）というあだ名をつけた。その他の患者は、支えてやれば歩けたが、残念ながら自分の意思でそうしているわけではなかった。外界への基本的な反応は、満ち足りた人生を送るにはとうてい充分ではなかった。誰かが投げたボールをキャッチできるのと、「ボールで遊びたい」と言ってからそれを受け取るのには大きな違いがある[31]。

サックスの同僚の医師の多くが、その患者たちは慢性病で、打つ手はないと片づけた。とにかく、サックスが時間をかけて症状を理解し、患者と交流したのはすばらしいことだ。「なんていい人！」

その後、L-ドパが登場した。一九六九年、サックスはベス・アブラハム病院の患者に対してレボドパ、または一般的にL-ドパと呼ばれる新しい有望な抗パーキンソン病薬の大量投与を試みた。

それで、すばらしい結果が出た。何年間もほとんど反応しなかった患者が、体ははるかに年老いたとはいえ、驚いたことにもとの自分に戻ったのだ。一九三〇年代までカーレーサーだった男性は、目覚めると、もはや車を走らせることはできないものの、非常に写実的な車の絵を描き始めた。サックスによると、「彼が描く車は正確で、不思議な魅力があった。絵を描いていないときは、〝昔〟、車を走らせていた二〇年代のことを話すか書くかしていた」[32]ある女性は目覚めると、パールハーバーのような重大な事件の日付を言うことができたにもかかわらず、まだ一九二六年で、自分は二一歳だと思っていた。サックスによると、彼女は「ガーシュウィンなど、その時代の人物について、まるでまだ生きているように話した。二〇世紀半ばの出来事について、まるで最近のことのように話した。時代遅れの身振りや話し方をした。まるで〝フラッパー［一九二〇年代の現代娘］〟が突然よみがえったかのようだった。無理からぬことだが、年を取るのに関連することを何もしなかったから、二一歳以上がどのような感じか想像できなかったのだ」[33]

サックスはのちに次のように回想した。「わたしが……患者たちの多くと同じように残念に思っているのは、これ（L-ドパ）が一〇年、二〇年前、患者たちが世界とのつながりをまだそこまで失っていなかったときに利用できなかったことだ」[34]二一歳のフラッパーが最もかわいそうな患者のひとりだったと言っているが、パーティー好きのフラッパーは快活で、たいていは生きることを楽しんでいるとわたしは思う。

この現象が映画化されたのは当然だ！　目覚めたときに、三〇年、四〇年の人生が奪われているなどとてもつらいことだが、そのような人々が突然、本来の自分を取り戻す姿は実にすばらしい。マイナス面もあった。患者は（呼吸発作のような）身体的な副作用や、長い年月を失ったことから生じる心理的障害に苦しんだ。しかし、彼らは考えや活力、癖、情熱、関心を持っていた。何年もぼんやりした満ち足りない人生を送ったあとで世界に戻ってきたことは、非常にすばらしい出来事だったに違いない。

だがあいにく、L-ドパの効果は続かなかった。多くの患者がチックに打ちのめされた。躁病的行動を示す患者もいた。サックスによると、ある患者は「看護師とキスをするのが好きだった。その後、性的妄想が激しくなり、売春サービスの設立を望んだ」[35]これはとても残念だが、わたしは映画『カッコーの巣の上で』（一九七五年）を何度も観たから、その男性のやり方を評価する。実験は中止されたものの、サックスの患者の一部は生涯、L-ドパを投与され続けた。現在もパーキンソン病の治療に使われているとはいえ、多くの患者で四〜六年後に効果が〝減少〟する。[36]

サックスの患者はもとの状態に逆戻りし、ふたたび目覚めさせることはできなかった。これで、一度目覚めたのが無意味だったことになるだろうか？　永遠に続く人生だけが重要なら、全人類は不健康である。ある患者は、L‐ドパを投与される前はひどく背中が曲がっていて、常に地面を見ているほかなかったが、目覚めているあいだに地元の公園へ日帰りで出かけた。帰ってくるとこう言った。「最高の一日だった。とても穏やかで。一生忘れない！　こんな日は生きるのが楽しいわ。生きてるって感じがする。二〇年ぶりに心からそう感じるの。これがL‐ドパの効果だというのなら、本当にありがたいものね！」[37]またある患者は、目覚めたあとこう叫んだ。「みんながわたしと同じくらいいい気分なら、戦争は起こらないだろう」[38]

人生の最後にあと一日すばらしい日を過ごせるなら、多くの人がなんでもするだろう。この世のすべてがとても貴重に思える。あと一日でも幸せな日を過ごせるようにしたものを、失敗とは思えない。サックスは言った。「彼らはただの患者ではなく、教師であり、友人でもあった。彼らと過ごした年月は、わたしの人生で最も意義深い時間だった。彼らの人生の、存在の一部を記憶にとどめ、人間の苦境を生き延びる手本として、ほかの人々に生かしたい」[39]

現在もなおELの治療法は見つかっておらず、その発生とそれに続く消滅については、いまだにちょっとしたミステリーと見なされている。だが、五〇年以内に病気を研究し、一時的にすぎないとはいえ回復させる薬を考案できるのだとしたら、次の五〇年でどれだけのことができるだろうか。この病気の患者以外にも、目覚める者が出てくるだろう。研究を続け、科学に全力を注げば、わたしたちが生きているあいだに、公園で踊りまわるラザロを大勢見られることを願っている。

ロボトミー

人間の愚かさが生んだ「流行病」

前頭葉白質切截術より、
ただのボトル《フリー・ボトル・イン・フロント・オブ・ミー》のほうがいい

トム・ウェイツ

前章でわたしのよくできた線画から学んだように、二〇世紀の医学は驚くべき速度で進歩した。全体的に見ると、すばらしいことだ。人類にとって大きな恵みである。だが、新しい医学も、患者の幸福よりも自らの名声を気にかけるカリスマ的な民衆扇動家が関わった場合、マイナス面があるはずだ。

危険な病気の治療法がないにもかかわらず、それをあると主張するペテン師は必ずいる（アントニヌスの疫病に対する、アボノテイコスのアレクサンデルの役に立たないお守りなど）。そのような悪意に満ちた行為はしばしば患者の死につながり、その治療に効果がないというよい判断材料になる。だが、科学の進歩によって、偽医者は病気を防ぐただのお守り以上のものを差しだせるようになった。二〇世紀には、悪辣な人間が患者を殺さずに取り返しのつかないダメージを与えるところまで医学は進歩した。彼らは、その処置を〝成功〟と呼んだ。そして人々は、「いいえ、それは成功とは違います」と言えるほど炯眼でなく、認識が足りなかった。〝治療〟が利益よりも害をもたらすと、どうなるのか?

　そこで思いだされるのがロボトミー――あなたが絶対に受けたがらないきわめて恐ろしい処置だ。これは病気ではないが、人間の愚かさが生んだ疫病であり、ウォルター・ジャクソン・フリーマン二世がもたらした恐怖を語らずに、命取りの医学の恐ろしさに関する本は書けなかった。

　一九三五年、最初に白質切截術――ロボトミーを人間に対して行ったのは、ポルトガルの神経科医、アントニオ・エガス・モニスだ。この手術では、患者の頭蓋骨に穴を開けたあと、前頭葉を残りの脳から切り離した。[1]モニスはイェール大学でチンパンジーに対して行われた同様の手術からヒントを得た。PBSのテレビシリーズ『アメリカン・エクスペリエンス』のエピソード「ロボトミスト」によると、「二匹のチンパンジー、ベッキーとルーシーは……前頭葉を取り除かれると、簡単な問題を解く能力を失った」一方、科学者たちは、ベッキーが問題を解けなくてもいらだたなくなったことに気づいた。パズルを解くチンパンジーのあるべき姿を、まったく気にしなくなったのだ。その処置を行ったドクター・カーライル・ヤコブセンは、ベッキーが「幸福のカルト」に入信した、あるいは「神に負担を負わせた」[2]ように見えると主張した。ルーシーはあまり幸せそうに見えなかったが、誰も注意を払わなかった。つまり……ルーシーを愛さなかった(このジョークは一九五〇年にはやっただろう)。[一九五一年にドラマ『アイ・ラブ・ルーシー』が開始した]

これらの所見には、いくつか先例があった――角の取れたチンパンジーではなく、人間の例だ。一八四〇年代に、鉄の棒が前頭葉に突き刺さったフィネアス・ゲージという患者の有名な事例がある。ゲージは身体的には回復したものの、人格が激しく変化し、「知能の面では子ども」[3]のようだった。それとは別に、一八七一年には、スコットランドの神経科医デイヴィッド・フェリアーが、知力が前頭葉に備わっていると考えられることを発見した。

チンパンジーの実験で、「まあ、興味深いけど、前頭葉をいじりまわすのはやめておこう。とにかくやめよう。この実験は、知力と問題解決に関する教訓にすぎない。満場一致だな。昼御飯を食べよう」となるはずだ。ところが、ベッキーの反応が注目された。不安や否定的な感情の著しい減少が、一見、非常によい結果に見えたのだ。

ドクター・モニスは、そのような手術が精神障害者の人生をはるかによくすると考えた。「よりよい人生」というのが、単に「心配事が減って動揺しなくなる」ことなら、モニスは正しかった。だが、ひとつ問題があった。心配することは有益だ。楽しくないし、夜眠れないかもしれないが、それはつまり、悩んで問題を解決する能力があるということ。共感力のある大人の人間ということだ。

ドクター・モニスは、心配事のない人生の不都合について考えていなかった。

最初のロボトミーは、患者の前頭葉の上の頭蓋骨に直接、約三センチメートルの深さの穴をふたつ開けた。それから、前頭葉にアルコールを注入して、神経経路の途絶を試みた。エチルアルコールにまったく効果がないことが判明すると、モニスのチームはルーコトームという器具を使い、針金で前頭葉を切るようになった。柄の端についた針金の輪を回転させて神経線維を切断した。ハンニバル・レクターのカジュアル・ディナーパーティー風に、前頭葉を取り除きはしなかった。前頭葉と残りの脳の接続を絶っただけだ。細心の注意を要する神経外科手術だが、一時間くらいしかかからなかった。

モニスと違って、ウォルター・ジャクソン・フリーマン二世は内科医であり、神経外科医どころか外科医ですらなかった。体のどの部分に対しても手術を行う資格がなく、脳のようなデリケートな器官の手術などもってのほかだった。だが、それでも彼はあきらめなかった。一九三七年にパートナーのジェームズ・ワッツが、アメリカで最初の手術を行った。患者はアリス・ハマットという名の六三歳の女性だった。重い鬱病を患っていて、おそらく子どものひとりを亡くしたことと、姉と義理の兄が無理心中したことで悪化した。彼女は自殺を考えるようになった。フリーマンによると、一緒にいて楽しい相手ではなかった。彼女は「不平ばかり言い、夫にみじめな人生を送らせ……夫が会社から帰ってくるのが数分遅れると心配し、気に入らないことがあると激怒した」[4] 重い鬱病は、ミセス・ハマットを傷つけたと思われる予期せぬ死が続いたことに対する当然の反応だと、誰も指摘しなかったようだ。それに、時間に正確なのはいいことだ。遅れるときはメールすべき。それが礼儀だ。

術後、ハマットは不安から解放された。だが一方、雑誌をぱらぱらめくったり、絵を描いたりするくらいのことしかできなくなった。絵に説明をつけようとすると、つづりを間違った。明瞭に話ができなかった。結局、話す能力を取り戻し、フリーマンによると「夫とメイドがほとんどの家事をこなした」とはいえ、手術の結果にとても満足し、あまり悩まなくなったと感じていた。以前はうるさく思っていた知人と、楽しく過ごせるようにさえなった。「目覚ましい結果」と、フリーマンは考えた。

これはわたしだけかもしれないが、うるさく思っていた相手に突然好感を持つようになるなど、決して目覚ましい結果ではないように思える。

ロボトミーの最も有名な失敗例は、おそらく、ジョセフ・P&ローズ夫妻の娘で、ジョン・F・ケネディ大統領の妹であるローズマリー・ケネディだろう。ケネディ家の第三子であるローズマリーは常に、非常に優秀なきょうだいたちよりも遅れていた。だが、公平に見て、ケネディ一族の非常に優秀、運動神経抜群で、ものすごく魅力的な超人たちと比べたら、誰だって少し見劣りするだろう。ローズマリーは一九一八年九月にボストンで生まれた。その年に何が起こったかは、ご承知のとおりだ。本を章の順番どおりに読まない人（わたしがそうだ！）のために言っておくと、アメリカでスペインかぜが猛威を振るっていた。ローズの出産に立ち会う予定の医師は、大勢のインフルエンザ患者の治療をしていたため遅れた。ケネディ家の養母に、医師が到着するまで脚を組んでこらえるよう言われたローズは、そのとおりにした。それでもローズマリーが出てこようとすると、養母は押し戻した。

明らかな医療ミスによる出産時の酸素欠乏が、脳損傷の原因となった可能性がある。その後、ローズマリーのＩＱは低いと評価された。正確な数字は不明だが、ＩＱ六五から九〇の少女を受け入れる学校に通っていた。これは、彼女が不幸な生活を送っていたということになるだろうか？　もちろんならない！　フォレスト・ガンプのＩＱは七五だけれど、すばらしい人生だった。卓球をしたり、世界を旅したり、いろいろなことをした！　ローズマリーは勤勉で愛情深く、家族を心から愛していた。また、子どもの扱いが上手だった。これらはすべて、楽しい充実した生活につながる性質に思える。ところが、成長するにつれて、ほかのきょうだいが自分よりも活気に満ちているように見える生活を始めると、ローズマリーは徐々に癇癪を起こすようになった。息子の政治家としてのキャリアを計画していた父親のジョセフは、ローズマリーが婚前交渉を行い妊娠して、一家の面目をつぶすかもしれないと恐れていた。一九四一年、ローズマリーが二三歳のとき、ジョセフはロボトミーによって娘の予測できない行動を矯正できるかもしれないと考えた。あらゆる史実のネタバレ：ジョセフ・ケネディはモンスターだった。

　ローズマリーの妹キャスリーン（キックと呼ばれていた）がその処置について調べた際、ロボトミーの治療に関する連載記事を書いていた記者にこう言われた。「そんなに心配することはないですけど、人としては終わりです。人でなくなってしまうのです」[5]『ジャーナル・オブ・ジ・アメリカン・メディカル・アソシエーション』によると、「脳のこの部位の機能を実質的に破壊する処置によって、患者が完全に普通の状態に戻るとは考えられない[6]」

そのような情報を耳にしても、ジョセフ・ケネディは躊躇しなかった。フリーマンとワッツにローズマリーに対するロボトミーを行わせた。手術中、ローズマリーは眠らされず、「ゴッド・ブレス・アメリカ」のような単純な歌の歌詞や、月の名前を暗唱するよう言われた。彼女が錯乱するまで手術が続けられた。[7] 術後、ローズマリーは歩くことも話すこともできなかった。失禁した。見舞いに来なくなったきょうだいもいた。何年もリハビリを行っても、ふた言三言しか話せなかった。手術を補佐した養母は仕事を完全にやめてしまった。[8] だが、当時の人々は、ローズマリーや彼女と同様のケースで何が起きたのかまったく知らなかった。ケネディ家の人々にとっても、フリーマンやワッツにとっても、ローズマリーの手術の恐ろしい結果について公表することは利益にならなかった。

このような結果にも、フリーマンは怯まなかった。驚くべきことに、この処置から恩恵を受けられると彼が考えるすべての人々にロボトミーを施すのに、モニスの技術では不充分だと考えるようになった。フリーマンとワッツは、患者にとって最も厄介なのは、頭蓋骨に穴を開けることだと考えた。「穴を開けている最中に患者の不安がやや目立つ。頭蓋骨への圧力や削るときの音が、歯に穴を開けるときと同じくらい、もしくはそれ以上の苦痛を与えるのだろう」[9] 〝それ以上〟だと思う。

そういうわけで彼らは、アイスピックを眼窩を通して患者の頭蓋骨に挿入する経眼窩ロボトミーを開発した。通常、術前に電気ショック療法によって患者をおとなしくさせた。それから、アイスピックを眼窩を通してハンマーで打ちこむと、泡立て器のように前後に動かして、視床（運動や意識といった基本的機能にまで及ぶ脳の運動系を制御する）と前頭葉（高度な知性を制御する）の接続を断った。手術自体は一〇分未満で終了し、患者はまるで歯医者に行っただけのように、出血が止まり次第、（通常タクシーで）家に帰された。[10]

フリーマンはこれを、たいしたことのない手術のように思わせたがっていたに違いない。とんでもないことだ。多くの患者がロボトミーを受けたあと、自分が誰かほとんど思いだせないままタクシーに乗せられたのだ。何かを読んでも、そのあと内容を思いだせなかった。大勢が性器をまさぐった。フリーマンやワッツは、ロボトミーを歯医者へ行くことに頻繁になぞらえたが、わたしは強く反論する。歯医者は大嫌いだけれど、帰りに自分が誰か（本当は歯医者に行きたくなかった口が痛い人だと）わからなくなることはない。

一九四六年、フリーマンは経眼窩ロボトミーをサリー・エレン・イヨネスコに施した。彼女は重い鬱病で、何日間もベッドから起き上がれなかった。自殺を試み、子どものひとりを窒息死させようとした。これではたしかに、生活の質はあまりよくなさそうだ。ロボトミー後、二度と暴力的になることはなかった。のちにインタビューを受けた際にこう言っている。「（フリーマンは）すばらしい人です。それしか言えません……ほかは何も覚えていません、とても疲れているんです」だが、娘によると、イヨネスコはフリーマンが「あそこまで度を越さなければ」よかったのにと思っていた。[11]

ロボトミーを受けた結果、問題がなかった人が大勢いた。ジョン・B・ダインズとジェームズ・L・ポッペンが、一九四九年の『ジャーナル・オブ・ジ・アメリカン・メディカル・アソシエーション』

の「難治性疼痛のためのロボトミー」という記事で、患者は術後、「精神の抑鬱をまったく訴えず、決して悲しみを見せたり涙を流したりしなかった[12]」と述べた。とはいえ、彼らが調査した、ロボトミー前は〝普通〟か、一部は〝不安状態〟に分類された患者のすべてが、術後は〝精神遅滞〟か〝多幸症〟（わたしの知る限りでは、〝精神障害を持つがそれを喜ぶ〟こと）に分類された。落ちこまないだけでなく、「悲しみに無頓着になり、他人の感情を読み取ることができないように思われた[13]」

フリーマンは自分の手術を成功と見なしたがったが、患者と親しい人にとってはとてもそうとは思えないことがよくあった。二四歳の統合失調症患者の手術の〝成功〟について、フリーマンは次のように述べた。「飲みすぎることを除けば、攻撃的な行動を示さない。法的にとがめられるレベルの不品行を働くには、いくらか想像力と感情的な原動力が必要らしく、この患者にはその能力がなかった[14]」法を犯さなかったのは、まあいいことだと認めよう。だが、その患者は「時間の感覚をすっかり失い、一日四時間から六時間も手を洗うくせに、汚れた服を着ていた[15]」という兄弟の発言から考えると、おそらく、悪いことをする時間がなかったのだ。

フリーマンがロボトミーを重ねるにつれて、その損害がますます明らかになっていった。フリーマン自身も「この手術によってすべての患者がおそらく何かを、いくらかの自発性や才気《スパークル》や個性を失う[16]」と認めた。

〝輝き《スパークル》〟とは具体的に何か？　自分の話をするときの堂々とした態度？「ワインセラーへ、モーリス！　バスタブにシャンパンを注ぐわよ！」と叫ぶときのフィッツジェラルド的な目の輝き？

違う。この〝スパークル〟とは、〝大人の知性〟のことだ。

『ディスカバー』誌がより明確に説明した。「この手術には不穏な副作用があった。患者はしばしば人格が大きく変化し、無感情になり、不適切な社会的行動を示す傾向があり、身づくろいに夢中になった。的外れのジョークを言い、不衛生な状態だった」[17]つまり、幼児のようなふるまいをすることが多かった。一九五三年に手術を受けた女性の孫娘によると、祖母は術後「動かない岩のようにふるまい、おかしかった。話しても要領を得なかった。ほかの大人たちと同じ話をしなかった。ひと言で言えば――子どものようだった」[18]

フリーマンは、幼児時代に返ることが悲惨な結果だとは思っていなかったようだ。一九四七年に手術を施した統合失調症患者について、次のように述べている。

(術後一〇日目)ローズは微笑をたたえた無精で無口な患者で良好である。からのポットから延々とコーヒーを注いでいる。わたしの名前を思いだせない。

(術後一八日目)ローズは家に帰れることを喜んでいる。あまり話さず、とても神経質だ。[19]

ローズは二〇代後半の既婚女性だった。彼女の状態に家族が恐怖を示すと、フリーマンは、彼女が悪いことをしたら「昔ながらにお尻を叩き……そのあとでアイスクリームを与え、キスして埋め合わせをする」[20]必要があるかもしれないと提案した。

活気にあふれたクリエイターだった患者が、ロボトミー後に創造力を失うと、ダインズとポッペンは次のように説明した。

例として、発明家だったある患者は、ロボトミー後、多幸的で落ち着きがなく、明確な知的障害や記憶障害は示さなかったものの、創造的な仕事をしたり、問題を視覚化したりする能力はまったくなかった。集中することも、未来の計画を立てることもできなかった。興味がないか、一度に数分以上興味を持ち続けることができないようだった。[21]

ロボトミーの望み得る最良の結果は、患者の少なくとも一部の性格の保持だったようだ。フリーマンの息子がのちに、「成功したロボトミーの話などない。成功した自動車事故の話がないのと同様に[22]」と嘲笑した。

一九四九年、フリーマンは全国の病院をまわってロボトミーの手順を実演した。ロボトモバイルと呼んでいた、特注のリンカーン・コンチネンタルで(悪魔が乗っているアイスクリームトラックのようだ)。車に持ち運び式の電気ショック装置と、記録用のテープレコーダー、器具を積みこみ、約五週間で八つの州を訪れ、手術を一一一回行った。[23]

フリーマンは一流の興行師だった。パートナーのワッツいわく、「カーニバルの客引き」だ。芝居がかった気質は、服装にも表れていたかもしれない。あるとき、フリーマンは男性のペニスを切り取り、それに家紋を彫刻し、その後何年も首に巻きつけていた。ロボトミーを実演する際、両手に大工の槌を持ち、患者の両方の眼窩に同時にアイスピックを打ちこむこともあった。フリーマンの実演を見たある人物はこう言っている。「彼はわたしたちを見上げて微笑んだ。サーカスの演技を見ているようだった。両手を同時に前後に動かして、両目のうしろの脳をまったく同じに切った。とても陽気で上機嫌で、〝興奮〟していたので驚いた[24]」

これを読んで、〝ちょっと待って、医者はもっと慎重に行動するべきでしょ！〟と思ったのなら、あなたは正しい。これは悪夢のようなカーニバルだった。何週間もあちこちまわって手術を何度も行うなど、医療処置にふさわしいほどその手術を真剣に受けとめていたとは思えない。

フリーマンの助手によると、ある患者が怖気づいてロボトミーを受けるのをやめると言ったとき、フリーマンはおそらく説得するために患者のホテルへ行った。患者を落ち着かせるために少し電圧を加えようと、電気ショック装置を持っていった。すると、患者は〝ロボトミーを施すためにホテルの部屋まで来た男から〟悲鳴をあげながら逃げだした。患者の反応はきわめて健全と思われる。だが、フリーマンはあきらめなかった。助手によると、「患者は……床に押さえつけられ、フリーマンに電気ショックを与えられた。患者はすでに意識を失っていて、ポケットにルーコトームが入っていたので、その場ですぐに経眼窩ロボトミーを行えると気づいたフリーマンは、そうした[25]」殺菌されていないホテルの部屋で、いやがっている人の脳を切ったのだ。床に押さえつけて。

フリーマンは彼の言うところの「細菌とかいうくだらないもの[26]」を気にしなかった。それほどぞんざいに行うことが許される医療処置を思い浮かべようとしたが、はっきり言って、わたしが子どもの膝のすり傷の手当てをするときでさえ、もっとちゃんとやるだろう。

　このようなマイナス面があり、非常に恐ろしく思えるにもかかわらず、とりわけ頭蓋骨に穴を開けずにかっこいいアイスピックを使って行えるようになってから、人々はロボトミーを受けるために行列に並んだ。フリーマンが手術を行った回数については、フリーマンが全国をまわるあいだにつけていた記録を参考にできる。

六月二九日　アーカンソー州リトルロック　四件
六月三〇日　テキサス州ラスク　一〇件
七月一日　テキサス州テレル　七件
七月二日　テキサス州ウィチタフォールズ　三件
七月九日　カリフォルニア州パットン　五件
七月一四日　カリフォルニア州バークレー　三件[27]

　約二週間で三二件。一日二件のペースだ。

　どうしてそんなに多くの人がロボトミーを求めたのだろう?

　ロボトミーが人気だったのは、当時は精神病患者を助けるために利用できる治療が非常に限られていたからである。引退した神経外科医、ジェーソン・ブライスは、当時ロボトミーが流行した理由をこう説明した。「精神病院を訪れると、拘束衣やクッション壁の病室があり、残念なことだが、一部の患者が身体的暴力を受けているのは明白だった」[28]患者を助ける、せめておとなしくさせる薬物療法が生まれる前は、留置場と大差ないことも多い精神病院に、病人や、ときには狂暴な人が入れられた。当時の治療として、電気ショック療法（現在も重度の鬱病患者の治療に使われることがある）は記憶喪失を引き起こす可能性があった。メトラゾールは激しい痙攣を引き起こし、患者が骨を折り、それが背骨や顎の場合もあった。インスリン昏睡は、患者が何週間も意識を失った。これらの治療法は、一部の症例でやや症状の緩和が見られたものの、医師が期待するほどではなかった。

ロボトミーを行った医師たちは治療法を切望するあまり、間違った希望にすがった。必死なときは誰でもそうする。突然、少なくとも症状を緩和できる可能性のある処置が登場したと思われたのだ。速くて簡単で永久的な治療法と考えられていた。歯の治療と似たようなものだと！

一九四〇年代後半、大勢のアメリカ人が心の苦しみを抱えていた。第二次世界大戦が終結し、兵士たちは市民生活に再適応するのに苦労した。多くがＰＴＳＤ（心的外傷後ストレス障害）を患ったのは（いまもなお苦しんでいる人がたくさんいる）、おそらく戦争に行ったせいだ。まだその症状を表す医学用語はできていなかったが、退役軍人省（ＶＡ）病院はあふれそうなくらい混んでいた。一九五五年の全米研究評議会の研究によると、第二次世界大戦中、一二〇万人の兵士が精神障害や神経障害で入院していた。[29] 比較のために言うと、戦闘中の怪我で入院した兵士の数は六八万人だった。当時一般的だった治療に、超高圧下の温水と冷水を兵士に交互に吹きかけるというものがあった。「スコッチ式圧注法と針シャワー」[30]というあだ名がついていた。不快な温度の水のなかにいきなり投げこまれることで、気分が落ち着いたり元気になったりすることはない。人々はどれかが効くことを願って、いろいろなことを手当たり次第に試していたという印象がぬぐえない。

これは暗黒時代ではなく、二〇世紀の話だ。アインシュタインやフランク・シナトラが生きていた時代だ。

一九四六年、VA長官フランク・ハインズは、次のようなメモを受け取った。「約六年前、フランス人外科医エガス・モニスが、前頭葉の手術について説明し……その手術は不安や心配、憂鬱、強迫、顕著な感情的要素への執着を除去するのに有効と判明し……患者を慎重に選べば、結果はほぼ一様に良好である[31]」

これはたいした問題ではないが、エガス・モニスはポルトガル人である。フランス人ではない。インターネットで検索することが当たり前になる前の時代だから、よくあるミスと思うかもしれない。わたしもいつもなら指摘しないけれど、今回わざわざ取り上げたのは、モニスがポルトガル史上最もポルトガル人らしい人物だからだ。彼はポルトガル生まれで、ポルトガルで働き、ポルトガルの国会議員で、ポルトガルの大使を務め、ポルトガルの外務大臣となり、一九一九年のパリ講和会議でポルトガルの代表を務め、ポルトガル最大の大学の教授で、ポルトガルで死去した。ロボトミーを考案したほかに彼について知っていることをひとつ挙げるとすれば、ポルトガル人ということだ。

そういうわけで、このメモを書いた人が誰にせよ、ロボトミーゲームのプレイヤーたちに精通している人物だったとは思えない。

「結果はほぼ一様に良好」という文言にあなたが困惑したとすれば、大局的な見方ができるということだから、すばらしい。

曖昧なメモで、曖昧でないところは間違いだったにもかかわらず、フランク・ハインズはロボトミー処置を承認した。一九四七年四月一日から一九五〇年九月三〇日のあいだに、一四六四人の退役軍人がVA病院でVAの医師の手でロボトミーを施された。[32]

ロボトミーの流行の犠牲者はほかにもいた。一九六〇年代まで、精神病を患った女性は通常、夫や父親に施設に入れられた（本人の同意は必要なかった）。医師は患者に対して治療法やリスクを説明するよう義務づけられてはいなかった。「わたしはいつも説明する代わりに、（術後の目の周りの黒あざを隠すため）患者にサングラスをかけさせるよう家族に言った」と、フリーマンはジョークを言った。[33] 施設に入れられた男性の割合のほうがはるかに高かったにもかかわらず、ロボトミーの六〇～八〇パーセントが女性に施された。[34] 手術を受ける女性は、その危険性が実際よりもはるかに低いと思っていた。たとえば、あるフリーマンの患者は、手術のために頭を剃って美しい髪を失うはめになるのを心配していた。フリーマンは髪は切らないよう努力すると約束し、結局切った。その後、彼女が丸坊主になったことに「まったく気づかずに他人と過ごしたり話したりした」ため、フリーマンは彼女の虚栄心を滑稽に思った。[35]

ひどい冗談だ！　わたしの知る限りでは、ドクター・フリーマンのジョークはどれも、いかにして人の高次機能を本人に気づかれずにもぎ取るかに関したものだ。それが滑稽だなんて！　わたしも恐ろしくて暗い話題について冗談を言って、相手を目が飛びでるほど驚かせることもあるが。アメリカの夫たちは、車を乗りまわして妻たちの脳を切り刻むこの男のことが大好きだったようだ。

手に負えない妻や娘を制御することが都合がいいかもしれない状況があることは、『去年の夏突然に』（ネタバレ：公平を期すために言うと、原作である一九五八年のテネシー・ウィリアムズの戯曲で言及されている、非常に特殊なカニバリズムに関連した理由でロボトミーを施された人はひとりもいない）を観た人ならわかるだろう。ダインズとポッペンの患者リストに載っていた女性たちの一部は、単に〝更年期〟や〝ヒステリー〟と記載されていた。歴史家のケイト・クリフォード・ラーソンによると、「フリーマンはのちに、潜在患者を社会〝不適合者〟と呼んだ。特に女性たちはロボトミー患者の大半をなした。鬱病や双極性障害を患う女性、当時社会的・文化的に容認できる限界を超えて性的に活発だった女性（典型的な性的欲望を示す独身女性も含まれる）は、候補者と見なされた」[36]つまり、あなたが二一世紀の普通の女性なら――〇〇より病気に関する本を読むほうが好きで……〇〇に当てはまる女性にとってまったく害のない本はなんだろう。料理本とか？　映画スターがヨガを勧める本？　とにかく、あなたがロボトミーの全盛期に生きる既婚女性だったら、あなたの夫はその気になればあなたを施設に入れたり、ロボトミーを受けさせたりできたのだ。既婚女性読者へ。もちろん、あなたの夫がそんな人だと言っているわけじゃない。あなたの夫はきっとすごくいい人だろう。それでも、できたのだ。

あなたの夫と違って、フリーマンは全然いい人ではなかった。ロボトミーが奇跡の治療法か何かと信じて疑わず、施術し続けた。フリーマンは当初から、マスコミを利用するのがうまかった。早くも一九三七年に『ニューヨーク・タイムズ』にロボトミーについて説明し、それを「魂の病気に用いられる手術」と詩的に表した記事が掲載された。フリーマンは「わたしとワッツは賞をもらったわけでもないのに見出しを飾った。われわれはそれに一生懸命取り組み、声がかれるほどしゃべった」[37]と言った。また、『ワシントン・イブニング・スター』は、フリーマンの六回目の手術後、その手順を「おそらく、当代きっての革新的手術となる」[38]と評した記事を掲載した。フリーマンは患者に関して驚くべきキャッチフレーズを持っていて（「彼らを回復させよう！」）、悩んでいる家族の心に確実につけこんだ。

これらの記事が出たあと、ロボトミーを希望する大勢の人の声がフリーマンに届いた。フリーマンによると、「喘息患者が脳の手術で病気が緩和されるかどうか知りたがっていた」[39]これを読んで、〝ハハッ、喘息にかかっているだけじゃなくて、ばかなのね〟などと思わないでほしい。そうかもしれないが、第一にフリーマンに非があるのだとわたしは言いたい。ロボトミーを考案した人物が、それが肺の病気とはなんの関係もないことを明確に説明できなかったのなら、危険な方法で宣伝していたのだ。フリーマンはロボトミーがまるで万能手術であるかのように話した。

わたしの知る限りでは、フリーマンはその喘息患者にロボトミーを施さなかった。フリーマンは手紙を送ってきた患者にしばしば施術していたので、これは驚くべきことだ。一九四六年にフリーマンは、「精神科医が患者をよこすのを待っていたら、われわれはいま頃五〇〇回ではなく、まだ一〇〇回しか手術をしていなかっただろう」[40]と言っている。フリーマンが積極的にロボトミーを施さなかったのは、どうやらその喘息患者と女優のフランシス・ファーマーだけのようだ（ファーマーの両親は手術に同意しなかった。それでもいまだに、彼女がロボトミーを受けたと信じている人がいる。彼女は受けなかった。受けた人に注目すべきだ。大勢いるのだから）。

フリーマンはロボトミーを利用して、〝過食症〟から薬物依存症、アルコール依存症まで、あらゆる病気を治療した。フリーマンの一五回目の手術の患者は、アルコール依存症だった。フリーマンはロボトミーで酒への渇望を抑えられると確信していた。だが、失敗した。患者は術後すぐに逃げだしてバーへ行き、そこで泥酔しているのをフリーマンに発見された。一九五〇年代には、フリーマンは重い頭痛を患っているだけの女性にロボトミーを施した。患者の娘、キャロル・ノエルによると、術後母親は小さな子どものようだった。母親の状態を次のように説明している。

母に心配事はあったかって？　いいえ、ありません。フリーマンが約束したとおり、何も心配しませんでした。社交儀礼という概念がなく……母の唯一の感情のはけ口は、町じゅうのピンボールマシンを叩くことと、お祭りで瓶に入っている硬貨の数を数えることでした。母はわたしたちの最高の遊び友達であり、親友であり、大好きでした。でも、ママとかお母さんと呼んだ記憶はありません。娘の祖母とも思えず、一度も会わせませんでした。母はそれすらできなかったのです。[41]

その患者は孫娘と会う機会がなくなると知っていたら、頭痛に耐えたと思う。一九五五年にアセトアミノフェン（タイレノールに含まれる）が、一九七四年にイブプロフェン（アドビルに含まれる）が売りだされるのを知っていたらなおさら。

ひとつ明るい点がある。ロボトミーのマイナス面に対するフリーマンの無頓着な態度は、ほかの科学者たちを少なくとも怒らせた。ジェームズ・ポッペンは一九四九年に次のように述べている。「将来、評判のよい週刊誌で最初に情報を得るようなことがないのを願っている。このような深刻な症状に対して行う処置は徹底的に試行し、勧告する前にある程度立証すべきだ。週刊誌で（必ずしも正確でない）早まった情報を広めることは、患者やその家族にむなしい期待や誤った印象を抱かせる傾向がある」[42] この意見は比較的礼儀正しいものだった。フリーマン嫌いの話でわたしが気に入っているのは、一九四八年、あるカクテルパーティーでフリーマンが精神科医のハリー・スタック・サリヴァンに「調子はどうだ、ハリー？」と明るく声をかけると、サリヴァンは激怒して両の手のひらを上に向け、「迷惑なんだよ」と怒鳴ったあと、立腹したまま友人に引きずられていったというものだ。[43] わたしもそのパーティーに参加していたら、ドクター・サリヴァンと永遠のかたい友情を築けただろうが、話が横道にそれてしまった。

VAの精神医学教育部長だったドクター・フローレンス・パウダーメーカーは、一九四八年の論及で、「ドクター・フリーマンは、ロボトミーが非行から首の痛みまで、実質的になんにでも有効だという考えを改める意向は示したのだろうか？」[44] と述べた。女性医師がこの治療法に疑問を呈してくれたことが、わたしはうれしい。また、神経科医のルイス・ポロック（のちの米国神経学会会長）は、フリーマンが最初の手術を行った直後に、ロボトミーは「手術ではなく損傷だ」[45] と断言した。

一九五〇年には、ソ連がロボトミーを「人間の道義に反する」[46] として禁止した。すべてのアメリカ人がそれに同意したか？ そうでもなかった。アメリカはソ連が嫌うものはなんでも愛する時代で、ウォッカを〝自由のウイスキー〟と呼んだかもしれない。モニスがロボトミーの先駆者として、一九四九年にノーベル賞を受賞したばかりだった。同年、アメリカで五〇〇〇件のロボトミーが行われた。[47] 一九三〇年代から一九七〇年代にかけて、合わせておよそ四万件のロボトミーが行われ、そのうちフリーマンがひとりで三五〇〇件を実行した。[48]

ロボトミーの人気が衰えるのに、人気が高まったときと同じくらい時間がかかった。世論を変えるには、フリーマンが擁護するのと同じくらい熱心にロボトミーを否定する集団が必要だった。さいわい、一九五〇年代には、ジャーナリストや芸術家たちが、ロボトミーを懐疑的に描写し始めた。

一九五一年、ジャーナリストのアーヴィング・ウォーレスは、『サタデー・イブニング・ポスト』で「最終手段の手術」という見出しの記事を書いた。もともとは「彼は良心を切除された」というタイトルだったのだが、これは物議をかもしそうだと判断された（とはいえ、『日曜の紳士 *The Sunday Gentleman*』には同タイトルで収録されている）。ウォーレスはこの記事で、非常に聡明な人物を紹介した（IQが一五〇あるのだ！　読書をやめなかった！　プリンストン大学に通った！　多才だった！）。だが、彼は重い鬱病を患っていた。除隊させられたあと神経衰弱になり、数々の治療を試したあと、ロボトミーを施された。術後、前よりも幸せになったが、（タイトルどおり）彼は良心を切除されたと、ウォーレスは伝えた。「ロボトミーは患者をおとなしく鈍い、しばしば無益な怠け者に変え、以前の力を剝奪し、痙攣発作を引き起こす。患者は社交儀礼に無関心になり、攻撃的な行為をし、洞察力を失う。この手術は神のものに手を加えることだと、人の不安を取り除くと同時に、魂や良心も奪うと感じる者がいる」[49]

　これに興味を引かれ、怯えた読者から大きな反響を呼んだ。よくやったわ、アーヴィング・ウォーレス。フリーマンはこの記事を憎悪した。記事から自分の名前を削除するよう要求し、滑稽なほど短気な行動だと思うが、ウォーレスに手紙を書き、そのなかでラドヤード・キップリングの詩「If」を引用した。「もしきみが話した真実が悪者に歪曲され愚か者をだますために伝えられるのを聞いて耐えられるなら……（きみは立派な人になる）」だが、患者が何よりも良心を失う可能性があることは、フリーマンも充分承知していた。一九四五年、同業者に宛てた手紙で、元患者について次のように述べている。「彼女がとても興奮し、いらいらしていて、傲慢で頑固なのに、本物の苦しみの感情を持たず、良心のかけらもない（強調した）子どもじみた人間となったというきみの説明は……彼女を責任能力を持つ大人でなく、体の大きな子どもと見なすのがよいだろう」[50]

ロボトミーの有害な影響について書いたアーティストはほかにもいた。テネシー・ウィリアムズの愛する姉ローズは一九四三年にロボトミーを施され、『去年の夏　突然に』（一九五八年）にそのことが色濃く、『ガラスの動物園』にはさりげなく反映されている。『ガラスの動物園』で、ローズをモデルにした登場人物のお気に入りのユニコーンのガラス細工が壊れたとき、彼女は微笑んでこう言う。「この子は手術を受けたと思うことにするわ。自分が――変わり者だと思わなくなるように角を取ったの！　これで、角のないほかの馬たちと一緒にいてもくつろげるようになるわ」ケン・キージーが一九六二年に出版した『カッコーの巣の上で』は、〝ロボトミーも順応も悪だ〟というサブタイトルがついていてもおかしくない。

これが〝アーティストは世界を変えられる！〟実例だったと思いたい。アート最高！　しかし、それらの描写が、今日と同様のロボトミーに対する恐怖心を生じさせたとはいえ、ロボトミーの人気が衰えた主な原因は、一九五五年にソラジンが売りだされたからである。この抗精神病薬は、取り返しのつかない副作用をもたらすことなく、（統合失調症患者など）一部の患者を落ち着かせ、おとなしくさせることができた。当初は〝化学のロボトミー〟として売りだされた。

それでもフリーマンはロボトミーをやめなかった。一九六〇年代も手術を続け、一二歳の子どもに施術したこともあった。『ぼくの脳を返して――ロボトミー手術に翻弄されたある少年の物語』で自らの体験を語ったハワード・ダリーは、一九六〇年、義母が「この子はベッドに入るのをいやがるのに、そのあとすぐよく眠るんです。白昼夢にふけってばかりいて、そのことについてきくと『知らない』と答えます。日がさんさんと照っているのに、部屋の明かりをつけっ放しにするんです[51]」と訴えたせいで手術を受けた。日中に明かりをつけることは①それほど悪い行為ではないし、②「ねえ、外が明るいときに明かりをつけっ放しにするのはやめてちょうだい。これ以上電気代がかかるようなら、外出禁止にするわよ」と注意すればすむ話だ。

フリーマンは一九六七年、ある患者に三度目のロボトミーを施し、その患者が死亡したとき、ついに免許を取り消された。一九六八年になっても、ロボトミーはふたたび流行するだろうし、それを行いたがらない外科医は「有望な策を見逃している[52]」と主張した。同年、フリーマンは彼が呼ぶところの「一九六八年の大追跡」を開始した。一九七二年に癌で死亡するまで、全国をまわって元患者を訪ねた。多くの患者がフリーマンに会えて喜び、フリーマンは彼らが本当に小さな子どもであるかのごとく父親のような態度で接した。彼らが子どもみたいに見えたのだとしたら、もちろん、フリーマンがしたことだ。

患者の家族はあまり喜ばなかった。一九五四年に産後鬱病でロボトミーを施された患者の娘であるレベッカ・ウェルチは、「ドクター・フリーマンはどこかで人々を征服し、人格を奪いたがっていたんだと思います[53]」とダリーに話した。フリーマンにそのような邪悪な意図があったかどうかにかかわらず、これはアメリカの医学史上最も暗黒の章のひとつである。大きな恥辱だ。その責任の一部は、世紀半ばの調和に対する熱意にある。世間は変わっていて普通でなく見える人をみんなと同じようにするためなら、進んで人格を犠牲にした。病気の治療を切望して必死でロボトミーに頼った者もいれば、単に人間的な弱さに苦しんでいただけの者もいた。〝普通〟でない人の脳を切ってまわったら、しまいには誰もいなくなってしまうだろう。カリスマ的な民衆扇動家が高く評価され、信用されたのは、彼が魅力的だったのと、事実を調査することや、入念な下調べをした退屈な医者の話を聞くことが大変で時間がかかるからだ。

一般的に、わたしたちはそのような行動を避けなければならない。

だが、ロボトミーにも励まされることがひとつある（ひとつだけだ）。それは、わたしの知っている人はみなロボトミーを恐れているということだ。芸術作品の恐ろしい描写のせいかもしれないし、ロボトミーに関する数々のブラックジョークのせいかもしれない。それでも、〝幸せだけどからっぽ〟になるという概念にいまの人は本能的な恐怖を感じるということで、わたしは人間を尊敬する。

チャック・パラニュークによる「ゾンビ」という物語がある。おそらく最もパラニューク的な話だ（彼の作品の読者ならわかるだろう）。ティーンエイジャーたちが自分にロボトミーを施す。そうすれば、〝カーダシアンの三〇〇人の姉妹とボールドウィンの八〇〇人の兄弟の動向を追う〟必要がなく、〝駄菓子や『フラグルロック』の再放送にわくわく〟できる。チャック・パラニュークがこれが何年の話なのかわかっていないのは明らかだ。

(わたしが名前を挙げられるボールドウィンは、アレックとアイルランドだけ。それは嘘。全員挙げられる。わたしの頭には役に立たないトリビアが無限に詰まっている)

この話をわたしから聞いて、気に入った人はいなかった。「怖い」とか「恐ろしい」とか「やだわ、どうしてそんな話をするの?」とか、「『フラグルロック』のDVDがいくらするか知ってる?」(どうも高いらしい!)と言った人もいた。「ジェン、このティーンエイジャーたちは正しいことをしたと思うわ」と言った人はひとりもいない。

悩みのない幸福な生活と引き換えに、脳の高次機能を失うことがよい取引だと思う人はいないようだ。それを深読みすれば、人類の何かすばらしいものを暗示していると言えるだろう。わたしたちはおそらく、幸福で単純な生活よりも、意義のある生活を求めている。基本的にすべての衝動に従い、性器をいじり、心配事が何もないことで幸せになれるかもしれない——ベッキーや大勢のそれほど熱狂的でない患者が入信した〝幸福のカルト〟のようだ。だが、意義のある生活を送りたければ——他人を大事にし、世界を自分が生まれたときより少しでもよりよいものにしたければ、前頭葉は必要である。

ポリオ
人々は一丸となって病気を撲滅した

ポリオにかかることがよいことであると示す
哲学は存在しないと思う。

ビル・ゲイツ

ときどき、みんなが正しいことをして、人類が勝利をおさめることがある。ジョナス・ソークが恐ろしい病気と勇敢に闘った人物として名を残しているとしても、ポリオに打ち勝ったのは彼だけの物語ではない。人々が協力し、一丸となって真の敵を撲滅した、人間のすばらしさを示す物語でもある。このとき、人間はみな兵士のごとくポリオと闘った。この物語に登場する多くの人が実に立派で勇敢だから、あなたは一九五六年頃のアメリカのすべてにキスしたくなるか、ぶっきらぼうだけど意味のある握手をしたくなるだろう。

ポリオの物語は、本書のなかでわたしが特に気に入っている話だ。

物語は北アメリカを五〇年間恐怖に陥れたある病気から始まる。すばらしい『ポリオ——アメリカン・ヒストリー *Polio: An American Story*』のなかで、著者のデイヴィッド・M・オシンスキーは、一九四〇年代に「ポリオほど注目され、恐怖心を引き起こした病気はほかにない」と説明している。それにはもっともな理由があった。ポリオはなんの前触れもなく人を襲った。誰が感染して、誰が免れるか知る由はなかった。死亡する者もいれば、一生傷跡が残る者もいた――車椅子や松葉杖、脚の装具、呼吸装置、変形した四肢といった、目に見える跡を残した。[1] そして、めずらしいことではなかった。何万人ものアメリカ人がポリオに感染した。一八九〇年代後半にアメリカで最初に発生したのち、一九一六年には二万七〇〇〇もの症例が存在した。ポリオは絶えずつきまとう脅威となった。一九四九年には国内で四万件の症例が存在し、一九五二年までに五万七八七九件に増加した。[2] 一九五二年の全国世論調査の〝アメリカ人が最も恐れるもの〟で、ポリオは二番目に挙げられていて、一番は原子爆弾だった。[3] ポリオがそれほど恐れられていた理由のひとつは、感染するのが主に五歳以下の子どもで、生涯麻痺が残ることもあったせいだ。[4]

ポリオの作用は、一見、コレラに似ているように思える。コレラと同様に、ポリオウイルスは糞便中に発見され、口を通して侵入する。これもまた、汚れた水によって伝染し得る。〝ちょっと待って。二〇世紀のアメリカ人は地下に汚水溜めがあって、濾過されていない水を飲んでいたの？〟と思うかもしれない。そうではない。そういう人もいたかもしれないが、多くはなかった。実際の問題は、子どもたちが湖や水たまりや、旧式の濾過装置を使用したプールで遊ぶことだった（ポリオウイルスを不活性化する塩素がプールで使用されるようになったのは一九四六年から）[5]。それらの水源から汚染された水を摂取することで、ポリオに感染する可能性があった。従って、ポリオが最も流行する季節は夏だった。多くの親は子どもたちが感染するのを恐れて、プールに近づかせなかった。ポリオは、プールのなかでうんちをすることが不愉快だというだけでなく、非常に恐ろしい考えである理由のひとつである。また、尿に含まれる窒素が、塩素を目に染みるものに変える原因なので、プールのなかでおしっこをするのもやめて。これはポリオとはなんの関係もないけれど、とにかく、みんなのために、プールのなかで汚いことをするのはやめよう。

　当時プールが区別されていたのは、黒人がポリオウイルスを保菌している可能性が高いというばかげた考えに基づいたものだったのではないかと思ったが、そうではなかった。それどころか、当時は黒人はポリオに感染しないという愚かな固定概念があった（感染する）。プールが区別されたのは、病気とは関係のないまた別のばかばかしい人種差別的な理由によるものだった。

　プールだけでなく、感染者がトイレに行ったり、赤ん坊のおむつを替えたりしたあとに手を洗わずに食事を用意することが原因で感染する場合もあった。ウイルスを摂取すると、ウイルスは消化管をおりて小腸で繁殖し始める。そこから脳幹や中枢神経系を侵し、筋肉を制御する神経細胞を破壊する可能性もあった。約二〇〇分の一の割合で、フランクリン・デラノ・ルーズベルト大統領の症例のように、神経細胞が破壊されたことが原因で麻痺が生じた。麻痺は通常脚に起こった。だから、ポリオは車椅子や脚の装具を連想させるのだ。リハビリによっていくらか力を取り戻す場合もあったが、約三分の二の患者が永久に筋力が低下した。[6] 一九九四年の映画の主人公、フォレスト・ガンプと違って、脚に装具をつけていたのに、いじめっ子にいじめられたからといって、ロビン・ライトが演じた女の子に恋したからといって、あるいは神のご加護によって、魔法のように走れるようになった子どもはいなかった。

延髄ポリオと呼ばれるさらに恐ろしい症例では、脳幹が損傷し、呼吸筋が侵される。一九四〇年代、そのような患者はしばしば巨大な〝鉄の肺〟に入れられた。頭だけ外に出して、管状の装置に完全に挿入された。その〝肺〟は、患者が自力で呼吸できるようになるまで、肺に空気を強制的に出し入れすることによって呼吸を調節するものだった。このリハビリには何週間もかかることがあった。[7]鉄の肺のなかにたとえ数分間でも閉じこめられると思うと、それだけで気分が悪くなるし、なかで読書ができないのはたしかだ。些細な問題だと思うかもしれないが、棺のような管に何もすることがない状態で何週間も閉じこめられたら考えが変わるだろう。

死ぬのもまた、ぞっとしない考えだ——麻痺性ポリオの致死率は五〜一〇パーセントだった。それが人々が闘った相手だ。今度は勝利に目を向けよう。

この物語の最初の英雄は、フランクリン・デラノ・ルーズベルト（ＦＤＲ）だ。第三二代アメリカ大統領は、一九二一年、三九歳のときポリオに感染して麻痺が残った（ポリオを子どもの病気だと思っている人は驚くかもしれない）。ルーズベルトはふたたび歩けるようになることを夢見ていたが、両脚に装具をつけた状態で、短い距離しか歩けなかった。一九三三年に大統領に当選すると、ポリオと結びつけられるようになった。これに関しては、英雄的資質を押しつけられたようなものだった。ルーズベルトは麻痺患者と思われることをひどくいやがっていたからだ。ルーズベルトが私生活で使っていた車椅子に乗った写真はほとんど見られない。ルーズベルトがスピーチをしている映像を見ると、頭をしょっちゅう動かしていて、率直に言うと、現在の基準からするとおかしく見える。これはチックでも、一九三〇年代の奇妙な流行だったわけでもない。ルーズベルトは身体的な活力があるという印象を与えようとしたのだ。その努力は理解できる。選挙期間中、『タイム』のような雑誌が、「この候補者は精神的には大統領に適任だが、身体的にはまったく不向きだ」[8]と主張した。アメリカ大統領の主な職務が毎日マラソンをすることであるかのように。さらに、特に大恐慌時代は、麻痺が一種の道徳的な弱点で、「世界に身体障害者のための場所はない」[9]と考える人が大勢いた。

残念ながら、病気の影響を最小限に抑えようとするルーズベルトの努力は報われなかった。そして結局、大勢のポリオ患者の英雄となった。

哀れにも、ポリオ患者は社会の負担と広く認識されていたが、ルーズベルトが当選するとその認識が変化し始めた。大勢のポリオ生存者や、子どものポリオ患者の親が大統領に手紙を書いた。子どもに適切な治療を受けさせるために、老後のたくわえを使い果たしたという家族もいた。身体に障害を負った子どもは、たとえば、野球ができないせいで学校でいじめられると話した。ルーズベルトは全員に返事を書き、彼らは「勇敢な闘い」をしているのだと言って励まし、彼らの「立派な勇気と決意」[10]を褒め称えた。ルーズベルトの手紙は口先だけだと言う者もいた（具体的に言うと、ほかの点ではすばらしいデイヴィッド・M・オシンスキー）。だが、彼はアメリカ大統領なのに、わざわざ時間を取って、困っている人に手を差し伸べたのだ。これは驚くべきことだ。このうんざりするような乱れた世界で、人の優しさはすてきなものだ。

麻痺を患う息子を持つある母親からの手紙には、次のように書かれていた。「ラジオで大統領の声を聞くたびに、身体障害者に対する大統領の姿勢（身体障害者は〝なんの価値もない〟ものではない）について書かれた記事を読むたびに元気づけられ、新たな勇気がわいてきます。あなたの人生が、ある意味わたしの祈りに対する応えです」[11]

ルーズベルトはポリオ生存者を助けるいくつもの慈善事業を支援した。一九二六年にジョージア州ウォーム・スプリングス財団を設立し、ウォーム・スプリングス・リハビリ施設を建設した。一九二六年にジョージア州ウォーム・スプリングスの一二〇〇エーカーの土地を買い、そこをポリオの後遺症に苦しむ人々のための真の楽園に変えた。施設は身体障害者が利用できる建物で、治療に役立つ水浴ができた。ポリオの感染経路を考えると、風呂が売りだったことに驚くかもしれないが、著しく筋力が低下した患者にとって、水泳がよい運動になることが判明したのだ。ルーズベルトはポリオに感染した直後にウォーム・スプリングスに滞在し、その後も生涯、定期的に訪れた。ポリオの犠牲者にとって、そこは単なるリハビリを行う場所ではなくなった。そこは、自分たちがみんなと同じ人間であることを思いだせる場所となった。障害者権利活動家のアーヴィング・ゾラによると、障害者は「醜く不健全、無力、不調、異常で、何より……病弱である」[12]と多くが思っていた時代に、これは挑戦だった。ポリオの犠牲者の死亡原因の第五位は自殺だった（ほとんどのアメリカ人で一〇位くらい）[13]。将来の展望が突然奪われたと感じるのなら、驚くべきことではない。大人の患者の多くが、世話をしてもらうために実家に帰らなければならなかった。

一九五二年、ヒュー・ギャラガーは大学の前期にポリオに感染して麻痺が生じ、二度と歩けないかもしれないと知って打ちのめされた。最初は、「障害者とつきあう」[14]気はないと言って、ウォーム・スプリングスに関心を示さなかった。だがそれを乗り越え、のちにこう言っている。「ウォーム・スプリングスは人と出会い、共同活動に取り組み、友人を作り、デートし、恋をする機会を提供してくれた。あらゆる普通の社会活動がウォーム・スプリングスで行われていて、外の世界とほとんど変わりなかった……ウォーム・スプリングスはぼくが経験したなかで最高の出来事だった[15]」

ポリオと闘うために、ルーズベルトがウォーム・スプリングスの土地を買い、資金を集める以外何もしなかったとしても、彼は英雄だ。だが、ほかにもある！　大統領時代、施設の資金が底をついたとき、ルーズベルトは自分の誕生日に彼の名前で大統領の〝バースデー舞踏会〟を開催することを許可した。すべてのチケットの売り上げの歩合がウォーム・スプリングス財団に渡り、その後、ポリオとの闘いを援助するその他の運動にまわされた。最初の舞踏会は一九三四年に開催された。政治評論家のカール・バイアーがイベントを計画し、アメリカの各都市の新聞編集者に手紙を書き、準備を手伝ってくれる市のリーダーを探すよう頼んだ。上流のレディたちはこういったことが大好きだった。誰もが。麻痺に苦しむ子どもを助けるためにあなたがパーティーの準備をしてくれることを大統領が望んでいると、あなたの町の新聞に書いてあったら、あなたはそうしたはずだ。委員長を務めただろう。極上のピザやシャンパン、みんなが好きなミニカップケーキを注文したに違いない。パーティーを開く正当な理由だ！　アメリカ人は賛同した。一九三四年、「誰かが歩けるようになるためにわたしたちは踊る」[16]というスローガンのもと、アメリカじゅうで六〇〇〇のバースデー舞踏会が開催された。共同体はほかの地域に負けまいとした。マンハッタンのウォルドルフ＝アストリアで開催された舞踏会には、八・五メートルのケーキや、社交界にデビューする女性たちが登場した。だが、わたしのなかでの一番は、ウォーム・スプリングスで開催された舞踏会だ。居住者たちが車椅子に乗ったままダンスをしたあと、二メートルのケーキをカットした。のちに、ルーズベルト大統領はこう言った。「これまでで最も幸せな誕生日だった」[17]

舞踏会は一九四〇年まで開催されたが、共和党員や、たぶん大きすぎるケーキが好きではない人には必ずしも受けなかった。「ルーズベルトの誕生日以外の日なら、（ポリオのキャンペーンに）いつでも喜んで寄付する」[18]というのが政敵の一般的な反応となり、残りの三六四日のあいだに寄付するなら受け入れられた。そこで、一九三八年、ルーズベルトは超党派の全米小児麻痺財団（ＮＦＩＰ）を設立した。その目的は、有望な研究に資金を提供し、患者に最高の治療を行うことだった。ポリオの治療法が見つかるまでに、アメリカ人の約三分の二がＮＦＩＰの募金運動に寄付し、この財団のために七〇〇〇万人が無償で働いた。これは驚くべき数字だ。戦争に関連しない目的のためにボランティアをしたアメリカ人の最大の数だ[19]。

この財団が、ジョナス・ソークのポリオワクチンの研究に一部の資金を提供した。

ジョナス・ソークはアメリカの歴史上、最も近い現世の聖人として記憶されていることが多いが、ニューヨークで普通の子どもとして生まれ育った。ユダヤ教徒への迫害を逃れるため、家族がロシアからアメリカへ転地したあと、一九一四年、ニューヨーク市で生まれた。アメリカでポリオのエピデミックが起こるわずか二年前のことだった。一九一六年、ニューヨークで二三四三人がポリオで死亡した。ソークはまだ二歳だったから、この問題に関心がなかった。二歳の子どもが気にかけるのは、ペーストを食べられるかどうかということだけだ。だが、ソークの母親のドーラは、この病気について非常に心配し、アパートメントを入念に掃除し、誰でも部屋に入る前に靴を脱がせたため、ソークはほかの子どもたちから孤立した。ポリオへの恐怖が、インフルエンザの脅威と同様に、ソークの教育にいくらか影響を与えたのはたしかだ——スペインかぜは彼が四歳のときに発生した。ソークの幼少期は、病気への恐怖によって定義された。

ソークが医者になりたいと思ったのも当然だ。ソークはちょっとした神童で、一五歳でニューヨーク市立大学シティカレッジに入学した。一九歳のときには、医学学位の取得のため、ニューヨーク大学（NYU）医学部で勉強していた。彼がNYUを選んだ大きな理由は、ユダヤ人に対する差別がなかったからだ——たとえばイェール大学は、一年につきユダヤ人は全応募者から五名しか入学させなかった（それでも、二名しか受け入れられないアイルランド系カトリック教徒よりはまだましだった）。ソークは医学部を愛し、ずば抜けて優秀だった。彼は次のように回想した。「医学部の一年目を終えると、一年間研究し、生化学を教える機会を与えられた。その年の終わりに、希望すれば学部変更して生化学の博士号を取れると言われたが、わたしはやはり医学を選んだ。これはすべて、人類の役に立ちたいというそもそもの野心、あるいは願望と結びついていたと思う」[20]

医学部の最終学年で、ソークは彼のメンターである、インフルエンザワクチンを開発しようとしていたドクター・トーマス・フランシスと出会った。ソークはこのプロジェクトに熱中した。ドクター・フランシスがのちにこう述べた。「ドクター・ソークはユダヤ民族の一員だが、人々とうまくやっていく能力に非常に長けていると思う」[21]

ソークがユダヤ人であることにわたしがこだわりすぎていると思うかもしれないが、そのことが彼の人生にかなりの影響を与えたのだ。二〇世紀初期には、腺ペストを撲滅しようとしてユダヤ人が火あぶりにされることこそなかったものの、社会は依然としてすこぶる反ユダヤ主義で、ドイツに限った話ではなかった。ルーズベルトの人生が身体障害者に対する世間の認識を変える助けとなったように、ソークの人生は、アメリカ人がユダヤ人に対して少し寛容になるのに役立った。

とはいえ、ソークのレガシーに一点の曇りもないわけではない。一九四二年、ドクター・フランシスはミシガン大学疫学部の学部長になっていた。大勢の兵士がインフルエンザで死にかけていて、ワクチンを切実に必要としていたため、ドクター・フランシスは自分の研究室で働くようソークに頼んだ。崇高な目標だ。だがあいにくそれが、ソークにとっては倫理的判断の大きな誤りにつながった（ワクチン反対派のウェブサイトでは、ソークのキャリアについて真っ先にその話をする）。ソークは、施設に慣れきって自立できない精神病患者に本人の同意なしで実験段階のインフルエンザワクチンを接種する研究に参加した。彼らの多くが高齢で、自分の症状を説明することもほとんどできなかった。愚かで邪悪な行為だ。これであなたがジョナス・ソークを嫌いになったとしてもかまわない！　今日のいかなる倫理基準からしても、ソークの行為は恐ろしいものだった。当時の基準からしても物議をかもした。ロボトミーの章で、一九四〇年代のアメリカで精神病患者がいかにひどい扱いを受けていたかについて述べた。すでに病気にかかっていて、助けや同情、尊敬を求めている人を利用するなど、とんでもない話だ。

ソークのことなどどうでもいいと思って、読み飛ばすならそれでもかまわない。本章にはほかにも大勢登場する！　アイゼンハワーの話へ進むといい！　ただ、よいほうのソークが行ったことは、この誤りをしのぐとわたしは思う。

わたしがソークを好きでい続けられるのは、そのインフルエンザワクチンに効果があったからだ。フランシスとソークは、一九三八年にインフルエンザワクチンを開発した。だが、インフルエンザ株が毎年変化したため、ワクチンもその都度修正された。彼らは幸運だった。もしワクチンが効かず、患者が死んでいれば、ふたりはモンスターと呼ばれただろう。もし効果がなく、「わたしが効くと言ったら効くんだ！」とふたりが叫んでいたら、ウォルター・ジャクソン・フリーマン二世になっていただろう。

嫌いな人を侮辱するときは、ウォルター・ジャクソン・フリーマン二世を自由に使って。そのたとえがわかる人はいないかもしれないけど、わたしがその場にいたらハイタッチするから。

ソークはインフルエンザのワクチンに関する研究で世に喧伝され、一九四七年にはポリオに関心を向けた。NFIPが研究の資金を提供し、ソークはポリオの研究を開始した。

ソークはまず、不活化ワクチンに取り組んだ。生ワクチンと不活化ワクチンの両方がある。すべてのワクチンの目的は、ある病気の軽いバージョンに体をさらして、病気と闘うための抗体を作ることだ。ワクチンは通常、免疫系の補助輪のような働きをする。生ワクチンはウイルスを弱めたものに体をさらす。昔の人が腕を引っかき、その切り傷に天然痘患者の体液や膿疱をすりこんで病気に軽くかかったのと似ているが、現在ではその過程ははるかに安全になっている。現在は、病気を弱めるために病人の膿疱を押しつぶさない。通常、動物（たいていニワトリ）の胚のなかでウイルスを繁殖させるような方法を用いる。いくつかの胚で増殖したウイルスは、ニワトリの胚でうまく増殖するよう適応する。一方、人間の体内での増殖の仕方を忘れる。そこで、ニワトリの胚で増殖したウイルスを人間の患者に接種する。体はウイルスを認識するが、弱いバージョンのウイルスは人間の体内で効果的に複製できないため、簡単に殺せる。そして、免疫系はいまやそのウイルスを認識し、殺し方を知っているため、全力のウイルスにふたたびさらされたとしても殺せるようになる。生ワクチンのマイナス面として、きわめて稀なケースだが、ニワトリの胚で増殖したウイルスが体内でさらに悪性の、あるいは敵対的な株に変異する可能性がある。なお、突然変異は統計学的に起こりそうもないし、万一起こったとしても自閉症にはならないし、ワクチン反対派が広めようとしているマイナスの結果をこうむることもない。

生ワクチンは効果的だが、ソークは不活化ワクチンを開発したかった。不活化ワクチンはウイルスを完全に不活性化する。ウイルスを高熱やホルムアルデヒドにさらすなど、いくつか方法がある。ゆえに、一部のワクチンには充分希釈されたホルムアルデヒドが含まれている。ホルムアルデヒドを大量に摂取すると癌を発生させるため、恐ろしいと思うかもしれない。だが、ホルムアルデヒドは体内で自然発生するものだし、食物の代謝を助ける。ワクチンに含まれる量は、人間にとって危険な量とは程遠い。たとえば、ワクチンよりもリンゴに含まれるホルムアルデヒドのほうが多い（ワクチンは最大〇・一ミリグラム。リンゴは平均六ミリグラム）[22]。

不活性化されたウイルスは、体内でまったく複製できない。それでも、驚くべきことに免疫系はその不活性化されたウイルスを危険として認識し、免疫ができるのだ。すばらしい！　マイナス面は、ウイルスとの闘い方があまり上達しない点だ。生ワクチンが敵よりもはるかに弱い相手と闘ってトレーニングするのだとすれば、不活化ワクチンは、ダミーと闘ってトレーニングするようなものだ。不活化ワクチンは生ワクチンよりも免疫期間が短い傾向があり、つまり、少なくとも最初は、数年ごとに追加の接種をしなければならない。

要するに、生ワクチンは一回で効果があり、患者が毎年追加の接種を受けに来られない、または受けに来ようとしない地域では利点となる。不活化ワクチンは生ワクチンよりもわずかに安全だが、続行する必要がある。

ソークが不活化ワクチンに取り組む一方、ポリオワクチンの開発のためにこれまたＮＦＩＰから資金提供を受けたライバルのアルバート・サビンは、生ワクチンを開発しようとした。ふたりは仇敵となり、サビンはソークを単なる「キッチン化学者[23]」と呼んだ。

ふたりが競争していたのだとすれば、勝ったのはソークだ。一九五三年三月二六日、ソークはCBSラジオで「ワクチン接種によって産生される抗体量は、自然感染後に作られる抗体量に比肩することが証明された」と告げた。つまり、彼のワクチンが成功したのだ[24]。

アメリカ人はそのソークの発表を聞いた。確実に。『ピッツバーグ・サン・テレグラフ』は次のように断言した。「これはアメリカの医学研究の勝利というだけではない。この研究を可能とした、マーチ・オブ・ダイムス［NFIPの募金運動。のちに財団の正式名称となる］に募金したわれわれ全員の勝利でもある。われわれが募金したダイム硬貨が、心あたたまる経験、共通の善意から一〇〇万パーセントほどの配当を生みだしたのだ[25]」

あとは、ボランティアの被験者にワクチンを試すだけだ。一九五四年に行われたこの試験ワクチンの全国的なテストに、一八〇〇万人の子どもたちの親が、子どもを被験者とすることを志願した。最終的に約六〇万人にプラセボポリオワクチンか、試験ポリオワクチンのどちらかが接種された。約三二万五〇〇〇人の大人（アメリカでこれまで平時に集まったボランティアの最大数）が、テストの実施に協力するために集まった[26]。『タイム』によると、「そのような大規模なテストには数百ガロンのワクチンが必要だが、ドクター・ソークの研究所はそのごく一部しか生産できなかった。そこで、彼の無料の仕様書に従って、五つの製薬会社――デトロイトのパーク・デービス、インディアナポリスのピットマン・ムーア、イーライリリー、フィラデルフィアのワイス、カリフォルニア州バークレーのカッター・ラボラトリーズが製造中である」[27]無料の。これは人類の歴史上、すばらしく無私無欲の瞬間で、まるでSFシリーズで全員が爬虫類になるか、支配者のエイリアンに食べられる前の、つかの間の〝ユートピア〟描いた章のようだ。

一九五五年四月一二日、『ニューヨーク・タイムズ』は喜び勇み、すべて大文字で「ソークのポリオワクチン成功。近日中に国民に接種。四月二五日に私立学校で接種開始」という見出しをつけ、「麻痺障害をもたらすポリオを撲滅できる武器を手に入れたいという願いがついに実現したことを本日公表する」と述べた。

ご推察のとおり、これはソークにとってものすごい利益になる出来事だった。同日、CBSの報道記者エドワード・R・マローが、ワクチンの特許を取る（大金を稼ぐ）つもりかどうかソークにきいた。特許の所有者は誰かと尋ねると、周知のとおり、ソークはこう答えた。「民衆のものとでも言っておきましょう。特許を取ることなどできません。太陽が誰のものでもないように」[28]

ソークはその処方をただで手放したのだ。

もしソークがワクチンの特許を取っていれば、特許法の解釈の仕方によって、一五億〜七〇億ドル儲けていただろう。[29]それだけのお金があれば、ウータン・クランのアルバムを簡単に独り占めできた。だから、世の中は利己的な人間ばかりだとひねくれた気分になったときは、世界じゅうの子どもたちを歩けなくなる病気から守るために、ジョナス・ソークが何十億ドルもなげうったことを思いだすといい。

正直に言うと、わたしだったらワクチンの特許を取って、少しも罪悪感を覚えなかっただろう。そのお金を使って、F・スコット・フィッツジェラルドのテーマパークを開くとか、わたしにとっては最高だけどばかなことをしたかもしれない。みんなもそうだろう（本のテーマパークが存在しないのはどうして？　すごく楽しいと思うのに！　ちょっと思っただけ。わたしならそうするって）。

だが、ソークは、アメリカ人こそポリオワクチンの真の所有者だと理解していたようだ。結局、彼らがダンスをして資金を集め、ボランティアに大勢参加したのだ。NFIPとピッツバーグ大学は、ソークが関心を持たなかったワクチンの特許化について調べた。現在では、先行の医療技術を取り入れていたため、ソークは特許を取ろうとしても取れなかっただろうとよく言われる。だが、ポリオワクチンは大変な奇跡と見なされていたから、ソークはおそらく政府に要求できただろうし、国民もそれでかまわなかったはずだ。ソークが救った命と引き換えに億万長者になったとしても、異議を唱えるアメリカ人はほとんどいなかっただろう。それどころか、ソークが金銭的な利益を得なかったことに憤慨した大勢の人が大統領に手紙を書き、ソークに「大金」、「多額の現金！」[30]を与えるよう提案した。これは歴史上、人々が自分ではない誰かが大金を得ることを断固として望んだ数少ない例だ。実際、ソークは大金を手に入れた。多くの金銭を贈られたため、研究室の助手によると、「紙幣を大箱に、小切手を別の大箱に、硬貨をまた別の大箱に入れた」[31]車もただでもらったが、それを慈善団体に寄付した。

また、お金では買えない称賛を得た。全国の出版物が彼を褒め称え、『ニューズウィーク』は、ポリオワクチンは「静かなる男の偉大な勝利」と明言した。映画界はソークの伝記映画を製作したがった。ソークは自分が死ぬまで待ったほうがいいと提案した。

ドワイト・D・アイゼンハワー大統領は一九五五年四月二二日、ホワイトハウス・ローズ・ガーデンでソークと会った。そして、「この知識を歓迎する、ソ連を含むすべての国」にソークのワクチンを与えると約束した（冷戦中にもかかわらず！）。ソークを「人類の恩人[32]」と呼んだ。特別な表彰状を手渡す前に、ソークの功績を称えて次のように言った。

> 今後、大勢のアメリカの親や祖父母たちが、毎年のポリオのエピデミックに対する強い恐怖から、愛する者が病床につく姿を見る苦しみから解放されると思うと、わたしや、わたしの知るすべての人――一億六四〇〇万人の全国民はもとより、あなたの発見の恩恵を受ける世界じゅうの人々の感謝の気持ちを充分に表す言葉がないと言うほかない。この表彰状をあなたに手渡せることを大変うれしく思う。[33]

ソークは集団の力だと謙虚に答えた。

ワクチンが完成し、次の難題はそれを全員に分配する方法だった。

一九五五年三月二一日、アイゼンハワー大統領は、ポリオワクチンは現在選別中で、数日以内に放出されると公表した。そして、接種計画を子どもたちに実施すると説明した。

四月一二日より、NFIPは小学一年生と二年生、そして去年のワクチンの実地試験に参加した三年生の子どもたちに無料のワクチンを提供してきた。（何百万人の）子どもたちが予防接種を受けた――わたしの一年生の孫も含めて。この無料接種計画はわれわれの子どもたちにワクチンを接種する最初の方法である。現時点で、ほかにワクチンが配布される方法はない……。

費用の問題で予防接種を受けられない子どもが出ないように、一部の州や地区で、すべての子どもたちに無料集団公的接種計画を実施する可能性がある。その他の州では、料金を支払えない親の子どもだけに、クリニックや学校、就学前プログラムを通すか、開業医に無料ワクチンを供給することで、無料予防接種を提供する可能性がある。それらの州では、国のワクチンの配分の一部が通常の医薬品配給経路に流れこみ、優先する年齢層の子どもたちにのみ使用され、主治医によって接種される。

各州の無料予防接種の実施を支援するため、ワクチン購入費用として各州に二八〇〇万ドル提供する法律を成立させるよう国会に勧告した。この法案は適切な議会の委員会によって検討中で、早急な採用を促している。[34]

有名な戦争の英雄である共和党の大統領が、国民に無料の医療を提供するよう必死に促していたことは注目に値する。政治について議論するのが好きなら、この事実はいつか役に立つかもしれない。

予防接種を行うよう地域社会に呼びかけたことで――そして、その費用を抑えようとしたことで、アイゼンハワーは何百万もの家族に安心を与えただけではなかった。彼はまた、国民の集団免疫を強めた。集団免疫理論は、早くも一九〇〇年に『ランセット』に登場し、ポリオのような病気のアウトブレイクは「集団内で感染しやすい人の臨界数の発生によって起こり、この臨界密度下で感染しやすい人の人数を維持することでエピデミックを遅らせたり回避したりできる（すなわち、免疫者の割合を最低水準以上で維持する）[35]」という前提だ。要するに、集団の大多数が予防接種を受けて免疫を持てば、たとえあなたが子どもに予防接種を受けさせない愚か者だったとしても、子どもが麻疹や流行性耳下腺炎やポリオにかかることはまずないということだ。「ジェニファー、わたしは人殺しの愚か者でいいわ。どうせたぶん病気にならないなら、子どもに予防接種を受けさせなくてもいいでしょ？　子どもたちの健康に注意するほかのみんなが、予防接種を受けさせたんだから」とあなたは言うかもしれない。だが、集団免疫は、多くの病気で集団の約八〇～九〇パーセントが予防接種を受けた場合のみ機能する。麻疹など一部の病気では、九五パーセント必要だ。だから、ヨガ教師の影響で、子どもに予防接種を受けさせず、その代わりにブドウをたくさん食べさせることに決めた人が相当数いれば、免疫者の人数が集団免疫に必要なパーセンテージを下まわるまで減少する。ほとんどの人が子どもに予防接種を受けさせているのは明らかなので、ばかげて聞こえるだろう。

ところが、アメリカは現在、一歳児が麻疹の予防接種を受けた割合がジンバブエ（約九五パーセント）よりも低い。WHOによると、アメリカよりも接種率が高い国がほかに一一二カ国ある。[36]アメリカは麻疹の予防接種率は九一パーセントに減少しており、WHOによると、はるかにアウトブレイクを起こしやすくなっている。それが原因で、たとえば、二〇一四年にディズニーランドで麻疹が流行した。これは、特に免疫不全の人や、幼すぎて予防接種を受けられない赤ん坊など病気にかかりやすいアメリカ人にとっては、非常に悪いニュースだ。

予防接種を拒否することで危険にさらされるのは、あなたの子どもだけでなく、わたしたちの保護を最も必要としている地域社会の人々だ。これは、医療ではなく星座や〝よいオーラ〟で子どもたちを守ろうと決めた人々にとって、重要なマイナス面である（星占いはすごく楽しいけど）。

誰も人々をポリオの危険にさらしたくなかった。アイゼンハワーも、ソークも、長いことポリオを恐れて暮らしてきた人はみな。ほとんどの人がただちに予防接種を受けた。残念ながら、いくつか不幸な出来事もあった。カリフォルニアのカッター・ラボラトリーズで生産されたワクチンのうち二回分が、ウイルスを充分に死滅させられず、その結果一〇人の子どもが死亡した。これはソークのせいではない。彼のワクチンは効果があった。メーカーの責任だ（ウイルスを死滅させるためにアスベストフィルターではなくガラスフィルターを使用し、その結果一部の生ウイルスが滲出した）。この件がワクチンの連邦規制の強化、「よりよい濾過・保管方法、安全性試験の開発」[37]につながった。一九五五年、国立衛生研究所が採用したワクチンの監視官が一〇名いた。一九五六年には一五〇人に増えた。現在は、ＦＤＡが二五〇名を採用し、カッター・ラボラトリーズの事故を繰り返さないため、全ワクチンの生産を監視させている。ワクチンに提示されたとおりのものが含まれているかどうか確かめるため、何万回もテストされる。[38]

これでひと安心だ。

ポリオは世界じゅうで事実上、撲滅された。それで、人々は……ポリオのことをすっかり忘れてしまったようだ。これがあらゆる病気に対する人間の反応と思われる。感染しなくなったとたんに、その病気の存在を忘れてしまう。これは理解できる。世界に満ちあふれるあらゆる潜在的な病気について考えたら、毎日噴火口で踊っているようなもので、この世界を生きていくのが怖くなるだろう。

あるいは、子どもに予防接種を受けさせるだろう。

一九五六年、ソークのワクチンの臨床試験を監視するウイルス研究の主任、トーマス・リヴァーズはこう言った。「現在の最大の問題は、ソークのワクチンに問題があるのではなく、ワクチンを摂取しようとしない人々に問題がある」[39]人々が必ずしも無関心、あるいは愚かだったわけではない。問題の一部は、年に三回の接種が必要で、その後も数年間、毎年一回注射しなければならないところにあった。ポリオワクチンをきわめて手頃な価格に抑える努力はなされたものの、病院へ行けば金がかかる。それに、地方に住む人々は病院が遠すぎて何度も通う時間がない場合もあり、もはやそれほど深刻な状況に思えなかったため、なおさら足が遠のいた。

一九六一年、アルバート・サビンのワクチンが利用できるようになった。米国医師会はソークの不活化ワクチンに代わって、サビンの生ワクチンを推奨した。サビンのワクチンは経口接種でき（角砂糖のなかに隠す場合もあった）、一度接種すれば免疫が持続した。ごく稀にポリオを発生させた（二七〇万分の一）[40]。しかしながら、製造コストが安いのも利点だった。一九六三年には第一選択ワクチンとなり、サビンがポリオとの闘いの新たな顔となったものの、ソークほど愛されることはなかった。

その後しばらくして、ソークのワクチンは忘れ去られた。このことが生涯ソークを悩ませた。ソークはサビンのワクチンを憎んでいた。ふたりのライバル関係や長い不仲については充分な証拠があり、映画化すれば非常によい映画になるだろう。

現在、ソークのワクチンは主にアメリカとヨーロッパで使用され、サビンのワクチンは周辺諸国で普及している。両方のワクチンが使われると知っていれば、ふたりとも誇りを持てただろうが、本当に憎みあっていたので、楽観的すぎる見方かもしれない。

ソークは「人類の役に立とう」とすることをやめなかった。一九六二年、カリフォルニア州ラホヤに、「科学の大聖堂」となることを願ってソーク研究所を設立した。そこで働くための競争は非常に厳しく、ソークは「自分で設立していなかったら、この研究所の一員にはなれなかっただろう」[41]と冗談を言った。ソークは一九九三年に心不全で亡くなるまで研究を続けた。晩年はエイズワクチンの開発に力を注いだ。自分の失敗を大勢が予想していることを知っているが、「失敗ということはない。早々にあきらめてしまうことが失敗なのだ」[42]と断言した。エイズワクチンの開発がかなわなかったのは、単に死が先に訪れたせいだ。彼は決してあきらめなかった。そして、人間の根本にある善良さを信じ続けた。一九八五年にこう言っている。「重要なのは、第一に、共存することを学ぶこと。第二に、互いの最良の部分を引きだすよう努力することだ。最良のものから最良のものを、そして、同じ才能も持たないかもしれないものから最良のものを……その目的は相手をさげるのではなく、上げることである[43]」

わたしたちは生活するあいだにときどき怒ったり、他人に怒られたりする。わたしたち、あるいは彼らが大ばか者なのだ。人を引き上げて全員の最良の部分を引きだすというのは望みが大きすぎるように思われるかもしれない。だが、一度はそれをやってのけたのだ。わたしたちは団結して助けあえば、奇跡を起こせる。みんなでポリオを治療したのだから。

エピローグ

アメリカでふたたび疫病が発生すると思っているのかときかれることがある。わたしは決まってこう答える。「ちょうど発生したばかりじゃない」人は何百万人もの命を奪うパンデミックについて、まるで見逃しそうにないもののように語る。それはおそらく、実際の疫病がテレビ番組が表現する疫病とは異なるからだろう。最新の疫病が起こった際、防護服を着た役人が近所に来て検疫したりしなかった。だが、これまで見てきたとおり、疫病にそのように対処することはめったにない。人々は何より、疫病の発生時でさえ、いつもと変わらない生活を送りたがる。

だが、エイズは恐ろしい病気だ。

エイズ危機に対する処置を誤ったことを、本書でほのめかした。

エイズの章は書きたくなかった。すでに死んでいて、自分で話すことのできない人々の物語を伝えるのがわたしの役目だと思ったからだ。あなた自身が一九八〇年代のエイズのエピデミックを体験したかもしれない。そうでなくとも、体験した人を知っているはずだ。きっとその人が、わたしよりも上手にその恐ろしい時代について話してくれる。

とはいえ最後に、エイズの処置をどのように誤ったかについて少しは触れる必要がある。なぜなら、この疫病こそ、病気に関する歴史の教訓をすべて忘れたら何が起こるかを示す完璧なケースに思えるからだ。

教訓をいくつか振り返ってみよう。

アントニヌスの疫病とポリオから得られる興味深い教訓のひとつは、エピデミックの発生中、強力なリーダーシップを持つ指導者がいるかどうかで大きな違いが生まれるということだ。マルクス・アウレリウスがアントニヌスの疫病にすばやく対処した（そして、市民のために費用を捻出し、疫病によって多くの兵士を失った軍隊の一部を再建しようとした）ことによって、ローマ帝国の崩壊が、少なくとも一時的に食いとめられた。ルーズベルト大統領がポリオを問題として取り上げると、国民はその導きに従い、ポリオの撲滅に取り組んだ。それほど大きな役割は果たさなかったかもしれないが、アイゼンハワー大統領もまた、費用の問題で子どもがポリオワクチンを接種できないことのないよう、ワクチンを世界じゅうで分かちあうよう努力したことで評価に値する。彼らは危機の深刻さを認識し、病気に真っ向から勇敢に立ち向かった。病気を無視したり、美化したり、病気にかかった人を侮辱したりしなかった。そんなことをしてもうまくいかないから。病気がさらに蔓延し、人が死ぬだけだ。人が深刻に受けとめないと、病気は〝喜ぶ〟。

ロナルド・レーガン政権は、最初にエイズのエピデミックについて耳にしたとき、笑い飛ばした。

この恥ずべきエピソードについて、マーク・ジョセフ・スターンが『スレート』の記事で説明している。

一九八二年一〇月一五日、ホワイトハウスの記者会見で、記者のレスター・キンソルヴィングが報道官のラリー・スピークスに、ゲイ社会で猛威を振るっているエイズと呼ばれる恐ろしい新たな病気について尋ねた。

「エイズとはなんですか?」スピークスがきき返した。

「〝同性愛者の疫病〟として知られています」キンソルヴィングが答えた。

一同が笑った。

「わたしはかかっていません」スピークスが言った。「あなたは?」

ふたたびどっと笑いがわき起こった。スピークスはキンソルヴィングの質問を軽口で受け流し続け、キンソルヴィングがエイズについて知っているからというだけで、ゲイかもしれないとジョークを言った。結局、レーガン大統領を含めて、ホワイトハウスはそのエピデミックについて何も知らないことを認めた。

「ここに個人的に経験した者はおりません」スピークスが言うと、部屋じゅうが笑いの渦に包まれた。[1]

レーガン政権は大笑いしたあと、少なくとも公的には、エイズを無視した。レーガン大統領は一九八五年九月一七日まで、エイズについて何も発言しなかった。そのとき、恐ろしいエイズの流行について記者にきかれると、レーガンは次のように答えた。

今年は一億ドルの予算を組んでいる。来年は一億二六〇〇万ドル。つまり、最優先事項だ。深刻な問題で、解決策を見つける必要があるのは明白だ。

問：続けておききします。国立癌研究所の科学者から、この件について話を聞きました。彼は政府の計画について、大統領がご提案した増加額は、現在の段階では、計画を進め、問題に実際に取り組むにはとうてい充分でないと言っています。

大統領：予算制約や何やらがあるなか、年間一億二六〇〇万ドルの研究費は、きわめて重要な貢献と言えると思う。[2]

実際には、レーガンは一九八六年にエイズ対策予算を一一パーセント削減した。九五〇〇万ドルから八五五〇万ドルに減少した。[3]

大統領は一九八七年にようやくエイズに関する大々的な演説を行ったが、そのときすでに二万八四九人のアメリカ人がエイズで死亡していた。一九八一年にゲイ・メンズ・ヘルス・クライシスが設立された。一九八五年に『サイレント・ローズ／真実への序曲』がテレビで放映された。ニューヨークのパブリック・シアターで『ノーマル・ハート』が初演されたのは一九八五年のことだった。同年、俳優のロック・ハドソンが死去した。一九八六年に公衆衛生長官がコンドームの使用を支持する報告書を送付した。そのあいだ、レーガンは何をしていたのだろう?

エイズに関する医療の進歩を促進できたかどうかはわからない。だが、指導者が、病気のアウトブレイクに対する国民の反応の仕方を変えられるのはたしかだ。レーガンは〝グレート・コミュニケーター〟と呼ばれていた。非常にカリスマ的な大統領だった。愛されていたし、個人的に同性愛者と親しくしていた。最初に指導者が「アメリカ人は仲間のアメリカ人が人生の盛りに疫病に襲われるのを放っておかない。彼らがどういう人間で、どのような生き方をしているかは関係ない。われわれは勇敢な人間で、力を合わせてこの恐ろしい病気と闘う」と言っていれば、どうなっていただろう。

わたしはいつも歴史の筋書を書き直そうとしている。好きなテレビ番組の気に入らなかったエピソードを頭のなかで書き換えるように。変えられたためしはないが。

もっと思いやりのある反応をしていたとしても、エイズの流行を止めることはできなかったかもしれないが、笑い飛ばすよりましだったのはたしかだ。

一九八七年、代表的な保守派のウィリアム・F・バックリー・ジュニアが、エイズ患者は全員「共通の針を使う人を守るために前腕の上部に、ほかの同性愛者が犠牲となるのを防ぐために尻にタトゥーを入れる」[4]べきだと提案した。

さらに、カリフォルニアの下院議員ウィリアム・ダンネマイヤーは、エイズ患者を全員識別できれば、「彼らを地上から抹殺する」[5]だろうと主張した。一九九二年、アーカンソーの上院議員でのちに州知事となったマイク・ハッカビーは、それよりはわずかに穏健な考え方をした。「文明の歴史上、真性の疫病のキャリアが一般の人々から隔離されていないのは初めてのことだ……この疫病のキャリアを隔離する措置を講じる必要がある」[6]彼は大統領候補で、実質的に、エイズ患者は全員まとめて島へ送るべきだと言ったのだ。

わたしがいつも大量に読んでいる文明の歴史と一致しない形で、〝文明の歴史〟を軽々しく持ちだす人に出くわしたとき、彼らが情報を得ている愛読書を調べるのが好きだ。ほとんどの場合、彼らの愛読書には『クリスマス、銃、完全性』のようなタイトルがついている。

ハッカビーの主張は正確ではない。本書を読めばわかるように、疫病のキャリアが隔離されなかったのは、これが初めてではない。きっとハンセン病患者のことを思いだしたのだろうが、あの場合、隔離はよい措置ではなかった。大失敗だ。モロカイ島の悪夢のような状況に秩序と福祉をもたらすには、ダミアン神父の稀有な思いやりと勇気が必要だった。それに、ハンセン病はとりわけ伝染しやすいものではなかった。

一方、非常に伝染しやすい結核の患者は、楽しみや利益のために、オペラを観に行ったり、アリゲーターを狩ったりしていた。歴史的に、隔離は主に貧しくて権力や社会的影響力を持たない人々に行われたのは明らかだ。

エイズの流行中、非患者たち（現代のダミアン神父）が協力してエイズのための連邦予算の増額を要求したとき、ハッカビーは不平を言った。「別のやり方として、エリザベス・テイラーや……マドンナのような、エイズ予算の増額を要求している億万長者の有名人に、エイズ研究のために個人の財産から資金を調達するよう要請することもできる」[7] テイラーの一億五〇〇〇ドルのジュエリーコレクションのオークションによる収益の一部が、実際にエイズの研究に当てられたことは注目に値する。[8] 結局、一九八六年の政府と同じくらいの金額の寄付をした。とはいえ、たとえエリザベス・テイラーほど寛大でたいていの場合高尚な人物であっても、国の健康危機に対処するためにひとりの女性に頼るのは現実的でない。

もちろん、病気と闘うとなったときに変化をもたらすことができるのは、政府の代表や裕福な有名人だけではない。ハンセン病患者をもてなしたダミアン神父や、ジョン・スノウのコレラの研究を支持したヘンリー・ホワイトヘッド師に目を向ければ、聖職者も変化を及ぼすことがわかる。彼らはほかの誰よりも、苦しむ人の痛みをやわらげることに献身するのだから当然だと思うかもしれない。だが、エイズ危機の際、宗教右派は、同性愛者は地獄で焼かれるべきで、病気は天罰だと主張した。人気のあるビリー・グラハム牧師は、聴衆の前で熟考した。「エイズは神の裁きなのか？断言はできないが、そうだと思う」[9]

喜ばしいことに、グラハムは結局、この発言に対して謝罪した。エピデミックと闘うために、「聖書に従って彼らの喉を切るべきだ」[10]と言ったリノのファースト・バプテスト教会のウォルター・アレクサンダー師は、謝らなかった。一九八九年、カトリック教会の司教たちは、エイズの拡大を防ぐためのコンドームの使用に強く反対した。[11]この姿勢は、明らかに愚かで致命的だ。

親切で憐れみ深く、キリスト教らしい行動をした宗教団体もあったと、かたく信じている。牧師や司祭や、人類の仲間を救いたくて宗教に惹きつけられた人々の話をぜひ聞きたい。この災いとの闘いに多くの人が手を貸したに違いない。そう確信している。だが、そういう人々は「地獄に焼かれろ、ホモ」という当時の時勢によって影が薄くなっている。神は寛容な神になれると思う。神に会ったことはないけれど、そんなに残酷な人なら、一六世紀のキューバ人のように、地獄で悪魔と一緒にいるほうを選ぼう。

エイズに伴う汚名は、梅毒に匹敵した。梅毒患者とは同室どころか握手もしたくないと言った、小説の登場人物を思いだしてほしい。人々は同様に、エイズ患者に触れるのを恐れた。おそらく、感染経路に関する正確な情報を得られるまで、非常に長い時間がかかったせいだろう。一九八六年になっても、レーガン大統領はエイズに感染した子どもを学校に通わせてもいいかどうかはっきりとはわからなかった。

家族でさえ、エイズ患者を見捨てる場合もあった。大勢のエイズの末期患者の世話をしたルース・コーカー・バークスは、『アウト』誌で、エピデミックの初期に子どもを見捨てたいくつかの家族について回想した。初めて、ある母親に電話を一方的に切られたときのことだ。

「わたしは電話をかけ直しました」バークスは言った。「〝また電話を切ったら、あなたの地元の新聞に息子さんの死亡広告を出して、死因も記載しますと言ったら、注意を引くことができました」

その母親は、息子は罪人だとバークスに言った。バークスは彼のどこが問題なのかわからなかったので、気にしなかった。母親は（息子に会いに）来ようとしなかった。母親にとっては、彼はすでに死んでいた。遺体も引き取るつもりはないと言った。その後一〇年間、バークスは何度も呪いの言葉を耳にした。天罰、巨大な業火、聖書に認められた放棄。バークスは、長年にわたって一〇〇〇人以上のエイズの末期患者を扱ったと見積もっている。そのなかで、愛する者に背を向けなかった家族はひと握りしかいなかったという。

バークスは電話を切り、死の床にいる患者になんと言うべきか考えた。「わたしは彼の部屋に戻りました」バークスは言った。「すると、彼がこう言ったのです。〝ああ、母さん、来てくれるとわかってた〟そして、片手を上げました。わたしはどうすべきか？　彼の手を取って言いました。〝来たわよ、ハニー。ここにいるわ〟」[12]

親の拒絶というと、腺ペストで死んでいった子どもたちの叫びを思いだす。「お父さん、どうしてぼくを捨てたの？　お父さんの子どもだよ？　ああ、お母さん、どこへ行ってしまったの？　昨日はあんなに優しかったのに、どうして急に冷たくなったの？　ぼくにお乳を飲ませてくれたのに。九カ月お母さんのおなかのなかにいたのに」だが少なくとも、腺ペストのときは、親は子どもを見捨てることを正しいことだとは思っていなかった。

エイズ患者が生き抜くことができたのは、生きる権利を手に入れるために、ミスター・クランプトンの梅毒患者のためのノー・ノーズド・クラブのように、ゲイ・メンズ・ヘルス・クライシスやアクト・アップのような団体を結成したからだ。彼らは支えあった。抗議した。声をあげた。人々を気まずい気持ちにさせたのだ。

よくやった。

アメリカでほかに類を見ないほど嫌悪や愚かさに満ちていた時代に、生きるために闘ったそれらの団体のリーダーたちの彫像を建てるべきだ。

エイズ危機に恐ろしくまずい対応をした人々の肩をつかんで揺さぶり、「過去に疫病が発生したときに、何が成功して何が失敗したかについて書かれた本をどうして読まなかったの？　どうして注意しないの？　過去と同じばかなことを繰り返さないで！　何が役に立って、何がそうでないか、わたしたちは知っている！　もっと賢くなって、お願いだから、賢くなって、優しくなって、頼むから、優しく賢くなって」と言ってやりたい気持ちになる。

人間の忘れっぽいところを、特に生死に関わる問題では、歯がゆく思う。こういう歴史について考えると、〝人はこれからも毎回、同じ愚かな過ちを繰り返すのだ。そしていつか、その過ちによって破滅する〟と思うときもある。

そして悲しみと怒りを覚え、次は何が起こるのだろうと怯える。

だがそのあと、ポリオがほぼ撲滅された経緯を思いだす。ペニシリンの存在を。そして、たとえわたしたちが望むよりも遅く、起伏があるとしても、わたしたちが常に進歩していることを実感する。そして、今後何が起ころうと、それと同じくらいひどい状況で、人々があきらめず、生き延びた方法を思い起こす。

深く失望したときは、シュテファン・ツヴァイクの『昨日の世界』（一九四二年）のお気に入りの一節を思いだす。ツヴァイクがナチスから逃げて亡命生活を送っていたとき、次のように述べた。「われわれが今日、心を打ち砕かれ、狼狽し、半ば目の見えない状態で手探りしている恐怖のどん底からさえも、わたしはふたたび幼少時代の古い星座を見上げ、いつかはこの退歩も前へ、上へと向かう進歩の永遠のリズムの中休みとなるだけだと考えて自らを慰める」[13]誤りはわたしたちがもっと強く賢く、よくなる道のりの合間の退歩にすぎないと信じるしかない。わたしたちはさらにうまくなる。すべてに関して。その〝すべて〟のなかに、病気と闘うことも含まれている。

いつか、病気をありのままに——全人類の敵として見られるようになる日が来ると、わたしは信じている。罪人や貧しい人、異なる性的指向を持つ人——〝わたしたちとは違う〟からといって、とにかく〝自業自得〟とわたしたちが決めつけた人々の敵ではない。病気はわたしたち全員に闘いを挑むのだ。病気はレッテルなど気にしないから、わたしたちがレッテルを貼っても意味がない。

わたしたちはもっと思いやりを持てると信じている。もっと賢く闘えると。わたしたちの本性は臆病でもなければ、憎しみに満ちてもおらず、隣人を残酷に扱ったりしないと。わたしたちはみんな親切で賢く、勇敢だと。そのような本能に従う限り、恐怖に屈することも、非難に流れることもなく、病気や、病気に伴う汚名に打ち勝つことができると。人間同士ではなく、疫病と闘えば、わたしたちは病気を打ち負かすだけでなく、その過程で人間性を保てるだろう。

前へ、上へ進もう。

訳者あとがき

わたしたちは抗生物質もワクチンも利用できる幸運な時代に生きている。医学の進歩によって、日本人の平均寿命は男女ともに八〇歳を超えた。だが、人類は長い歴史を通じて、予防法も治療法もわからない、大勢の健康な若者の命を奪う疫病に苦しめられてきた。過去の勇敢で賢明な人々がそれと闘ってきた結果いまがあるが、エイズが発生したのはほんの数十年前のことだし、二〇世紀に猛威を振るったスペインかぜや嗜眠性脳炎の治療法もまだ見つかっていない。今後また新たな恐ろしい病気が流行する可能性は常にあり、疫病は決して過去のものではない。

疫病が発生したとき、それにどう対処するかでその後の展開が大きく変わる。医師や科学者、政治家の役割は重要だが、わたしたち一般市民も恐怖や偏見にとらわれずに、冷静な行動を取らなければならない。

本書の著者は、過去に世界を脅かした一二の疫病（アントニヌスの疫病、腺ペスト、ダンシングマニア、天然痘、梅毒、結核、コレラ、ハンセン病、腸チフス、スペインかぜ、嗜眠性脳炎、ポリオ）と、誤った治療法（ロボトミー）を取り上げた。そして、間違った対処法によって余計に死者の数を増やしただけの人々や、疫病を撲滅し、患者の苦しみをやわらげるために無私無欲で闘った英雄の姿を描いている。一四世紀にヨーロッパで腺ペストが流行したとき、人々はユダヤ人が井戸に毒を盛ったせいだという誤った認識によってユダヤ人を虐殺した。ストラスブールでダンシングマニアが発生したときは、地域社会の人々が力を合わせて病気を治癒する方法を考案した。梅毒患者が社会ののけ者とされた時代に、鼻なしの会《ノー・ノーズド・クラブ》と呼ばれる互助会を設立した人物がいた。悪臭によって病気が発生するという瘴気説を覆し、コレラの原因を突きとめることができたのは、ジョン・スノウによる根気強い調査研究のおかげだ。ダミアン神父は島に隔離されていたハンセン病患者たちとともに暮らす道を選び、彼らに生きがいを与えた。第一次世界大戦中にスペインかぜが発生したとき、国家の隠蔽工作によって流行が拡大した。ポリオを撲滅できたのは、ルーズベルトの導き、ジョナス・ソークの献身、そして国民のボランティア精神の賜物である。

本書に登場する英雄たちは、病気を無視したり、病人を侮辱したりせず、勇敢に立ち向かった。過去に病気とどのようにして闘ったかを知ることが未来に役立つ。何より、病人を悪者扱いせず、病人と病気を切り離して考え、病気を全人類の敵と見なすことが大切だと著者は言う。わたしたちは乗りきった病気の存在を忘れ、予防接種もおろそかにし、疫病に対してますます脆弱になっているかもしれない。本書は過去から教訓を学び、二度と同じ過ちを繰り返さないための大きな助けとなるだろう。

最後に、本書を翻訳する機会を与えてくださり、数々のアドバイスをくださった方々に、この場を借りて心よりお礼申し上げたい。

二〇一八年八月

鈴木涼子

GET WELL SOON:
History's Worst Plagues and the Heroes Who Fought Them
by Jennifer Wright

This Edition arranged with DeFiore and
Company Literary Management, Inc., New York
through Tuttle-Mori Agency, Inc., Tokyo

世界史《せかいし》を変《か》えた13の病《やまい》

●

2018年9月25日　第1刷
2020年4月30日　第2刷

著者……………ジェニファー・ライト
訳者……………鈴木涼子《すずきりょうこ》
装幀……………村松道代
発行者……………成瀬雅人
発行所……………株式会社原書房
〒160-0022 東京都新宿区新宿1-25-13
電話・代表　03(3354)0685
http://www.harashobo.co.jp/
振替・00150-6-151594
印刷…………… 新灯印刷株式会社
製本……………東京美術紙工協業組合

ISBN 978-4-562-05598-2, printed in Japan

◆著者
ジェニファー・ライト（Jennifer Wright）
ニューヨーク在住の作家。「ヴォーグ」「ニューヨーカー」等の雑誌への寄稿を経て、2015年に初の著書 *It Ended Badly: Thirteen of the Worst Breakup in History*（『史上最悪の破局を迎えた13の恋の物語』原書房刊）を出版。女性に焦点をあてたエンターテインメント色の強い歴史書を執筆することを目指している。著書にはほかに *Killer Fashion: Poisonous Petticoats, Strangulating Scarves, and Other Deadly Garments Throughout History* がある。

◆訳者
鈴木涼子（すずき　りょうこ）
明治学院大学文学部英文学科卒業。出版翻訳者。訳書に『埋想の花嫁と結婚する方法　児童文学作家トマス・デイの奇妙な実験』（原書房）がある。

カバー画像　写真提供　Science Source ／ PPS 通信社

原注

アントニヌスの疫病

1. Walter Scheidel, "*Marriage, Families, and Survival in the Roman Imperial Army: Demographic Aspects,*" Princeton/Stanford Working Papers in Classics, Stanford University, 2005, https://www.princeton.edu/~pswpc/pdfs/scheidel/110509.pdf
2. Kathryn Hinds, *Everyday Life in the Roman Empire* (New York: Cavendish Square, 2009), p. 114.
3. Oliver J. Thatcher, *The Library of Original Sources*, vol. 4, *Early Mediaeval Age* (1901), Honolulu: University Press of the Pacific, 2004), p. 168.
4. "Germanic Peoples,"『ブリタニカ百科事典』, http://www.britannica.com/topic/Germanic- peoples.
5. John George Sheppard, *The Fall of Rome and the Rise of the New Nationalities: A Series of Lectures on the Connections Between Ancient and Modern History* (1892), University of Toronto, Robarts Library archives, p. 173, https://archive.org/details/fallofromeriseof00shepuoft .
6. Frank McLynn, *Marcus Aurelius: A Life* (Cambridge, MA: Da Capo Press, 2009), p. 459.
7. Dideri Raoult and Michael Drancourt, eds., *Paleomicrobiology: Past Human Infections* (Berlin: Springer Verlag, 2008), p. 11.
8. Thucydides, *History of the Peloponnesian War*, translated by Richard Crawley (New York: Dutton, 1910), p. 132.
9. Raoult, *Paleomicrobiology*, p. 11.
10. 同 , p. 10.
11. McLynn, *Marcus Aurelius*, p. 467.
12. Marcus Aurelius, *The Meditations of Marcus Aurelius Antoninus*, edited by A. S. L. Farquharson (Oxford: Oxford University Press (Oxford World's Classics), 2008), p. 10.
13. Brigitte Maire, ed., *"Greek" and "Roman" in Latin Medical Texts: Studies in Cultural Change and Exchange in Ancient Medicine* (Leiden: Brill, 2014), p. 235.
14. William Byron Forbush, ed. *Foxe's Book of Martyrs: A History of the Lives, Sufferings and Triumphant aths of the Early Christian and Protestant Martyrs* (Philadelphia: John C. Winston, 1926), "The Fourth Persecution."
15. Anthony R. Birley, *Marcus Aurelius: A Biography* (New York: Routledge, 2000), p. 159.
16. Arthur Edward Romilly Boak, *A History of Rome to 565 AD* (New York: Macmillan, 1921), Kindle edition, p. 299.
17. Marcus Tullius Cicero, *The Orations of Marcus Tullius Cicero*, translated by C. D. Young (1851), University of Toronto, Robarts Library archives, p. 162.
18. McLynn, *Marcus Aurelius*, p. 349.
19. Barthold Georg Niebuhr, *Lectures on the History of Rome: From the First Punic War to the Death of Constantine* (1844), e-source courtesy of Getty Research Institute, p. 253, https://archive.org/details /historyofrome01nieb.
20. George Childs Kohn, ed., *Encyclopedia of Plague and Pestilence: From Ancient Times to the Present*, 3rd ed. (New York: Facts on File, 2008), p. 10.
21. エドワード・ギボン『ローマ帝国衰亡史』(New York: Dutton, 1910), p. 134.
22. Cassius Dio, *Roman History*, Loeb Classical Library (Cambridge, MA: Harvard University Press, 1911), p. 73.
23. 同

腺ペスト

1. John Aberth, *From the Brink of the Apocalypse: Confronting Famine, War, Plague and Death in the Later Middle Ages* (London: Routledge, 2001), p. 112. Robert S. Gottfried, *The Black Death: Natural and Human Disaster in Medieval Europe* (New York: Free Press, 1983), p. 115.
2. Terry Deary, *Horrible History: The Measly Middle Ages* (Scholastic, 2015), p. 36.
3. "Newcomers Facts," National Geographic Channel, October 25, 2013, http://channel.nationalgeographic.com/meltdown/articles/newcomers- facts/
4. Gottfried, *The Black Death*, p. 135.
5. Aberth, *From the Brink of the Apocalypse*, p.

121.
6. "Myths About Onion," National Onion Association website, http://www. onions-usa.org/faqs/onion- flu- cut-myths.
7. Aberth, *From the Brink of the Apocalypse*, p. 116; Stuart A. Kallen, *Prophecies and Soothsayers (The Mysterious & Unknown)*, (San Diego: Reference Point Press, 2011), p. 40.
8. ジョン・ケリー『黒死病——ペストの中世史』(New York: Harper Collins, 2005). Kindle edition. Kindle location 3791.
9. ジョヴァンニ・ボッカッチョ『デカメロン』, translated by John Payne (New York: Walter J. Black, 2007), Project Gutenberg, Ebook, https://www. gutenberg.org/files/23700/23700-h/23700-h.htm, p. 2.
10. 同 , p. 2.
11. Louise Chipley Slavicek, *Great Historic Disasters: The Black Death* (New York: Chelsea House, 2008), p. 62.
12. ケリー『黒死病——ペストの中世史』, Kindle location 2975.
13. 同 , Kindle location 1832.
14. 同 ,Kindle location 1835.
15. 同 ,Kindle location 1826.
16. Slavicek, *Great Historic Disasters*, p. 51.
17. ボッカッチョ『デカメロン』, p. 17.
18. Medieval British History in Honor of Barbara Hannawalt," *History: The Journal of the Historical Association*, 96, no. 324 (September 9, 2011): 281, http://onlinelibrary.wiley.com/doi/10.1111/j.1468-229X.2011.00531 2.x/abstract.
19. 同 , p. 281.
20. ケリー『黒死病——ペストの中世史』, Kindle location 2981–83.
21. Slavicek, *Great Historic Disasters*, p. 51.
22. Francis Gasquet, *The Black Death of 1348 and 1349*, London: George Bell and Sons, 1908, p. 33.
23. Terry Haydn and Christine Counsell, eds. *History, ICT and Learning in the Secondary School* (London: Routledge, 2003), p. 247.
24. James Leasor, *The Plague and the Fire* (Thirsk: House of Stratus, 2001), p. 112.
25. 同 , p. 112.
26. Ronald Hans Pahl, *Creative Ways to Teach the Mysteries of History*, Vol. 1 (Lanham, MD: Rowman and Littlefi eld Education, 2005), p. 40.
27. Ian Wilson, *Nostradamus: The Man Behind the Prophecies* (New York: St. Martin's Press, 2002), p. 45.
28. "Nostradamus Biography," the Biography. comwebsite, http://www.biography.com / people/nostradamus-9425407#studies
29. Boccaccio, "Day: The First," paragraph 3.
30. "Nostradamus," *Encyclopedia of World Biography*, http://www.notablebiographies.com/Ni-Pe/Nostradamus.html
31. Diane Bailey, *The Plague (Epidemics and Society)* (New York: Rosen, 2010), p. 6; Kallen, *Prophecies and Soothsayers*, p. 45; Scarlett Ross, *Nostradamus for Dummies* (Hoboken, NJ: Wiley, 2005), p. 47.
32. Kallen, *Prophecies and Soothsayers*, p. 40. Russell Roberts, *The Life and Times of Nostradamus*, (Hockessin, IN: Mitchell Lane, 2008), p. 22.
33. Kallen, *Prophecies and Soothsayers*, p. 40. Ross, *Nostradamus for Dummies*, p. 47.
34. Wilson, *Nostradamus*, p. 80.
35. "Plague— Fact Sheet No. 267," World Health Organization media website, November 2014, http://www.who.int/mediacentre/factsheets/fs267/en/
36. "Rat- Shit- Covered Physicians Baffled by Spread of Black Plague,"*The Onion*, December 15, 2009, http://www.theonion.com/article/rat-shit-covered-physicians- baffled-by-spread-of-b-2876.
37. ケリー『黒死病——ペストの中世史』, Kindle location 1775.

ダンシングマニア

1. John Waller, *Dancing Plague, The Strange True Story of an Extraordinary Illness*, Naperville, IL: 2009, p. 25.
2. Waller, *The Dancing Plague*, p. 25.
3. E. Louis Backman, *Religious Dances*, translated by E. Classen (Dance Book, 2009), p. 25.
4. Paracelsus, *Essential Theoretical Writings*, edited by Wouter J. Hanegraaff, translated by Andrew Weeks (Leiden: Brill, 2008), p. 779, http://selfdefinition.org/magic/Paracelsus-Essential-Theoretical-Writings.pdf.

5. 同 , p. 779.
6. Waller, *The Dancing Plague*, p. 17.
7. Scott Mendelson, "Conversion Disorder and Mass Hysteria," *Huffpost Healthy Living*, February 2, 2012, http://www.huffington-post.com/scott-mendelson-md/mass-hys-teria_b_1239012.html
8. Fred K. Berger, "Conversion Disorder," Medline Plus, October 31, 2014, https://www.nlm.nih.gov/medlineplus/ency/article/000954.htm
9. Heinrich Kramer and James (Jacob) Sprenger, *Malleus Maleficarum*(1486), translated by Montague Summers, 1928, Digireads.com, 2009, pp. 36 and 54.
10. 同 , p. 36.
11. Waller, *The Dancing Plague*, p. 107.
12. 同 , p. 107.
13. John C. Waller, "In a Spin: The Mysterious Dancing Epidemic of 1518," *Science Direct*, September 2008, http://www.sciencedirect.com/science/article/pii/S0160932708000379
14. John Waller, "In A Spin, the Mysterious Dancing Epidemic of 1518," Department of History, Michigan State University, East Grand River, East Lansing, MI, July 7, 2008.
15. Waller, *The Dancing Plague*, p. 21.
16. Waller, "In a Spin," http://www.sci-encedirect.com/science/article/pii/S0160932708000379.
17. Waller, *The Dancing Plague*, p. 133.
18. 同
19. "St. Vitus Dance," BBC Radio 3, September 7, 2012, http://www.bbc.co.uk/programmes/b018h8kv
20. Waller, *The Dancing Plague*, p. 146.
21. Midelfort, *A History of Madness*, p. 35.
22. 同 , p. 35
23. 同 , p. 36.
24. Waller, *The Dancing Plague*, p. 176.
25. 同 , p. 180.
26. Lee Siegel, "Cambodians' Vision Loss Linked to War Trauma,"*Los Angeles Times*,October 15, 1989, http://articles.latimes.com/1989-10-15/news/mn-232_1_vision-loss
27. Simone Sebastian, "Examining 1962's 'Laughter Epidemic,' "*Chicago Tribune*,July 29, 2003, http://articles.chicagotribune.com/2003-07-29/features/0307290281_1_laughing-40th-anniversary-village
28. "Contagious Laughter," WYNC RadioLab, Season 4, Episode 1, http://www.radiolab.org/story/91595-contagious-laughter/
29. Waller, *The Dancing Plague*, p. 227.
30. Susan Dominus, "What Happened to the Girls in Le Roy,"*New York Times Magazine*, March 7, 2012, http://www.nytimes.com/2012/03/11/magazine/teenage-girls-twitching-le-roy.html
31. 同
32. 同

天然痘

1. ジャレド・M・ダイアモンド『銃・病原菌・鉄――1 万 3000 年にわたる人類史の謎』(New York: Norton, 1997), p. 70.
2. Kim MacQuarrie, *The Last Days of the Incas* (New York: Simon and Schuster, 2007), p. 111.
3. Michael Wood, *Conquistadors*, BBC Digital, 2015, https://books.google.com/books ? id = xKqFCAAAQBAJ & pg = PA90 & lpg = PA90 & dq = %22Cort%C3%A9s+stared+at+him+-for+a+moment+and+then+pat-ted+him+on+the+head.%22 & source = bl & ots = eTKqshNJKf & sig = gtnbaj A3wRSChgmOFWsJgRTdGPc & hl = en & sa = X & ved = 0CCYQ6AEwAWoVCh-MIivn7vODlxgIV1FmICh3E5QPM#v = onepage & q = smallpox & f = false, p.122
4. Christopher Buckley, *But Enough About You* (New York: Simon and Schuster, 2014), p. 101.
5. John Campbell, *An Account of the Spanish Settlements in America* (1762), Hathi Trust Digital Library, http://catalog.hathitrust.org/Record/008394522, p. 30.
6. ダイアモンド『銃・病原菌・鉄』, p. 75.
7. 同 , p. 71.
8. Charles C. Mann, "1491," *Atlantic*, March 2002, http://www.theatlantic.com/magazine/archive/2002/03/1491/302445/
9. Heather Pringle, "Lofty Ambitions of the Inca," *National Geographic Magazine*, April

2011, http://ngm.nationalgeographic.com/2011/04/inca-empire/pringle-text/1.
10. Wood, *Conquistadors*, p. 144.
11. Liesl Clark, "The Sacrificial Ceremony," NOVA, November 24, 1998, http://www.pbs.org/wgbh/nova/ancient/sacrifi cial-ceremony.html
12. Paul Jongko, "10 Ancient Cultures That Practiced Ritual Human Sacrifi ce," TopTenz website, July 29, 2014, http://www.toptenz.net/10-ancient- cultures-practiced-ritual-human-sacrifice.php
13. Wood, *Conquistadors*, p. 80.
14. 同 , p. 82.
15. Robert I. Rotberg, ed., *Health and Disease in Human History, A Journal of Interdisciplinary History Reader* (Cambridge, MA: MIT Press, 1953), p. 198.
16. "The Story of...Smallpox— and Other Deadly Eurasian Germs," from *Guns, Germs and Steel*, PBS.org, http://www.pbs.org/gunsgermssteel/variables/smallpox.html
17. Hanne Jakobsen, "The Epidemic Th at Was Wiped Out," *ScienceNordic*, April 14, 2012, http://sciencenordic.com/epidemic-was-wiped-out.
18. Gerald N. Grob, *The Deadly Truth: A History of Disease in America* (Cambridge, MA: Harvard University Press, 2005), p. 31.
19. Noble David Cook, *Born to Die: Disease and New World Conquest, 1492–1650* (Cambridge: Cambridge University Press, 1998), p. 66.
20. Rotberg, *Health and Diseases*, p. 198.
21. Wood, *Conquistadors*, p. 127.
22. "The Conquest of the Incas— Francisco Pizarro," PBS.org, http://www.pbs.org/conquistadors/pizarro/pizarro fl at.html
23. MacQuarrie, *The Last Days of the Incas*, p. 69.
24. Heather Whipps, "How Smallpox Changed the World," *livescience*, June 23, 2008, http://www.livescience.com/7509-smallpox-changed- world.html
25. ジャレド・ダイアモンド , "Episode One: Out of Eden—Transcript,"『銃・病原菌・鉄』, http://www.pbs.org/gunsgermssteel/show/transcript1.html
26. C. P. Gross and K. A. Sepkowitz, "The Myth of the Medical Breakthrough: Smallpox, Vaccination, and Jenner Reconsidered," *International Journal of Infectious Diseases*, July 1998, https://www.researchgate. net/publication/13454451 Gross CP Sepkowitz KAThe myth of _ the medical breakthrough smallpox vaccination and Jenner_ reconsidered Int J Infect Dis 354-60.
27. リチャード・ゴードン『歴史は病気でつくられる』(New York: St. Martin's Griffin, 1993), p. 101.
28. David M. Turner and Kevin Stagg, *Social Histories of Disability and Deformity: Bodies, Images and Experiences*, Abingdon, UK: Routledge, 2006, p. 52.
29. Cook, *Born to Die*, p. 67.
30. John Bell, *Bell's British Theatre, Consisting of the Most Esteemed English Plays*, Vol. 17 (1780), Google digital from the library of Harvard University, https://archive.org/details/bellsbritishthe19bellgoog, p. 33.
31. Lady Mary Wortley Montagu, "Lady Mary Wortley Montagu on Small Pox in Turkey [Letter]," annotated by Lynda Payne, *Children and Youth in History*, Item #157, https://chnm.gmu.edu/cyh/primary-sources/157.
32. 同
33. William Osler, "Man's Redemption of Man," *American Magazine*, November 2010 to April 1911, digitized by Google, https://books.google.com/books ? id = I-EvAAAAMAAJ & pg = PA251 & lpg = PA251 & dq = Here+I+would+like+to+say+a+word+or+two+upon+one+of+the+most+terrible+of+all+acute+infections,+the+one+of+which+we+fi rst+learned+the+conol+through+the+work+of+Jenner.+A+great+deal+of+literature+has+been+distributed & source = bl & ots = ijHGbb6zsT & sig = FbS0JbRnrwol-CKqaOtdRLKxSYeg & hl = en & sa = X& ved = 0ahUKEwjoqHooavMAh-WHtYMKHU6yB3UQ6AEIHTAA#v = nepage & q = Here%20I%20would%20like%20to%20say%20a%20word%20or% 20two%20upon%20one%20of%20the%20most%20terrible%20of%20all%

20acute%20infections%2C%20the%20 one%20of%20which% 20we%20f irst%20 learned%20the%20control%20through%20 the%20work%20of%20Jenner.%20A%20 great%20deal%20of%20literature%20has% 20been%20distributed & f = false.

34. Brian Deer, "MMR Doctor Given Legal Aid Thousands,"*Sunday Times*,December 31, 2006, http://briandeer.com/mmr/st-dec-2006.htm
35. Brian Deer, "Exposed: Andrew Wakefield and the MMR- Autism Fraud,"briandeer.com, http://briandeer.com/mmr/lancet-summary.htm
36. Sarah Boseley, "Lancet Retracts 'Utterly False' MMR Paper,"*Guardian*, February 2, 2010, http://www.theguardian.com/society/2010/feb/02 /lancet-retracts-mmr-paper.
37. "Measles," Media Center— Fact Sheet, World Health Organization, March2016, http://www.who.int/mediacentre/factsheets/fs286/en/

梅毒

1. Monica- Maria Stapelberg, *Through the Darkness: Glimpses into the History of Western Medicine* (UK: Crux, 2016), p. 74.
2. Abraham Hertz and Emanuel Lincoln, *The Hidden Lincoln: From the Letters and Papers of William H. Herndon* (New York: Viking Press, 1938), p. 259.
3. Philip Weiss, "Beethoven's Hair Tells All!"*New York Times Magazine*,November 29, 1998, http://www.nytimes.com/1998/11/29/magazine/beethoven-s-hair-tells-all.html ? pagewanted = all.
4. "Diseases and Conditions: Syphilis," Mayo Clinic, January 2, 2014, http://www.mayoclinic.org/diseases-conditions/syphilis/basics/symptoms/con-20021862.
5. Deborah Hayden, *Pox: Genius, Madness and the Mysteries of Syphilis* (New York: Basic Books, 2003), p. 179.
6. C. G. Jung, *Nietzsche's Zarathustra: Notes of the Seminar Given in 1934–1939,* 2 vols., edited by James L. Jarrett (Prince ton: Prince ton University Press, 2012), e- book, location 609.
7. Hayden, *Pox*, p. 177.
8. Walter Stewart, *Nietzsche: My Sister and I: A Critical Study* (Bloomington, IN: Xlibris, 2007), p. 91.
9. Hayden, *Pox*, p. 177.
10. 同 , p. 178.
11. 同 , p. 151.
12. Upton Sinclair, *Damaged Goods* (Philadelphia: John C. Winston, 1913), p. 67.
13. Vickram Chahal, "The Evolution of Nasal Reconstruction: The Origins of Plastic Surgery," Proceedings of the 10th Annual History of Medicine Days, University of Calgary, Calgary, Alberta, March 23–24, 2001, http://www.ucalgary.ca/uofc/Others/HOM/Dayspapers2001.pdf.
14. Stapelberg, *Through the Darkness,* p. 178.
15. William Eamon, *The Professor of Secrets: Mystery, Medicine and Alchemy in Renaissance Italy* (Washington: National Geographic Society, 2010), p. 96.
16. 同
17. John Frith, "Syphilis— Its Early History and Treatment until Penicillin and the Debate on Its Origins," *Journal of Military and Veterans' Health*, Nov. 2012, http://jmvh.org/article/syphilis-its-early-history-and-treatment-until-penicillin-and-the-debate-on-its-origins/
18. Lois N. Magner, *A History of Medicine* (New York: Marcel Dekker, 1992), p. 191.
19. Lawrence I. Conrad Michael Neve, Vivian Nutton, Roy Porter, and Andrew Wear, *The Western Medical Tradition: 800 BC to AD 1800* (Cambridge: Cambridge University Press, 1995), p. 308.
20. Kayla Jo Blackmon, "Public Power, Private Matters: The American Social Hygiene Association and the Policing of Sexual Health in the Progressive Era," thesis, University of Montana, Missoula, MT, May 2014, p. 30, http://etd.lib.umt.edu/theses/available/etd-06262014-081201/unrestricted/publicpowerprivatemattersblackmanthesisupload.pdf.
21. Angela Serratore, "Lady Colin: The Victorian Not- Quite- Divorcee Who Scandalized London," Jezebel.com, November 11, 2014, http://jezebel.com//lady-colin-the-vic-

torian-not-quite-divorcee-who-scanda-1650034397.

22. Anne Jordan, *Love Well the Hour: The Life of Lady Colin Campbell (1857– 1911)* (Leicester: Matador, 2010), p. 92.
23. Serratore, "Lady Colin."
24.*Blackwood's Edinburgh Magazine*, April 1818 (Ann Arbor: University of Michigan Library, 2009), p. 554. https://books.google.com/books ? id=res7AQAAMAAJ & pg=PA554 & lpg=PA554 & dq=No+Nose+club+edinburgh+magazine & source=bl & ots=W4wo-3O32h & sig= uIMQaVaBb-fUR2jhEGvRol GWZZ4 & hl=en & sa=X & ved=0ahUKEwijzYSmx57MAhVG3m-MKHRQ9AkEQ6AEIMjAD#v=onepage & q= No%20Nose%20club%20edinburgh%20magazine & f=false.
25. 同 , p. 555.
26. 同

結核

1. "What Is Tuberculosis?" National Institute of Allergy and Infectious Diseases, March 6, 2009, http://www.niaid.nih.gov/topics/tuberculosis/understanding/whatistb/Pages/default.aspx
2. Henrietta Elizabeth Marshall, *Uncle Tom's Cabin Told to the Children,* from the Told to the Children series, edited by Louey hisholm (New York: Dutton, 1904), http://utc.iath.virginia.edu/childrn/cbjackhp.html
3. Edgar Allan Poe, *Great Short Works of Edgar Allan Poe,* edited by G. R. Thompson (New York: Harper Collins, 1970), p. 95.
4. Victor Hugo, *The Works of Victor Hugo, One Volume Edition* (New York: Collier, 1928), p. 270.
5. Helen Bynum, *Spitting Blood: The History of Tuberculosis* (Oxford: Oxford University Press, 2012), p. 93.
6. ルネ・デュボス、ジーン・デュボス『白い疫病——結核と人間と社会』(Boston: Little, Brown, 1996), p. 22.
7. John Cordy Jeaffreson, *The Real Lord Byron: New Views of the Poet's Life,* Vol. 2. (1883; reprint, Ann Arbor: University of Michigan Library, Hard press, 2012), p. 259.
8. デュボス『白い疫病』, p. 9.
9. James Clark, *Medical Notes on Climate, Diseases, Hospitals, and Medical Schools, in France, Italy and Switzerland* (1820; reprint, Cambridge: Cambridge University Press, 2013), p. 94.
10. Nicholas Roe, *John Keats: A New Life* (New Haven, CT: Yale University Press, 2012), p. 389.
11. Daniel H. Whitney, *The Family Physician and Guide to Health, Together with the History, Causes, Symptoms and Treatment of the Asiatic Cholera, a Glossary Explaining the Most Difficult Words That Occur in Medical Science, and a Copious Index, to Which Is Added an Appendix,* (1833), U.S. National Library of Medicine site, https://archive.org/details/2577008R.nlm.nih.gov, p. 62.
12. Clark Lawlor, *Consumption and Literature: The Making of the Romantic Disease* (New York: Palgrave Macmillan, 2007), p. 45.
13. John Keats, *The Letters of John Keats: Volume 2,* edited by Hyder Edward Rollins (Cambridge, MA: Harvard University Press, 1958), p. 364.
14. Lawlor, *Consumption and Literature*, p. 17.
15. 同
16. Whitney, *The Family Physician.*
17. Lawlor, *Consumption and Literature*, p. 157.
18. 同 , p. 50.
19. John Frith, "History of Tuberculosis: Part 1- Phthisis, Consumption and the White Plague," *Journal of Military and Veterans' Health*, http://jmvh.org/article/history-of-tuberculosis-part-1-phthisis-consumption-and-the-white-plague/
20. Lawlor, *Consumption and Literature*, p. 21.
21. 同 , p. 50.
22. 同 , p. 153.
23. デュボス『白い疫病』, p. 52.
24. 同 , p. 9.
25. Bynum, *Spitting Blood*, p. 112.
26. デュボス『白い疫病』, p. 7.
27. Bynum, *Spitting Blood*, p. 111.
28. デュボス『白い疫病』, p. 17.
29. 同 , p. 18.
30. 同 , p. 24.
31. Lawlor, *Consumption and Literature*, p. 43.

32. Katherine Byrne, *Tuberculosis and the Victorian Literary Imagination* (Cambridge: Cambridge University Press, 2011), p. 100.
33. Lucinda Hawksley, *Lizzie Siddal: The Tragedy of a Pre- Raphaelite Supermodel* (New York: Walker, 2004), p. 985.
34. Byrne, *Tuberculosis*, p. 100.
35. 同 , p. 101.
36. レフ・トルストイ『アンナ・カレーニナ』, Christian Classics Ethereal Library. Readonline-http://www.ccel.org/ccel/tolstoy/kare nina.Section vi, page xvii.
37. Byrne, *Tuberculosis*, p. 101.
38. Lawlor, *Consumption and Literature*, p. 188.
39. 同 , p. 198.
40. "Tuberculosis," Centers for Disease Control and Prevention, December 9, 2011, http://www.cdc.gov/tb/topic/treatment/
41. "International Drug Price Indicator Guide—Vaccine, Bcg," Management Sciences for Health, 2014, http://erc.msh.org/dmpguide/results detail.cfm? language = english & code = BCG00A & s year = 2014 & year = 2014 & str = & desc= Vaccine%2C%20BCG & pack = new & frm = POWDER & rte = INJ & class_code2 = 19%2E3%2E & supplement = & class name = %2819%2E3%2E%-29Vaccines%3Cbr%3E.

コレラ

1. Stephen Halliday, "Death and Miasma in Victorian London: An Obstinate Belief," *British Medical Journal*, October 23, 2001, http://www.bmj.com/content/323/7327/1469.
2. 同
3. 同
4. 同
5. スティーヴン・ジョンソン『感染地図—歴史を変えた未知の病原体』(New York: Penguin, 2006), p. 29.
6. Steven Johnson, "How the 'Ghost Map' Helped End a Killer Disease," TEDsalon, November 2006, https://www.ted.com/talks/steven johnson_tours the ghost map ? language = en#t-59501.
7. Charles Dickens, "The Troubled Water Question," *House hold Words, a Weekly Journal*, April 13, 1850, https://books.google.com/books ? id=MPNAAQAAMAAJ & pg = PA53 & lpg = PA53 & dq = charles+dickens+troubled+water+question & source = bl & ots = aVNLBwQOCh & sig= oAGlhCUH9fzUJik8llHyOxoCjSI& hl = en & sa = X& ved = 0ahUKEwiho5uK8OHLAhWBbiYKHV5iChkQ6AEILTAD#v = onepage & q = charles%20dickens%20troubled%20water%20question & f = false.
8. Stephen Halliday, *The Great Stink of London: Sir Joseph Bazalgette and the Cleansing of the Victorian Metropolis* (Gloucestershire: History Press, 2001), p. 39.
9. スティーヴン・ジョンソン『感染地図—歴史を変えた未知の病原体』(New York: Penguin, 2006), Kindle edition, location 3539.
10. John Snow, "John Snow's Teetotal Address," Spring 1836, from the *British Temperance Advocate*, 1888, UCLA Department of Epidemiology, School of Public Health, http://www.ph.ucla.edu/epi/snow/teetotal.html
11. 同
12. Kathleen Tuthill, "John Snow and the Broad Street Pump," *Cricket*, November 2003, UCLA Department of Epidemiology, School of Public Health, http://www.ph.ucla.edu/epi/snow/snowcricketarticle.html
13. John Snow, "On Chloroform and Other Anaesthetics: Their Action and Administration," 1858, Wood Library Museum, http://www.wood librarymuseum.org/ebooks/item/643/snow,-john .-on-chloroform- and-other- anaesthetics,-their-action-and-administration -(with-a-memoir-of-the-author,-by-benjamin-w .-richardson).
14. ジョンソン『感染地図』, Kindle edition, location 59.
15. Sandra Hempel, "John Snow,"『ランセット』, 381, no. 9874 (April 13, 2013), http://www.thelancet.com/journals/lancet/article/PIIS0140-6736 (13)60830-2/fulltext?elsca1=TW.
16. Danny Dorling, *Unequal Health: The Scandal of Our Times* (Bristol: Policy Press, 2013).
17. ジョンソン『感染地図』, Kindle edition, location 70.
18. John Snow, "On the Mode of Communication

of Cholera," pamphlet (1849), reviewed in the *London Medical Gazette*, September 14, 1849, John Snow Archive and Research Companion, http://johnsnow.matrix.msu.edu/work.php?id =15-78-28.
19. 同
20. J・ジョンソン『感染地図』, Kindle edition, location 56.
21. Tuthill, "John Snow."
22. Peter Vinten- Johansen Howard Brody, Nigel Paneth, Stephen Rachman, and Michael Rip, *Cholera, Chloroform, and the Science of Medicine: A Life of John Snow* (Oxford: Oxford University Press, 2003).
23. "Reverend Henry Whitehead," UCLA Department of Epidemiology, School of Public Health, http://www.ph.ucla.edu/epi/snow/whitehead.html.
24. J・ジョンソン『感染地図』, Kindle edition, location 148.
25. "Snow's Testimony," UCLA Department of Epidemiology, School of Public Health, http://www.ph.ucla.edu/epi/snow/snowstestimony.html
26. Reuters. "Why Bad Smells Make You Gag," ABC Science, March 5, 2008, http://www.abc.net.au/science/articles/2008/03/05/2180489.htm
27. "Snow's Testimony."
28. 同
29. ジョンソン『感染地図』, Kindle edition, location 183.
30. John Snow, "Letter to the Right Honourable Sir Benjamin Hall, Bart., President of the General Board of Health," July 12, 1855, original pamphlet courtesy of the Historical Library, Yale University Medical School, the John Snow Archive and Research Companion, http://johnsnow.matrix.msu.edu/work.php?id=15-78-5A.
31. Dorling, *Unequal Health*, p. 24.
32. "Reverend Henry Whitehead."
33. 同
34. 同
35. Hempel, "John Snow."
36. Vinten- Johansen et al., *Cholera, Chloroform, and the Science of Medicine*, p. 395.
37. Hempel, "John Snow."
38. "Retrospect of Cholera in the East of London," 『ランセット』 2 (September 29,1866), https://books.google.com/books ? id = SxxAAAAAcAAJ & pg= PA1317 & lpg = PA1317 & dq = Th e+Lancet+london+Cholera+in+the+east+of+london++September+29+1866 & source = bl & ots = Z-bAnpDI5s & sig= ZgLRBf3W-znA2gzwsbgZAzmuQBlE & hl = en & sa = X & ved = 0ah UKEwimtf-Ik-LLAhUDK-CYKHQQ5DwUQ6AEIHDAA#v = onepage & q= The%20Lancet%20london%20Cholera%20in%20the%20east%20of%20london%20%20September%2029%201866 & f = false
39. 同
40. Snow, "On Chloroform and Other Anaesthetics."

ハンセン病

1. "St. Damien of Molokai," Catholic Online, http://www.catholic.org/saints/saint.php ? saint id = 2817.
2. Stephen Brown, "Pope Canonizes Leper Saint Damien, Hailed by Obama," edited by David Stamp, Reuters, October 11, 2009, http://www.reuters.com//article/2009/10/11/us-pope-saints-idUSTRE59A0YW20091011.
3. "St. Damien of Molokai."
4. King James Bible New York: American Bible Society: 1999. New York: Bartleby.com, 2000.
5. Kate Yandell, "The Leprosy Bacillus, circa 1873," *TheScientist*, October 1, 2013, http://www.the-scientist.com/? articles.view/articleNo/37619/title/The-Leprosy-Bacillus—circa-1873/
6. K. Blom, "Armauer Hansen and Human Leprosy Transmission: Medical Ethics and Legal Rights," 1973, U.S. National Library of Medicine, http://www.ncbi.nlm.nih.gov/pubmed/4592244
7. "An Act to Prevent the Spread of Leprosy, 1865," January 1865, National Park Service, http://www.nps.gov/kala/learn/historyculture/1865.htm
8. J・ロンドン『病者クーラウ』(村上春樹訳、『MONKEY』vol.7, 30 ページ、2015 年)

9. ジョゼフ・ダットン ."Molokai".『カトリック百科事典』: An International Work of Reference on the Constitution, Doctrine, Discipline, and History of the Catholic Church, Volume 10. Encyclopedia Press. January 1, 1913. Page 445
10. Richard Stewart, *Leper Priest of Molokai: The Father Damien Story* (Honolulu: University of Hawaii Press, 2000), p. 81.
11. "Damien the Leper," Franciscans of St. Anthony's Guild, 1974, Eternal World Television Network, https://www.ewtn.com/library/MARY/DAMIEN.htm
12. Gavan Daws, *Holy Man: Father Damien of Molokai* (Honolulu: University of Hawaii Press, 1989), p. 113.
13. "Appendix M: Special Report from Rev. J. Damien, Catholic Priest at Kalawao, March 1886," Report of the Board of Health, https://books.google.com/books ? id = C7JNAAAAMAAJ & pg = PR110 & lpg = PR110 & dq= Special+report+J.+Damien+1886 & source = bl & ots = R1-cZ SXPp & sig= M1DwLciA-7V1IR-D-fKmCsPaen7I & hl = en & sa = X & ved = 0ahUKEwj0- fvLsuLLAh-WBLyYKHdSjArUQ6AEIKDAE#v = onepage & q = Special%20report%20J. %20 Damien%201886 & f = false.
14. Daws, *Holy Man*, p. 73.
15. Stewart, *Leper Priest of Molokai*, p. 80.
16. John Farrow, *Damien the Leper: A Life of Magnificent Courage, Devotion & Spirit* (New York: Image Book [Doubleday], 1954), p. 20.
17. Stewart, *Leper Priest of Molokai*, p. 17.
18. 同 , p. 22.
19. Jan de Volder, *The Spirit of Father Damien: The Leper Priest— a Saint for Our Time* (San Francisco: Ignatius Press, 2010), p. 3.
20. Stewart, *Leper Priest of Molokai*, p. 22.
21. 同 , p. 23.
22. Farrow, *Damien the Leper*, p. 34.
23. Stewart, *Leper Priest of Molokai*, p. 27.
24. 同 , p. 36.
25. 同 , p. 86.
26. 同 , p. 80.
27. Vincent J. O'Malley, *Saints of North America* (Huntington, IN: Our Sunday Visitor, 2004), p. 200.
28. Stewart, *Leper Priest of Molokai*, p. 90.
29. 同
30. Hilde Eynikel, *Molokai: The Story of Father Damien* (St. Paul's/Alba House, 1999), p. 75.
31. Farrow, *Damien the Leper*, p. 123.
32. 同
33. O'Malley, *Saints of North America*, p. 201.
34. Daws, *Holy Man*, p. 84.
35. Farrow, *Damien the Leper*, p. 123.
36. 同
37. 同
38. Daws, *Holy Man*, p. 116.
39. 同 , pp. 115–16.
40. Stewart, *Leper Priest of Molokai*, p. 100.
41. Senn, " Father Damien."
42. Volder, *The Spirit of Father Damien*, p. 72.
43. 同 , p. 74.
44. Daws, *Holy Man*, p. 113.
45. 同 , p. 112.
46. Farrow, *Damien the Leper*, p. 172.
47. 同
48. 同 , p. 192.
49. 同 , p. 200.
50. 同 , p. 233.
51. 同 , p. 237.
52. Tony Gould, *A Disease Apart: Leprosy in the Modern World* (New York: St. Martin's Press, 2005), p. 143.
53. 同 , p. 144.
54. 同 , p. 198.
55. Volder, p. 198.

腸チフス

1. Susan Campbell Bartoletti, *Terrible Typhoid Mary: A True Story of the Deadliest Cook in America* (New York: Houghton Mifflin Harcourt, 2015), p. 15.
2. Dr. Annie Gray, "How to Make Ice Cream the Victorian Way," English Heritage website, http://www.english-heritage.org.uk/visit/pick-of-season/how-to-make-victorian-ice-cream/
3. Bartoletti, *Terrible Typhoid Mary*, p. 23.
4. Donald G. McNeil Jr., "Bacteria Study Offers Clues to Typhoid Mary Mystery," *New York Times*. August 26, 2013, http://www.

nytimes.com/2013/08/27/health/bacteria-study-offers-clues-to-typhoid-mary-mystery.html ? r = 0.
5. Mary Lowth, "Typhoid and Paratyphoid Fever," Patient website, February 25, 2015, http://patient.info/doctor/typhoid-and-paratyphoid-fever-pro
6. Bartoletti, *Terrible Typhoid Mary*, p. 43.
7. George A. Soper, "The Work of a Chronic Typhoid Germ Distributor," 1907, Primary Sources: Workshops in American History, https://www.learner.org/workshops/primarysources/disease/docs/soper2.html
8. 同
9. 同
10. Judith Walzer Leavitt, *Typhoid Mary: Captive to the Public's Health* (Boston: Beacon Press, 1996), pp. 40–41.
11. Soper, "The Work of a Chronic Typhoid Germ Distributor."
12. Antonia Petrash, *More Than Petticoats: Remarkable New York Women* (TwoDot, 2001), p. 121.
13. S. Josephine Baker, *Fighting for Life* (1939; reprint, New York: *New York Times* Review of Books, 2013), p. 73.
14. 同 , p. 75.
15. Leavitt, *Typhoid Mary*, p. 9.
16. Petrash, *More Than Petticoats*, p. 118.
17. Bartoletti, *Terrible Typhoid Mary*, p. 84.
18. Soper, "The Work of a Chronic Typhoid Germ Distributor."
19. "Typhoid Mary Wants Liberty," *Richmond Planet*, July 10, 1909, Chronicling America: Historic American Newspapers, Library of Congress, http://chroniclingamerica.loc.gov/lccn/sn84025841/1909-07-10/ed-1/seq- 7/#date1 = 1836 & sort = relevance & rows = 20 & words = MARY+TYPHOID&searchType = basic & sequence = 0 & index = 0 & state = & date2 = 1922 & proxtext = typhoid+mary & y = 0 & x = 0 & dateFilterType = yearRange & page = 2
20. Leavitt, *Typhoid Mary*, p. 94.
21. 同 , p.
22. Mary Mallon, "In Her Own Words," NOVA, http://www.pbs.org/wgbh/nova/typhoid/letter.html
23. Baker, *Fighting for Life*, p. 76.
24. Leavitt, *Typhoid Mary*, p. 128.
25. Bartoletti, *Terrible Typhoid Mary*, p. 108.
26. Mallon, "In Her Own Words."
27. 同
28. 同
29. Leavitt, *Typhoid Mary*, p. 56.
30. William H. Park, "Typhoid Bacilli Carriers," 1908, Primary Sources:Workshops in American History, https://www.learner.org/workshops/primary sources/disease/docs/park2.html
31. 同
32. Bartoletti, *Terrible Typhoid Mary*, p. 119.
33. Leavitt, *Typhoid Mary*, p. 104.
34. 同 , p. 55.
35. 同 , p. 117.
36. 同 , p. 87.
37. Bartoletti, *Terrible Typhoid Mary*, p. 121.
38. Baker, *Fighting for Life*, p. 76.
39. Leavitt, *Typhoid Mary*, p. 135.
40. John B. Huber, " 'Microbe Carriers'— the Newly Discovered,"*Richmond Times Dispatch*, July 11, 1915, Chronicling America: Historic American Newspapers, Library of Congress, http://chroniclingamerica.loc.gov/lccn/sn83045389/1915-07-11/ed-1/seq-42/#date1 = 1915 & index = 0 & rows = 20&words = typhoid+Typhoid & searchType = basic & sequence = 0 & state =& date2 = 1915 & proxtext = typhoid & y = 0 & x = 0 & dateFilterType = year Range& page = 1.
41. 同
42. 同
43. Bartoletti, *Terrible Typhoid Mary*, p. 43.
44. "Mystery of the Poison Guest at Wealthy Mrs. Case's Party,"*Richmond Times Dispatch*, August 22, 1920, Chronicling America: Historic American Newspapers, Library of Congress, http://chroniclingamerica.loc.gov/lccn/sn83045389/1920-08-22/ed-1/seq-51/#date1 = 1907 & index = 3 & rows= 20 & words = Mary+Typhoid+typhoid & searchType = basic & sequence = 0& state = & date2 = 1922 & proxtext = typhoid+mary+ & y = 12 & x = 1& date FilterType = yearRange & page = 1.

45. Bartoletti, *Terrible Typhoid Mary*, p. 150.
46. Baker, *Fighting for Life*, p. 76.

スペインかぜ

1. ジョン・バリー『グレート・インフルエンザ』(New York: Penguin, 2004), pp. 104–8.
2. アルフレッド・W・クロスビー『史上最悪のインフルエンザ――忘れられたパンデミック』(Cambridge: Cambridge University Press, 2003), Kindle edition.
3. 同
4. "Influenza 1918," a complete transcript of the program, *American Experience*, PBS.org, http://www.pbs.org/wgbh/americanexperience/features/transcript/infl uenza-transcript/
5. バリー『グレート・インフルエンザ』, p. 109.
6. 同 , p. 109.
7. 同 , p. 110.
8. Jeffrey Greene and Karen Moline, *Th e Bird Flu Pandemic: Can It Happen? Will It Happen? How to Protect Your Family If It Does* (New York: St. Martin's Press, 2006), p. 41.
9. Board of Global Health, Institute of Medicine of the National Academies, "The Threat of Pandemic Influenza: Are We Ready?" Workshop overview, National Center for Biotechnology Information, 2005, http://www.ncbi.nlm.nih.gov/books/NBK22148/
10. Roy Greenslade, "First World War: How State and Press Kept Truth off the Front Page," *Guardian*, July 27, 2014, http://www.theguardian.com/media/2014/jul/27/first-world-war-state-press-reporting.
11. バリー『グレート・インフルエンザ』, p. 140.
12. "Influenza 1918."
13. Antoni Trilla, Guillem Trilla, and Carolyn Daer, "Th e 1918 'Spanish Flu' in Spain," *Oxford Journals, Clinical Infectious Diseases* 47, no. 5 (2008), http://cid.oxfordjournals.org/content/47/5/668.full.
14. バリー『グレート・インフルエンザ』, p. 170.
15. クロスビー『史上最悪のインフルエンザ』, p. 27.
16. Trilla et al., "The 1918 'Spanish Flu' in Spain."
17. Juliet Nicholson, "The War Was Over but Spanish Flu Would Kill Millions More," *Telegraph*, November 11, 2009, https://www.telegraph.co.uk/news/health/6542203/The-war-was-over-but-Spanish-Flu-would-kill-millions-more.html
18. クロスビー『史上最悪のインフルエンザ』, p. 34.
19. バリー『グレート・インフルエンザ』, p. 168.
20. "Influenza 1918."
21. Christine M. Kreiser, "1918 Spanish Influenza Outbreak: The Enemy Within," HistoryNet website, October 27, 2006, http://www.historynet.com/1918-spanish- influenza-outbreak-the-enemy-within.htm
22. "Influenza 1918."
23. Randy Dotinga, "5 Surprising Facts about Woodrow Wilson and Racism,"『クリスチャン・サイエンス・モニター』, December 14, 2013, http://www.csmonitor.com/Books/chapter-and-verse/2015/1214/5-surprising-facts-about-Woodrow-Wilson-and-racism.
24. Randy Barnett, "The Volokh Conspiracy: Expunging Woodrow Wilson from Official Places of Honor," *Washington Post*, June 25, 2015, https://www.washingtonpost.com/news/volokh-conspiracy/wp/2015/06/25/expunging-woodrow-wilson-from-official-places-of-honor/
25. "Woodrow Wilson," *The Great Pandemic—The United States in 1918–1919*, United States Department of Health and Human Services, http://www.flu.gov/pandemic/history/1918/biographies/wilson/
26. "Over There," a song by George M. Cohan, Wikipedia, https://en.wikipedia.org/wiki/Over There.
27. "Influenza 1918."
28. クロスビー『史上最悪のインフルエンザ』, p. 35.
29. "Influenza 1918."
30. Tom Ewing, "Influenza in the News: Using Newspapers to Understand a Public Health Crisis," National Digital Newspaper—Program Awardee Conference, September

26, 2012, http://www.flu1918.lib. vt.edu/wp-content/uploads/2012/11/NDNP Ewing Influenza 25Sept2012.pdf
31. バリー『グレート・インフルエンザ』, p. 209.
32. 同, p. 215.
33. Kreiser, "1918 Spanish Influenza Outbreak."
34. "The Flu of 1918," *Pennsylvania Gazette*, October 28, 1998, http://www.upenn.edu/gazette/1198/lynch2.html
35. 同
36. Greene and Moline, *The Bird Flu Pandemic*, p. 23.
37. キャサリン・アン・ポーター『蒼ざめた馬、蒼ざめた騎手』, New York: Harcourt Brace & Company, 1939 (Reprinted 1990), p. 158.
38. バリー『グレート・インフルエンザ』, p. 210.
39. "Scientific Nursing Halting Epidemic," *Philadelphia Inquirer*, October 15, 1918, from the Influenza Encyclopedia, University of Michigan Library, http://quod.lib. umich.edu/f/flu/3990fl u.0007.993/1
40. バリー『グレート・インフルエンザ』, p. 239.
41. Charles Hardy, " 'Please Let Me Put Him in a Macaroni Box'— the Spanish Influenza of 1918 in Philadelphia," WHYY- FM radio program *The Influenza Pandemic of 1918*, Philadelphia, 1984, History Matters, http://historymatters.gmu.edu/d/13/
42. バリー『グレート・インフルエンザ』, p. 333.
43. "Influenza 1918."
44. 同
45. "The Great Pandemic— New York," United States Department of Health and Human Services, http://www.flu.gov/pandemic/history/1918/your_state/northeast/newyork/
46. 同
47. バリー『グレート・インフルエンザ』, p. 340.
48. "Influenza 1918."
49. バリー『グレート・インフルエンザ』, p. 252.
50. 同, p. 251.
51. Ewing, "Influenza in the News: Using Newspapers to Understand a Public Health Crisis."
52. バリー『グレート・インフルエンザ』, p. 189.
53. Greene and Moline, *The Bird Flu Pandemic*, p. 40.
54. Nicholson, "The War Was Over."
55. "The Flu of 1918."
56. Nicholson, "The War Was Over."
57. "The Flu of 1918."
58. Nicholson, "The War Was Over."
59. バリー『グレート・インフルエンザ』, p. 228.
60. Nicholson, "The War Was Over."
61. "Influenza 1918."
62. Nicholson, "The War Was Over."
63. Board of Global Health, Institute of Medicine of the National Academies, *The Threat of Pandemic Influenza: Are We Ready?* workshop summary edited by Stacey L. Knobler, Alison Mack, Adel Mahmoud, and Stanley M. Lemon (Washington: National Academies Press, 2005), http://www.ncbi.nlm.nih.gov/books/NBK22156/
64. *The Great Pandemic; New York.*
65. バリー『グレート・インフルエンザ』, p. 338.
66. "Influenza 1918."
67. James T. Willerson, "The Great Enemy—Infectious Disease," edited by S. Ward Casscells and Mohammad Madjid, Texas Heart Institute Journal, 2004, http://www.ncbi.nlm.nih.gov/pmc/articles/PMC387424/
68. Steve Connor, "American Scientists Controversially Recreate Deadly Spanish Flu,"『インデペンデント』, June 11, 2014, http://www.independent.co.uk/news/science/american-scientists-controversially-recreate-deadly- spanish-flu- virus-9529707.html
69. バリー『グレート・インフルエンザ』, p. 469.

嗜眠性脳炎

1. Joel A. Vilensky, "Sleeping Princes and Princesses: The Encephalitis Lethargica Epidemic of the 1920s and a Contemporary Evaluation of the Disease," presentation slides, 2008,

http://slideplayer.com/slide/3899891/
2. Joel A. Vilensky, *Encephalitis Lethargica: During and After the Epidemic* (Oxford: Oxford University Press, 2011), Kindle edition, location 336.
3. Molly Caldwell Crosby, *Asleep: The Forgotten Epidemic that Remains One of Medicine's Greatest Mysteries* (New York: Berkley Books, 2010), Kindle edition, location 7.
4. 同
5. Vilensky, *Encephalitis Lethargica*, Kindle location 368.
6. Crosby, *Asleep*, Kindle location 6.
7. Vilensky, *Encephalitis Lethargica*, Kindle location 563–64.
8. 同 , Kindle location 368.
9. Crosby, *Asleep*, Kindle location 94.
10. 同 , Kindle location 85.
11. オリヴァー・サックス『レナードの朝』(New York: Vintage Books, 1999), p. 18.
12. 同 , p. 111.
13. Gina Kolata, *The Story of the Great Influenza Pandemic of 1918 and the Search for the Virus That Caused It* (New York: Touchstone, 1999), p. 344.
14. Crosby, *Asleep*, Kindle location 13.
15. Vilensky, *Encephalitis Lethargica*, Kindle location 3815.
16. Crosby, *Asleep*, Kindle location 9.
17. Vilensky, *Encephalitis Lethargica*, Kindle location 550.
18. Ann H. Reid, Sherman McCall, James M. Henry, and Jeffrey K. Taubenberger, "Experimenting on the Past: The Enigma of von Economo's Encephalitis Lethargica," *Journal of Neuropathology and Experimental Neurology*, July 2001, http://jnen.oxfordjournals.org/content/60/7/663.
19. Vilensky, *Encephalitis Lethargica*, Kindle location 3839–42.
20. Crosby, *Asleep*, Kindle location 11.
21. Vilensky, *Encephalitis Lethargica*, Kindle location 582–83.
22. Crosby, *Asleep*, Kindle location 13.
23. 同 , Kindle location 60.
24. Vilensky, *Encephalitis Lethargica*, Kindle location 3911–13.
25. Crosby, *Asleep*, Kindle location 140.
26. 同 , Kindle location 15.
27. サックス『レナードの朝』, p. 18.
28. Crosby, *Asleep*, Kindle location 145.
29. サックス『レナードの朝』, p. 62.
30. 同 , p.
31. 同 , pp. 40, 44, 62.
32. 同 , p. 129.
33. 同
34. Sue Carswell, "Oliver Sacks,"『ピープル』, February 11, 1991, http://www.people.com//people/archive/article/0,20114432,00.html
35. 同
36. "Parkinson Disease," *New York Times Health Guide*, September 16, 2013, http://www.nytimes.com/health/guides/disease/parkinsons-disease/levadopa -(l-dopa).html
37. サックス『レナードの朝』, p. 80.
38. Carswell, "Oliver Sacks."
39. サックス『レナードの朝』, p. 31.

ロボトミー

1. ハワード・ダリー、チャールズ・フレミング『ぼくの脳を返して——ロボトミー手術に翻弄されたある少年の物語』(New York: Three Rivers Press, 2008), p. 78.
2. "Introduction: The Lobotomist," *American Experience*, PBS, http://www.pbs.org/wgbh/americanexperience/features/introduction/lobotomist- introduction/
3. John M. Harlow, "Recovery from the Passage of an Iron Bar Through the Head," Publications of the Massachusetts Medical Society, 1868, Wikisource, https://en.wikisource.org/wiki/Recovery from the passage of_ an iron bar through the head.
4. Jack El- Hai, *The Lobotomist: A Maverick Medical Genius and His Tragic Quest to Rid the World of Mental Illness* (Hoboken: J Wiley, 2005), Kindle edition, location 116.
5. Kate Clifford Larson, *Rosemary: The Hidden Kennedy Daughter* (New York: Houghton Mifflin Harcourt, 2015), p. 172.
6. John B. Dynes, and James L. Poppen, "Lobotomy for Intractable Pain," *Journal of the American Medical Association*140, no. 1

(May 7, 1949), http://jama.jamanetwork.com/article.aspx ? articleid = 304291.
7. Larson, *Rosemary,* p. 180.
8. 同
9. Glenn Frankel, "D.C. Neurosurgeon Pioneered 'operation Icepick' Technique," *Washington Post*, April 7, 1980.
10. ダリー、フレミング『ぼくの脳を返して』, p. 85.
11. "My Lobotomy," *All Things Considered*, SoundPortraits Productions, November 16, 2005, http://soundportraits.org/on- air/my lobotomy/transcript.php
12. Dynes and Poppen, "Lobotomy for Intractable Pain."
13. 同
14. Ward Harkavy, "The Scary Days When Thousands Were Lobotomized on Long Island," *Village Voice*, October 26, 1999, http://www.villagevoice.com//long-island-voice/the-scary-days-when-thousands-were- lobotomized- on- long-island- 7155435.
15. 同
16. "Moniz Develops Lobotomy for Mental Illness, 1935," People and Discoveries, ETV Education, 1998 PBS.org, http://www.pbs.org/wgbh/aso/databank/entries/dh35lo.html
17. Frank T. Vertosick Jr., "Lobotomy's Back,"*Discover*, October 1997, http://discovermagazine.com/1997/oct/lobotomysback1240.
18. Eric Weiner, "Nobel Panel Urged to Rescind Prize for Lobotomies," Npr.org. August 10, 2005, http://www.npr.org/templates/story/story.php? storyId = 4794007.
19. Mical Raz, *Lobotomy Letters: The Màking of American Psychosurgery*, edited by Th eodore M. Brown, Rochester Studies in Medical History series (Rochester: University of Rochester Press, 2015), p. 113.
20. 同 , p. 113.
21. Dynes and Poppen, "Lobotomy for Intractable Pain."
22. "Introduction: The Lobotomist."
23. ダリー、フレミング『ぼくの脳を返して』, p. 85.
24. El- Hai, *The Lobotomist*, Kindle location 3363–64.
25. Piya Kochar and Dave Isay, "My Lobotomy: Howard Dully's Story," edited by Gary Corvino, Sound Portraits Productions, npr.org, November 16, 2005, http://www.npr.org/2005/11/16/5014080/my-lobotomy-howard- dullys-journey.
26. ダリー、フレミング『ぼくの脳を返して』, p. 86.
27. 同 , p. 85.
28. Hugh Levinson, "The Strange and Curious History of Lobotomy," *Magazine, BBC News*, November 8, 2011, http://www.bbc.com/news/magazine- 15629160.
29. Michael M. Phillips, "The Lobotomy File, Part Two: One Doctor's Legacy," *Wall Street Journal*special project, 2013, http://projects.wsj.com/lobotomyfi les/? ch = two
30. 同
31. 同
32. 同
33. ダリー、フレミング『ぼくの脳を返して』, p. 86.
34. Larson, *Rosemary,* p. 178.
35. 同 , p. 180.
36. 同 , p. 178.
37. El- Hai, *The Lobotomist*, Kindle location 1695–696.
38. 同 , Kindle location 1582.
39. 同 , Kindle location 3202–03.
40. 同 , Kindle location 3206–7.
41. Kochar and Isay, "My Lobotomy."
42. El- Hai, *The Lobotomist*, Kindle location 3209–11.
43. 同 , Kindle location 3213.
44. Phillips, "The Lobotomy File, Part Two."
45. Jack D. Pressman, *Last Resort: Psychosurgery and the Limits of Medicine*, edited by Charles Rosenberg and Colin James, Cambridge History of Medicine series (Cambridge: Cambridge University Press, 2002), p. 82.
46. Tony Long, "Nov. 12, 1935: You Should (Not) Have a Lobotomy," *WIRED*, November 12, 2010, http://www.wired.com/2010/11/1112fi rst-lobotomy/
47. "Moniz Develops Lobotomy for Mental Illness,

1935."
48. El- Hai, *The Lobotomist*, Kindle location 189.
49. 同 , Kindle location 3222–23.
50. Raz, *Lobotomy Letters*, pp. 108–9.
51. ダリー、フレミング『ぼくの脳を返して』, p. 77.
52. El- Hai, *The Lobotomist,* Kindle location 3995.
53. Kochar and Isay, "My Lobotomy."

ポリオ

1. Dennis Thompson, "The Salk Polio Vaccine: Greatest Public Health Experiment in History," CBS News, December 2, 2014, http://www.cbsnews.com/news/the-salk-polio-vaccine-greatest-public-health-experiment-in-history/
2. Sheila Llanas, *Jonas Salk: Medical Innovator and Polio Vaccine Developer* (Abdo, 2013), p. 8.
3. Paul A. Offit, *The Cutter Incident: How America's First Polio Vaccine Led to the Growing Vaccine Crisis* (New Haven, CT: Yale University Press, 2005), Kindle edition, location 386.
4. David M. Oshinsky, *Polio: An American Story* (Oxford: Oxford University Press, 2005), p. 4.
5. "Deadly Diseases: Polio," ETV Education, pbs. org, 2005 http://www.pbs.org/wgbh/rxforsurvival/series/diseases/polio.html
6. "Polio: What You Need to Know," myDr website, January 12, 2011, http://www.mydr.com. au/kids-teens-health/polio-what-you-need-to-know.
7. "Polio and Prevention," Global Polio Eradication Initiative, http://www.polioeradication.org/polioandprevention.aspx, p. 4–9.
8. Oshinsky, *Polio,* p. 44.
9. 同 , p. 46.
10. 同 , p. 47.
11. 同 , p. 45.
12. Daniel J. Wilson, *Living with Polio: The Epidemic and Its Survivors* (Chicago: University of Chicago Press, 2005), p. 119.
13. N. M. Nielsen, K. Rostgaard, K. Juel, D. Askgaard, and P. Aaby, "Longterm Mortality after Poliomyelitis," U.S. National Library of Medicine, May 2003, PubMed.com, http://www.ncbi.nlm.nih.gov/pubmed/12859038.
14. Wilson, *Living with Polio*, p. 120.
15. 同 , p. 120.
16. Oshinsky, *Polio*, p. 49.
17. 同 , p. 51.
18. 同 , p. 52.
19. 同 , p. 188.
20. Llanas, *Jonas Salk*, p. 16.
21. Oshinsky, *Polio,* p. 101.
22. Ian Musgrave, " 'Toxins' in Vaccines: A Potentially Deadly Misunderstanding," *TheConversation*, November 28, 2012, http://theconversation.com//toxins-in-vaccines-a-potentially-deadly-misunderstanding-11010.
23. Oshinsky, *Polio*, p. 228.
24. 同 , p. 171.
25. 同 , p. 172.
26. Thompson, "The Salk Polio Vaccine."
27. "Medicine: Closing in on Polio," 『タイム』, March 29, 1954, http://content.time.com/time/subscriber/article/0,33009,819686-4,00.html
28. Oshinsky, *Polio*, p. 211.
29. Amar Prabhu, "How Much Money Did Jonas Salk Potentially Forfeit by Not Patenting the Polio Vaccine?" 『フォーブス』, August 9, 2012, http://www. forbes.com/sites/quora/2012/08/09/how-much-money-did-jonas-salk- potentially-forfeit-by-not-patenting- the-polio-vaccine/#1e35e3941c2d.
30. Oshinsky, *Polio*, p. 215.
31. 同 , p. 214.
32. 同 , p. 216.
33. Dwight D. Eisenhower, "Citation Presented to Dr. Jonas E. Salk and Accompanying Remarks," American Presidency Project, April 22, 1955, http://www.presidency.ucsb.edu/ws/? pid = 10457.
34. 同
35. Stanley Plotkin, " 'Herd Immunity': A Rough Guide," *Oxford Journals: Clinical Infectious Diseases* 52, no. 7 (2011), http://cid.oxfordjournals.org/content/52/7/911.full.
36. "Measles (MCV)— Data by Country," Global Health Observatory data repository, World Health Or ganization, http://apps.who.int/gho/data/node.main.A826 ? ga = 1.149767604.366030890.1401971125.

37. Paul A. Offit, *The Cutter Incident: How America's First Polio Vaccine Led to the Growing Vaccine Crisis* (New Haven, CT: Yale University Press, 2005), Kindle edition, location 178.
38. 同 , location 2075.
39. Oshinsky, *Polio,* p. 255.
40. "Oral Polio Vaccine," the Global Polio Eradication Initiative, http://www.polioeradication.org/Polioandprevention/Thevaccines/Oralpoliovaccine(OPV).aspx.
41. " People and Discoveries— Jonas Salk," A Science Odyssey, PBS.org, 2010, http://www.pbs.org/wgbh/aso/databank/entries/bmsalk.html
42. Sheryl Stolberg, "Jonas Salk, Whose Vaccine Conquered Polio, Dies at 80,"*Los Angeles Times,* June 24, 1995, http://articles.latimes.com/1995-06- 24/news/mn-16682 1 fi rst-polio-vaccine.
43. Richard D. Heffner, "Man Evolving...an Interview with Jonas Salk," *Open Mind*, May 11, 1985, http://www.thirteen.org/openmind-archive/science/man-evolving/

エピローグ

1. Mark Joseph Stern, "Listen to Reagan's Press Secretary Laugh About Gay People Dying of AIDS,"*Slate*, December 1, 2015, http://www.slate.com/blogs/outward/2015/12/01/reagan press secretary laughs about gay_people dying of aids.html
2. Ronald Reagan, "The President's News Conference— September 17, 1985," https://reaganlibrary.archives.gov/archives/speeches/1985/91785 c.htm.
3. Hank Plante, "Reagan's Legacy," HIV Info— Hot Topics— from the Experts, San Francisco AIDS Foundation, 2011, http://sfaf.org/hiv-info/hot-topics/from-the-experts/2011-02-reagans-legacy.html ? referrer=https://www.google.com/
4. William F. Buckley Jr. "Crucial Steps in Combating the Aids Epidemic; Identify All the Carriers,"*New York Times*, op-ed, March 18, 1986, https://www.nytimes.com/books/00/07/16/specials/buckley-aids.html
5. William Martin, *With God on Our Side: Th e Rise of the Religious Right in America* (New York: Broadway Books, 1996), p. 248.
6. "Huckabee Wanted AIDS Patients Isolated,"*Los Angeles Times*, December 9, 2007, http://articles.latimes.com/2007/dec/09/nation/na- huck abee9.
7. "Mike Huckabee Advocated Isolation of AIDS Patients in 1992 Senate Race," Fox News, December 8, 2007, http://www.foxnews.com/story/2007/12/08/mike-huckabee-advocated-isolation-aids-patients-in-12-senate- race.html
8. Catherine Shoard, "Elizabeth Taylor 'Worth up to 1Bn' at Time of Death," *Guardian,* March 29, 2011, http://www.theguardian.com/film/2011/mar/29/elizabeth- taylor-worth-1bn- death.
9. David Aikman, *Billy Graham: His Life and Influence* (Nashville: Thomas Nelson, 2007), p. 261.
10. John Morrison, *Mathilde Krim and the Story of AIDS* (New York: Chelsea House, 2004), Kindle edition, excerpt, p. 57. https://books.google.com//books ? id = K- ZU35x2Ja-oC & pg = PA54 & lpg = PA54 & dq = How+much +did+government+spend+-investigating+tylenol & source = bl & ots= MYVv0GgLiT & sig = aGgVsBpQN6It-G971z4EFlEjqaQ8 & hl = en & sa = X& ved = 0ahUKEwjBlLmwxrTMAhVD-dj4KHQFKB00Q6AEILDAC#v= onepage & q = How%20much%20did%20government%20spend%20investigating%20tylenol & f = false.
11. "Catholics, Condoms and AIDS,"*New York Times*, October 20, 1989, http://www.nytimes.com/1989/10/20/opinion/catholics-condoms-and- aids.html
12. David Koon, "Ruth Coker Burks, the Cemetery Angel,"*Arkansas Times*, January 8, 2015.
13. シュテファン・ツヴァイク『昨日の世界』, 1943, reprint 2011 by Plunkett Lake Press, p. 5

参考文献

アントニヌスの疫病

Birley, Anthony R. *Marcus Aurelius: A Biography*. New York: Routledge, 2000.

Boak, Arthur Edward Romilly. *A History of Rome to 565 AD*. New York:

Macmillan, 1921. Kindle edition.

Cicero, Marcus Tullius. *The Orations of Marcus Tullius Cicero*. Translated by

C. D. Young. 1851. University of Toronto, Robarts Library archives.

D'Aulaire, Edgar Parin, and Ingri D'Aulaire. *D'Aulaires' Book of Greek Myths*. New York: Delacorte Press, 1962.

Dio, Cassius. *Roman History*. Loeb Classical Library. Cambridge, MA: Harvard University Press, 1911.

Fears, J. Rufus. "The Plague Under Marcus Aurelius and the Decline and Fall of the Roman Empire." *Infectious Disease Clinics* 18, no. 1 (March 2004). http://www.id.theclinics.com/article/S0891-5520(03)00089-8/abstract.

Forbush, William Byron, ed. *Fox's Book of Martyrs: A History of the Lives, Sufferings and Triumphant Deaths of the Early Christian and Protestant Martyrs*. Philadelphia: John C. Winston, 1926.

"Germanic Peoples."『ブリタニカ百科事典』. http://www.britannica.com/topic/Germanic- peoples.

Gibbon, Edward. *Th e History of the Decline and Fall of the Roman Empire*.(エドワード・ギボン『ローマ帝国衰亡史』) New York: Dutton, 1910.

Grant, Michael. *The Antonines: The Roman Empire in Transition*. London: Routledge, 1994.

Hinds, Kathryn. *Everyday Life in the Roman Empire*. New York: Cavendish Square, 2009.

Kohn, George Childs, ed. *Encyclopedia of Plague and Pestilence: From Ancient Times to the Present*. 3rd ed. New York: Facts on File, 2008.

Maire, Brigitte, ed. *"Greek" and "Roman" in Latin Medical Texts: Studies in Cultural Change and Exchange in Ancient Medicine*. Leiden: Brill, 2014.

Marcus Aurelius. *The Meditations of Marcus Aurelius Antoninus*. Edited by A. S. L. Farquharson. Oxford: Oxford University Press (Oxford World's Classics), 2008.

"Marcus Aurelius Biography." Biography.com. http://www.biography.com/people/marcus-aurelius-9192657#challenges-to-his-authority.

Mattern, Susan P. *Galen and the Rhetoric of Healing*. Baltimore: Johns Hopkins University Press, 2008.

McLynn, Frank. *Marcus Aurelius: A Life*. Cambridge, MA: Da Capo Press, 2009.

Niebuhr, Barthold Georg. *Lectures on the History of Rome: From the First*

Punic War to the Death of Constantine. 1844. E-source courtesy of Getty Research Institute. https://archive.org/details/historyofrome01nieb.

Phang, Sara Elise. *The Marriage of Roman Soldiers (13 B.C.– A.D. 235): Law and Family in the Imperial Army*. New York: Trustees of Columbia University, 2001.

Raoult, Didier, and Michel Drancourt, eds. *Paleomicrobiology: Past Human Infections*. Berlin: Springer- Verlag, 2008.

"Roman Freedmen." Quatr.us.2016. http://www.historyforkids.org/learn/romans/people/freedmen.htm#.

Scheidel, Walter. "Marriage, Families, and Survival in the Roman Imperial Army: Demographic Aspects." Prince ton/Stanford Working Papers in Classics, Stanford University, 2005. https://www.princeton.edu/~pswpc/pdfs/scheidel/110509.pdf.

Sheppard, John George. *The Fall of Rome and the Rise of the New Nationalities: A Series of Lectures on the Connections Between Ancient and Modern History*. New York: Routledge, 1892. University of Toronto, Robarts Library archives, https://archive.org/details/fallofromeriseof00shepuoft .

Tacitus.*complete Works of Tacitus*. New York: McGraw- Hill, 1964.

Thatcher, Oliver J., ed. *Th e Library of Original*

Sources. Vol. 4, *Early Mediaeval Age*. 1901. Reprint, Honolulu: University Press of the Pacific, 2004.
Thucydides. *History of the Peloponnesian War*. Translated by Richard Crawley. New York: Dutton, 1910.
Vesalius, Andreas. *On the Fabric of the Human Body*. Translated by W. F.
Richardson and J. B. Carman. San Francisco: Norman, 1998–2009.

腺ペスト

Aberth, John. *From the Brink of the Apocalypse: Confronting Famine, War, Plague and Death in the Later Middle Ages*. London: Routledge, 2001.
Alden, Henry Mills, ed. "The Great Epidemics." *Harper's New Monthly Magazine*, June to November 1856. Internet Archive 2013. https://archive.org/details/harpersnew13harper.
Bailey, Diane. *The Plague (Epidemics and Society)*. New York: Rosen, 2010.
Benedictow, Ole. J. "The Black Death: Th e Greatest Catastrophe Ever." *History Today* 55, no. 3 (March 2005). http://www.historytoday.com/ole-j- benedictow/black-death-greatest-catastrophe-ever.
"Black Death." History website. http://www.history.com/topics/black-death.
"The Black Death." BBC Bitesize Key Stage 3 website. http://www.bbc.co.uk/bitesize/ks3/history/middle ages/the black death/revision/5/
"The Black Death." In SlideShare, July 15, 2008. http://www.slideshare.net/guest13e41f/black- death-514058.
Boccaccio, Giovanni. *Th e Decameron*（ジョヴァンニ・ボッカッチョ『デカメロン』）. Translated by John Payne. New York: Walter J. Black, 2007. Project Gutenberg EBook. https://www.gutenberg.org/files/23700/23700-h/23700-h.htm
Cantor, Norman F. *In Th e Wake of the Plague*（ノーマン・F・カンター『黒死病 - 疫病の社会史』）. New York: HarperCollins, 2003.
Deary, Terry. *Horrible History: The Measly Middle Age*. Scholastic, 2015.
"The Flagellants' Attempt to Repel the Black Death, 1349." EyeWitness to History.com/. 2010. http://www.eyewitnesstohistory.com/flagellants.htm
Gottfried, Robert S. *The Black Death: Natural and Human Disaster in Medieval Europe*. New York: Free Press, 1983.
Haydn, Terry, and Christine Counsell, eds. *History, ICT and Learning in the Secondary School*. London: Routledge, 2003.
Kallen, Stuart A. *Prophecies and Soothsayers (The Mysterious & Unknown)*. San Diego: Reference Point Press, 2011.
Kelly, John. *Th e Great Mortality*（ジョン・ケリー『黒死病 - ペストの中世史』）. New York: HarperCollins, 2005. Kindle edition.
Leasor, James. *The Plague and the Fire*. Thirsk: House of Stratus, 2001.
Mitchell, Linda E., Katherine L. French, and Douglas L. Biggs, eds. "The Ties that Bind: Essays in Medieval British History in Honor of Barbara Hannawalt." *History: The Journal of the Historical Association*, 96, no. 324 (September 9, 2011). http://onlinelibrary. wiley.com/doi/10.1111/j.1468-229X.2011.00531 2.x/abstract.
"Myths About Onion." National Onion Association website. http://www.onions-usa.org/faqs/onion- flu- cut-myths.
"Newcomers Facts." National Geographic Channel, October 25, 2013. http://channel.nationalgeographic.com/meltdown/articles/newcomers-facts/
"Nostradamus." *Encyclopedia of World Biography*. http://www .notablebio.graphies.com/Ni-Pe/Nostradamus.html
"Nostradamus Biography." Biography.com. http://www.biography.com/people/nostradamus-9425407#studies
"Nostradamus Was the Most Famous Plague Doctor During Black Death Years." Pravda Report, pravda.ru website, February 9, 2009. http://english.pravda.ru/science/earth/09-02-2009/107080-nostradamus black_ death-0/
Pahl, Ronald Hans. *Creative Ways to Teach the*

Mysteries of History. Vol. 1. Lanham, MD: Rowman and Littlefield Education, 2005.

"Petrarch on the Plague." The Decameron Web, a project of the Italian Studies Department's Virtual Humanities Lab at Brown University, February 18, 2010. http://www.brown.edu/Departments/Italian Studies/dweb/plague/perspectives/petrarca.php

"Plague— Fact Sheet No. 267." World Health Organiza tion media website, November 2014. http://www.who.int/mediacentre/factsheets/fs267/en/

"Rat- Shit- Covered Physicians Baffled by Spread of Black Plague."*The Onion*, December 15, 2009. http://www.theonion.com/article/rat-shit-covered- physicians-baffled-by-spread-of-b-2876.

Roberts, Russell. *The Life and Times of Nostradamus*. Hockessin, DE: Mitchell Lane, 2008.

Ross, Scarlett. *Nostradamus for Dummies*. Hoboken, NJ: Wiley, 2005.

Slavicek, Louise Chipley. *Great Historic Disasters: The Black Death*. New York: Chelsea House, 2008.

Trendacosta, Katherine. "The 'Science' Behind Today's Plague Doctor Costume."iO9blog. October 19, 2015. http://io9.gizmodo.com/the-science- behind-todays-plague-doctor-costume-1737404375.

Wilson, Ian. *Nostradamus: The Man Behind the Prophecies*. New York: St. Martin's Press, 2002.

ダンシングマニア

Backman, E. Louis. *Religious Dances*. Translated by E. Classen. Dance Books, 2009.

Berger, Fred K. "Conversion Disorder." Medline Plus. October 31, 2014. https://www.nlm.nih.gov/medlineplus/ency/article/000954.htm

"Cases of Mass Hysteria Th roughout History." Onlineviralnews.com. September 18, 2015. http://onlineviralnews.com/cases-of-mass-hysteria-throughout- history/

"Contagious Laughter." WYNC RadioLab. Season 4, episode 1. http://www.radiolab.org/story/91595-contagious-laughter/

Dominus, Susan, "What Happened to the Girls in Le Roy."*New York Times Magazine*. March 7, 2012. http://www.nytimes.com/2012/03/11/magazine/teen-age-girls-twitching- le-roy.html

Kramer, Heinrich, and James (Jacob) Sprenger. *Malleus Maleficarum*. 1486. Translated by Montague Summers in 1928. Digireads.com. 2009.

Mendelson, Scott. "Conversion Disorder and Mass Hysteria." *Huffpost Healthy Living*, February 2, 2012. http://www.huffi ngton-post.com/scott- mendelson-md/mass-hysteria b 1239012.html

Midelfort, H. C. Erik. *A History of Madness in Sixteenth- Century Germany*. Stanford: Stanford University Press, 1999.

Paracelsus. *Essential Theoretical Writings*. Edited by Wouter J. Hanegraaff. Translated by Andrew Weeks. Leiden: Brill, 2008. http://selfdefinition.org/magic/Paracelsus-Essential-Theoretical-Writings.pdf.

Sebastian, Simone. "Examining 1962's 'Laughter Epidemic.' "*Chicago Tribune*, July 29, 2003. http://articles.chicagotribune.com/2003-07-29/features/0307290281 1 laughing-40th-anniversary-village.

Siegel, Lee. "Cambodians' Vision Loss Linked to War Trauma."*Los Angeles Times*, October 15, 1989. http://articles.latimes.com/1989-10-15/news/mn- 232 1 vision-loss.

"St. Vitus' Dance." BBC Radio 3. September 7, 2012. http://www.bbc.co.uk/programmes/b018h8kv.

Waller, John. *The Dancing Plague: The Strange, True Story of an Extraordinary Illness*. Naperville, IL: Sourcebooks, 2009.

——. "In a Spin: Th e Mysterious Dancing Epidemic of 1518." *Science Direct*, September 2008. http://www.sciencedirect.com/science/article/pii/S0160932708000379

天然痘

Bell, John. *Bell's British Theatre, Consisting of the Most Esteemed English Plays*. Vol. 17. 1780. Google digital from the library of Harvard University. https://archive.org/details/bellsbritishthe19bellgoog.

Bingham, Jane. *The Inca Empire*. Chicago: Reed Elsevier, 2007.

Boseley, Sarah. "Lancet Retracts 'Utterly False' MMR Paper." *Guardian*, February 2, 2010. http://www.theguardian.com/society/2010/feb/02/lancet- retracts-mmr- paper

Buckley, Christopher. *But Enough About You*. New York: Simon and Schuster, 2014.

Campbell, John. "An Account of the Spanish Settlements in America." 1762. Hathi Trust Digital Library. http://catalog.hathitrust.org/Record/008394522.

Clark, Liesl. "The Sacrificial Ceremony." *NOVA*. November 24, 1998. http://www.pbs.org/wgbh/nova/ancient/sacrificial-ceremony.html

"The Conquest of the Incas— Francisco Pizarro." PBS.org. http://www.pbs.org/conquistadors/pizarro/pizarro fl at.html

Cook, Noble David. *Born to Die: Disease and New World Conquest, 1492–1650*. Cambridge: Cambridge University Press, 1998.

Deer, Brian. "Exposed: Andrew Wakefield and the MMR- Autism Fraud."briandeer.com. http://briandeer.com/mmr/lancet-summary.htm— — —. "MMR Doctor Given Legal Aid Th ousands."*Sunday Times*, December31, 2006. http://briandeer.com/mmr/st-dec- 2006.htm

Diamond, Jared M. *Guns, Germs and Steel*（ジャレド・M・ダイアモンド『銃・病原菌・鉄 -1 万 3000 年にわたる人類史の謎』). New York: Norton, 1997.

——. "Episode One: Out of Eden— Transcript." *Guns, Germs and Steel*.

ETV Education, PBS.org. 2016 http://www.pbs.org/gunsgermssteel/show/transcript1.html

"The Fall of the Aztecs— December 1520: Siege, Starvation & Smallpox." PBS.org. http://www.pbs.org/conquistadors/cortes/cortes h00.html

"Frequently Asked Questions about Smallpox Vaccine." Centers of Disease Control and Prevention. http://www.bt.cdc.gov/agent/smallpox /vaccination/faq.asp.

Gordon, Richard. *Th e Alarming History of Medicine*（リチャード・ゴードン『歴史は病気でつくられる』）. New York: St. Martin's Griffin, 1993.

Grob, Gerald N. *The Deadly Truth: A History of Disease in America*. Cambridge, MA: Harvard University Press, 2005.

Gross, C. P., and K. A. Sepkowitz. "The Myth of the Medical Breakthrough: Smallpox, Vaccination, and Jenner Reconsidered." *International Journal of Infectious Diseases*, July 1998. https://www.researchgate.net/publication/13454451 Gross CP Sepkowitz KATh e myth of the medical break through smallpox vaccination and Jenner reconsidered Int J Infect_ Dis 354-60.

Grundy, Isobel. *Lady Mary Wortley Montagu: Comet of the Enlightenment*. Oxford: Oxford University Press, 1999.

Halsall, Paul. "Modern History Sourcebook: Lady Mary Wortley Montagu (1689–1762): Smallpox Vaccination in Turkey." Fordham University, July 1998. http://legacy.fordham.edu/halsall/mod/montagu-smallpox.asp.

" Human Sacrifice and Cannibalism in the Aztec People." Michigan State University, Rise of Civilization course, April 21, 2013. http://anthropology. msu.edu/anp363-ss13/2013/04/21/human-sacrifice-and-cannibalism-in- the-aztec- people/

Jakobsen, Hanne. "The Epidemic That Was Wiped Out." ScienceNordic, April 14, 2012. http://sciencenordic.com/epidemic- was-wiped-out

Jongko, Paul. "10 Ancient Cultures That Practiced Ritual Human Sacrifice." TopTenz website: July 29, 2014. http://www.toptenz.net/10-ancient- cultures-practiced-ritual-human-sacrifice.php-.

Kramer, Samantha. "Aztec Human Sacrifice." Michigan State University, Great Discoveries in Archaeology course, April 25, 2013. http://anthropology.msu.edu/anp264-ss13/2013/04/25/aztec-human-sacrifice/

MacQuarrie, Kim. *The Last Days of the Incas*. New York: Simon and Schuster, 2007.

Mann, Charles C. "1491." *Atlantic*, March 2002. http://www.theatlantic.com/magazine/archive/2002/03/1491/302445/

"Measles." Media Center— Fact Sheet. World Health Or ganization. March 2016. http://

www.who.int/mediacentre/factsheets/fs286/en/

Montagu, Lady Mary Wortley. "Lady Mary Wortley Montagu on Small Pox in Turkey [Letter]." Annotated by Lynda Payne. Children and Youth in History. Item #157. https://chnm.gmu.edu/cyh/primary-sources/157.

Oldstone, Michael B. A. *Viruses, Plagues and History*. Oxford: Oxford University Press, 1998.*New York Times* on the Web Books. https://www. nytimes.com/books/first/o/oldstone-viruses.html

Osler, William. "Man's Redemption of Man." *American Magazine*, November 2010 to April 1911. Digitized by Google. https://books.google.co.jp/books/about/Man_s_Redemption_of_Man.html?id=af-NaAAAAQAAJ&redir_esc=y

Pringle, Heather. "Lofty Ambitions of the Inca." *National Geographic Magazine*, April 2011. http://ngm.nationalgeographic.com/2011/04/inca-empire/pringle-text/1

Riedel, Stefan. "Edward Jenner and the History of Smallpox and Vaccination." Baylor University Medical Center Proceedings, January 2005. http://www.ncbi.nlm.nih.gov/pmc/articles/PMC1200696/

Rotberg, Robert I., ed. *Health and Disease in Human History*. A Journal of Interdisciplinary History Reader. Cambridge, MA: MIT Press, 1953.

Salcamayhua, Don Juan. "An Account of the Antiquities of Peru." Sacred-Texts.com. http://www.sacred-texts.com/nam/inca/rly/rly2.htm

Shuttleton, David E. *Smallpox and the Literary Imagination, 1660–1820*. Cambridge:Cambridge University Press, 2007.

Stevenson, Mark. "Brutality of Aztecs, Mayas Corroborated."*Los Angeles Times*, January 23, 2005. http://articles.latimes.com/2005/jan/23/news/adfg-sacrifice23.

"The Story of...Smallpox— and Other Deadly Eurasian Germs." From *Guns, Germs and Steel*. PBS.org. http://www.pbs.org/gunsgermssteel/variables/smallpox.html

"Timeline of Germ Warfare." ABC News. http://abcnews.go.com/Nightline/story ? id = 128610.

"Variolation." Project Gutenberg Self- Publishing Press. http://self.gutenberg.org/articles/variolation.

Viegas, Jennifer. "Aztecs: Cannibalism Confirmed?" *Tribe*, January 28, 2005. http://history-geeks-get-chicks.tribe.net/thread/a46bf658-ce68-4840-93a6-c10f66302485.

Whipps, Heather. "How Smallpox Changed the World." Livescience website. June 23, 2008. http://www.livescience.com/7509-smallpox-changed- world.html.

Wood, Michael. *Conquistadors*. BBC Digital. 2015. https://books.google.com/books ? id = xKqFCAAAQBAJ & pg = PA90 & lpg = PA90 & dq = %22Cort%C3%A9s+stared+at+him+-for+a+moment+and+then+pat-ted+him+on+the +head.%22 & source = bl & ots = eTKqshNJKf & sig = gtnba jA3wRSChgmOFWsJgRTdGPc & hl = en & sa = X & ved = 0CCYQ6AEwAWoVCh-MIivn7vODlxgIV1FmICh3E5QPM#v = onepage & q = smallpox & f = false

梅毒

Blackmon, Kayla Jo. "Public Power, Private Matters: The American Social Hygiene Association and the Policing of Sexual Health in the Progressive Era." Thesis, University of Montana, Missoula, MT. May 2014. http://etd.lib.umt.edu/theses/available/etd-06262014-081201/unrestricted/publicpowerprivatemattersblackmanthesisupload.pdf.

Blackwood's Edinburgh Magazine, April 1818. Ann Arbor: University of Michigan Library, 2009. https://books.google.com/books ? id = res 7AQAAMAAJ & pg = PA554 & lpg = PA554 & dq = No+Nose +club +edinburgh+magazine & source = bl & ots = W4wo-3O32h & sig = uIMQaVaBb-fUR2jhEGvRsl GWZZ4 & hl = en & sa = X & ved = 0ahUKEwijzYSmx57MAh-VG3mMKHRQ9AkEQ6AEIMjAD#v = onepage & q = No%20Nose%20club%20 edinburgh%20magazine & f = false

Chahal, Vickram. "The Evolution of Nasal Recon-

struction: The Origins of Plastic Surgery." Proceedings of the 10th Annual History of Medicine

Days. University of Calgary, Calgary, Alberta, March 23–24, 2001. http://www.ucalgary.ca/uofc/Others/HOM/Dayspapers2001.pdf

Conrad, Lawrence I., Michael Neve, Vivian Nutton, Roy Porter, and Andrew Wear. *The Western Medical Tradition: 800 BC to AD 1800*. Cambridge:

Cambridge University Press, 1995.

"Diseases and Conditions: Syphilis." Mayo Clinic. January 2, 2014. http://www.mayoclinic.org/diseases-conditions/syphilis/basics/symptoms/con-20021862.

Eamon, William. *The Professor of Secrets: Mystery, Medicine and Alchemy in Renaissance Italy*. Washington: National Geographic Society, 2010.

Fitzharris, Lindsey. "Renaissance Rhinoplasty: Th e 16th- Century Nose Job." The Chirurgeon's Apprentice website. September 4, 2013. http://the chirurgeonsapprentice.com/2013/09/04/renaissance-rhinoplasty-the- 16th-century-nose-job/#f1.

Frith, John. "Syphilis— Its Early History and Treatment until Penicillin and the Debate on Its Origins." *Journal of Military and Veterans' Health* 20, no. 4 (). http://jmvh.org/article/syphilis-its-early-history-and- treatment- until- penicillin-and- the-debate-on-its-origins/

Hayden, Deborah. *Pox: Genius, Madness and the Mysteries of Syphilis*. New York: Basic Books, 2003.

Hertz, Abraham, and Emanuel Lincoln. *The Hidden Lincoln: From the Letters and Papers of William H. Herndon*. New York: Viking Press, 1938.

Jordan, Anne. *Love Well the Hour: The Life of Lady Colin Campbell, 1857–1911*. Leicester: Matador, 2010.

Jung, C. G. *Nietzsche's Zarathustra: Notes of the Seminar given in 1934–1939*. 2 vols. Edited by James L, Jarrett. Prince ton: Prince ton University Press, 2012. E- book.

Magner, Lois N. *A History of Medicine*. New York: Marcel Dekker, 1992.

Matthews, Robert. " 'Madness' of Nietzsche Was Cancer Not Syphilis." *Telegraph*, May 4, 2003. http://www.telegraph.co.uk/education/3313279/Madness-of-Nietzsche-was-cancer-not-syphilis.html

"Nasal Reconstruction Using a Paramedian Forehead Flap." Wikipedia. July 22, 2014. http://en.wikipedia.org/wiki/Nasal reconstruction using_ a paramedian forehead fl ap#cite note-2.

Rotunda, A. M., and R. G. Bennett. "The Forehead Flap for Nasal Reconstruction: How We Do It." Skin Therapy Letter.com. March 2006. http://www.skintherapyletter.com/2006/11.2/2.html

Serratore, Angela. "Lady Colin: The Victorian Not- Quite- Divorcee Who Scandalized London." Jezebel.com. November 11, 2014. http://jezebel.com/lady- colin- the-victorian- not-quite-divorcee-who-scanda-1650034397.

Sinclair, Upton. *Damaged Goods*: John C. Winston Company, 1913.

Stapelberg, Monica- Maria. *Through the Darkness: Glimpses into the History of Western Medicine*. UK: Crux, 2016.

Stewart, Walter. *Nietzsche: My Sister and I: A Critical Study*. Xlibris, 2007.

Weiss, Philip. "Beethoven's Hair Tells All!" *New York Times Magazine*, November 29, 1998. http://www.nytimes.com/1998/11/29/magazine/beethoven-s-hair-tells-all.html ? pagewanted = all

結核

Brown, Sue. *Joseph Severn, A Life: The Rewards of Friendship*. Oxford: Oxford University Press, 2009.

Bynum, Helen. *Spitting Blood: The History of Tuberculosis*. Oxford: Oxford University Press, 2012.

Byrne, Katherine. *Tuberculosis and the Victorian Literary Imagination*. Cambridge: Cambridge University Press, 2011.

Clark, James. *Medical Notes on Climate, Diseases, Hospitals, and Medical Schools, in France, Italy and Switzerland*. 1820, Reprint, Cambridge: Cambridge University Press, 2013.

Dubos, Rene, and Jean Dubos. *Th e White Plague: Tuberculosis, Man and Society*（ルネ・デュボス、ジーン・デュボス『白い疫病 - 結核と人間と社会』）.Boston: Little, Brown, 1996.
Frith, John. "History of Tuberculosis: Part 1—Phthisis, Consumption and the White Plague." *Journal of Military and Veterans' Health* 22, no. 2 (November 2012). http://jmvh.org/article/history-of-tuberculosis-part-1-phthisis- consumption-and-the-white-plague/
Hawksley, Lucinda. *Lizzie Siddal: The Tragedy of a Pre- Raphaelite Supermodel*. New York: Walker, 2004.
Hugo, Victor. *The Works of Victor Hugo, One Volume Edition*. New York: Collier, 1928.
"International Drug Price Indicator Guide—Vaccine, Bcg." Management Sciences for Health. 2014. http://erc.msh.org/dmpguide/resultsdetail.cfm ? language = english & code = BCG00A & s year = 2014 & year = 2014 & str= & desc = Vaccine%2C%20BCG & pack = new & frm = POWDER & rte = INJ& class code2 = 19%2E3%2E & supplement = & class name = %2819%2E3%2E%29Vaccines%3Cbr%3E.
Jeaffreson, John Cordy. *The Real Lord Byron: New Views of the Poet's Life*. Vol.2. Ann Arbor: University of Michigan Library, 1883 (reprint 2012).
Keats, John. *The Letters of John Keats: Volume 2*. Edited by Hyder Edward Rollins. Cambridge, MA: Harvard University Press, 1958.
Lawlor, Clark. *Consumption and Literature: The Making of the Romantic Disease*. New York: Palgrave Macmillan, 2007.
Marshall, Henrietta Elizabeth. *Uncle Tom's Cabin Told to the Children*. From the Told to the Children series, edited by Louey Chisholm. New York: Dutton, 1904. http://utc.iath.virginia.edu/childrn/cbjackhp.html.
McLean, Hugh. *In Quest of Tolstoy*. Boston: Academic Studies Press, 2010.
Poe, Edgar Allan. *Great Short Works of Edgar Allan Poe*. Edited by G. R. Thompson. New York: Harper Collins, 1970.
Risse, Guenter B. *New Medical Challenges During the Scottish Enlightenment*. Leiden: Brill, 2005.
Roe, Nicholas. *John Keats: A New Life*. New Haven, CT: Yale University Press, 2012.
"Tuberculosis." Centers for Disease Control and Prevention. December 9, 2011. http://www.cdc.gov/tb/topic/treatment/
"What Is Tuberculosis?" National Institute of Allergy and Infectious Diseases. March 6, 2009. http://www.niaid.nih.gov/topics/tuberculosis/understanding/whatistb/Pages/default.aspx.
Whitney, Daniel H. *The Family Physician and Guide to Health, Together with the History, Causes, Symptoms and Treatment of the Asiatic Cholera, a Glossary Explaining the Most Difficult Words That Occur in Medical Science, and a Copious Index, to Which Is Added an Appendix*. 1833.
U.S. National Library of Medicine website. https://archive.org/details/2577008R.nlm.nih.gov.

コレラ

Dickens, Charles. "The Troubled Water Question." *House hold Words, a Weekly Journal*, April 13, 1850. https://books.google.com/books ? id = MPNAA QAAMAAJ & pg = PA53 & lpg = PA53 & dq = charles+dickens+troubled+water+question & source = bl & ots = aVNLBwQOCh & sig = oAGlh CUH-9fzUJik8llHyOxoCjSI & hl = en & sa = X& ved = 0ahUKEwiho5uK8OHLAhWBbiYKHV5iChkQ6AEILTAD#v = onepage & q = charles%20dickens%20troubled%20water%20question & f = false.
Dorling, Danny. *Unequal Health: The Scandal of Our Times*. Bristol: Policy Press, 2013.
Halliday, Stephen. "Death and Miasma in Victorian London: An Obstinate Belief." *British Medical Journal*, October 23, 2001. http://www.bmj.com/content/323/7327/1469.
——. *The Great Stink of London: Sir Joseph Bazalgette and the Cleansing of the Victorian Metropolis*. Gloucestershire: History Press, 2001.
Hempel, Sandra. "John Snow."『ランセット』 381, no. 9874 (April 13, 2013). http://www.

thelancet.com/journals/lancet/article/PIIS0140-6736(13)60830-2/fulltext ? elsca1 = TW.

Johnson, Steven. *Th e Ghost Map: Th e Story of London's Most TerrifyingEpidemic— and How It Changed Cities, Science and the Modern World*（スティーヴン・ジョンソン『感染地図―歴史を変えた未知の病原体』）. New York: Penguin, 2006. Kindle edition.

——. "How the 'Ghost Map' Helped End a Killer Disease." TEDsalon. November 2006. https://www.ted.com/talks/steven johnson tours the_ ghost map ? language = en#t-59501.

"Retrospect of Cholera in the East of London." 『ランセット』, 2 (September 29, 1866). https://books.google.com/books ? id = SxxAAAAAcAAJ & pg = PA1317& lpg = PA1317 & dq = The+Lancet+london+Cholera+in+the+east+of+london++September+29+1866 & source = bl & ots = Z-bAnpDI5s & sig = ZgLR Bf3WznA2gzwsbgZAzmuQBlE& hl = en & sa = X & ved = 0ahUKEwimtf-Ik- LLA-hUDKCYKHQQ5DwUQ6AEIHDAA#v = onepage & q = The%20Lancet%20london%20Cholera%20in%20the%20east%20of%20london%20%20September%20 29%201866 & f = false.

Reuters. "Why Bad Smells Make You ag." ABC Science. March 5, 2008. http://www.abc.net.au/science/articles/2008/03/05/2180489.htm

"Reverend Henry Whitehead." UCLA Department of Epidemiology, School of Public Health. http://www.ph.ucla.edu/epi/snow/whitehead.html

Snow, John. "John Snow's Teetotal Address." Spring 1836. From the British

Temperance Advocate, 1888. UCLA Department of Epidemiology, School of Public Health. http://www.ph.ucla.edu/epi/snow/teetotal.html.

——. "Letter to the Right Honourable Sir Benjamin Hall, Bart., President of the General Board of Health." July 12, 1855. Original pamphlet courtesy of the Historical Library, Yale University Medical School. The John Snow Archive and Research Companion. http://johnsnow.matrix.msu.edu/work.php ? id = 15-78-5A.

——. "On Chloroform and Other Anaesthetics: Their Action and Administration." January 1, 1858. The Wood Library Museum. http://www.woodlibrarymuseum.org/ebooks/item /6 43/snow,-john .-on-chloroform- and-other-anaesthetics,-their-action-and-administration -(with-a-memoir-of-the-author,-by-benjamin-w .-richardson).

——. "On the Mode of Communication of Cholera." Pamphlet. 1849. Reviewed in the *London Medical Gazette*44 (September 14, 1849). The John Snow Archive and Research Companion. http://johnsnow.matrix.msu.edu/work.php ? id = 15-78-28

"Snow's Testimony." UCLA Department of Epidemiology, School of Public Health. http://www.ph.ucla.edu/epi/snow/snowstestimony.html

Tuthill, Kathleen. "John Snow and the Broad Street Pump." *Cricket*, November 2003. UCLA Department of Epidemiology, School of Public Health. http://www.ph.ucla.edu/epi/snow/snowcricketarticle.html

Vinten- Johansen, Peter, Howard Brody, Nigel Paneth, Stephen Rachman, and Michael Rip. *Cholera, Chloroform, and the Science of Medicine: A Life of John Snow.* Oxford: Oxford University Press, 2003.

ハンセン病

"An Act to Prevent the Spread of Leprosy, 1865." January 1865. National Park Service. http://www.nps.gov/kala/learn/historyculture/1865.htm

"Appendix M: Special Report from Rev. J. Damien, Catholic Priest at Kalawao, March 1886." Report of the Board of Health. https://books.google.com/books ? id = C7JNAAAAMAAJ & pg = PR110 & lpg = PR110 & dq = Special+report+J.+Damien+1886 & source = bl & ots = R1-cZ SXPp & sig = M1DwLciA-

7V1IR-D-fKmCsPaen7I & hl = en & sa = X& ved = 0ahUKEwj0-fvLsuLLAh-WBLyYKHdSjArUQ6AEIKDAE#v = onepage & q = Special%20report%20J. %20 Damien%201886 & f = false.

Blom, K. "Armauer Hansen and Human Leprosy Transmission. Medical Ethics and Legal Rights." 1973. U.S. National Library of Medicine. http://www.ncbi.nlm.nih.gov/pubmed/4592244.

Brown, Stephen. "Pope Canonizes Leper Saint Damien, Hailed by Obama." Edited by David Stamp. Reuters, October 11, 2009. http://www.reuters.com//article/2009/10/11/us-pope-saints-idUSTRE59A0YW20091011.

"Damien the Leper." Franciscans of St. Anthony's Guild. 1974. Eternal World Television Network. https://www.ewtn.com/library/MARY/DAMIEN.HTM.

Daws, Gavan. *Holy Man: Father Damien of Molokai*. Honolulu: University of Hawaii Press, 1989.

Eynikel, Hilde. *Molokai: The Story of Father Damien*. St. Paul's/Alba House, 1999.

Farrow, John. *Damien the Leper: A Life of Magnificent Courage, Devotion & Spirit*. New York: Image Book (Doubleday), 1954.

Gould, Tony. *A Disease Apart: Leprosy in the Modern World*. New York: St. Martin's Press, 2005.

O'Malley, Vincent J. *Saints of North America*. Huntington, IN: Our Sunday Visitor, 2004.

"St. Damien of Molokai." Catholic Online. http://www.catholic.org/saints/saint.php ? saint id = 2817.

"Salmonella." Foodborne Illness website. http://www.foodborneillness.com/salmonella food poisoning/

Senn, Nicholas. " Father Damien, the Leper Hero." *Journal of the American Medical Association*, August 27, 1904. https://books.google.com/books? pg = PA605 & lpg = PA607 & sig = mJi mLzilMWH9Ac7pkeCYkw-ZxXg& ei= c6KySpScI9GklAe3y4H5Dg & ct = result & id = e-sBAAAAYAAJ & ots= LaTpBrjyQJ#v = onepage & q& f = false.

Stevenson, Robert Louis. " Father Damien—an Open Letter to the Reverend Dr. Hyde of Honolulu," February 25, 1890. http://www.fullbooks.com/Father-Damien.html

——. "The Letters of Robert Louis Stevenson—Volume 2, Letter to James Payn, June 13, 1889." Free Books. http://robert-louis-stevenson.classic-literature.co.uk/the-letters-of-robert-louis-stevenson-volume-2/ebook-page-60.as.

Stewart, Richard. *Leper Priest of Molokai: The Father Damien Story*. Honolulu: University of Hawaii Press, 2000.

Volder, Jan de. *The Spirit of Father Damien: The Leper Priest— a Saint for Our Time*. San Francisco: Ignatius Press, 2010.

Yandell, Kate. "The Leprosy Bacillus, circa 1873." *TheScientist*, October 1, 2013. http://www.the-scientist.com/? articles.view/article-No/37619/title/Th e-Leprosy-Bacillus—circa-1873/

腸チフス

Baker, S. Josephine. *Fighting for Life*. 1939. Reprint, New York: *New York Times* Review of Books, 2013.

Bartoletti, Susan Campbell. *Terrible Typhoid Mary: A True Story of the Deadliest Cook in America*. New York: Houghton Mifflin Harcourt, 2015.

Gray, Dr. Annie. "How to Make Ice Cream the Victorian Way." English Heritage website. http://www.english-heritage.org.uk/visit/pick-of-season/how-to-make-victorian-ice-cream/

Huber, John B. " 'Microbe Carriers'— the Newly Discovered."*Richmond Times Dispatch*, July 11, 1915. Chronicling America: Historic American Newspapers. Library of Congress. http://chroniclingamerica.loc.gov/lccn/sn83045389/1915-07-11/ed-1/seq-42/#date1=1915 & index=0 & rows=20& words=typhoid+Typhoid & searchType= basic & sequence=0&state=&-date2=1915 & proxtext=typhoid&y=0&x-=0&dateFilterType=yearRange&page=1

Leavitt, Judith Walzer. *Typhoid Mary: Captive to the Public's Health*. Boston: Beacon Press, 1996.

Lowth, Mary. "Typhoid and Paratyphoid Fever."

Patient website. February 25, 2015. http://patient.info/doctor/typhoid- and- paratyphoid- fever-pro
Mallon, Mary. "In Her Own Words." 2014, NOVA. http://www.pbs.org/wgbh/nova/typhoid/letter.html
McNeil, Donald G., Jr. "Bacteria Study Offers Clues to Typhoid Mary Mystery." *New York Times*, August 26, 2013. http://www.nytimes.com/2013/08/27/health/bacteria-study-offers-clues-to-typhoid-mary-mystery.html ? r=0
"Mystery of the Poison Guest at Wealthy Mrs. Case's Party." *Richmond Times Dispatch*, August 22, 1920. Chronicling America: Historic American Newspapers. Library of Congress. http://chroniclingamerica.loc.gov/lccn/sn83045389/1920-08-22/ed-1/seq-51/#date1=1907&index=3&rows=20&words =Mary+Typhoid+typhoid & searchType = basic & sequence= 0& state = & date2 = 1922 & proxtext = typhoid+mary+ & y = 12 & x =1& dateFilterType = yearRange & page = 1
Park, William H. "Typhoid Bacilli Carriers." 1908. Primary Sources: Workshops in American History. https://www.learner.org/workshops/primarysources/disease/docs/park2.html
Petrash, Antonia. *More Than Petticoats: Remarkable New York Women*. Guilford; CT: TwoDot, 2001.
Sawyer, Wilbur A. "How a Dish of Baked Spaghetti Gave 93 Eaters Typhoid Fever." *Richmond Times Dispatch*, July 11, 1915. Chronicling America: Historic American Newspapers. Library of Congress. http://chroniclingamerica.loc.gov/lccn/sn83045389/1915-07-11/ed-1/seq-43/
Soper, George A. "The Work of a Chronic Typhoid Germ Distributor." 1907.
Primary Sources: Workshops in American History. https://www.learner.org/workshops/primarysources/disease/docs/soper2.html
"Thrives on Typhoid." *Washington Herald*, April 7, 1907. Chronicling America: Historic American Newspapers. Library of Congress. http://chroniclingamerica.loc.gov/lccn/sn83045433/1907-04-07/ed-1/seq-12/
"Typhoid Mary Wants Liberty." *Richmond Planet*, July 10, 1909. Chronicling America: Historic American Newspapers. Library of Congress. http://chroniclingamerica.loc.gov/lccn/sn84025841/1909-07-10/ed-1/seq-7/#date1 = 1836 & sort = relevance & rows = 20 & words = MARY+TYPHOID&searchType = basic & sequence = 0 & index = 0 & state = & date2 = 1922& proxtext = typhoid+mary & y = 0 & x = 0 & dateFilterType = yearRange & page = 2

スペインかぜ

Barnett, Randy. "The Volokh Conspiracy: Expunging Woodrow Wilson from
Official Places of Honor." *Washington Post*, June 25, 2015. https://www.washingtonpost.com/news/volokh-conspiracy/wp/2015/06/25/expunging-woodrow-wilson-from-offi cial- places-of-honor/
Barry, John M. *Th e Great Infl uenza: Th e Story of the Deadliest Pandemic in History*.(ジョン・M・バリー『グレート・インフルエンザ』). New York: Penguin, 2004.
Board of Global Health, Institute of Medicine of the National Academies. "The Threat of Pandemic Influenza: Are We Ready?" Workshop overview. National Center for Biotechnology Information. 2005. http://www.ncbi.nlm.nih.gov/books/NBK22148/
——. *The Threat of Pandemic Influenza: Are We Ready?*. Workshop summary edited by Stacey L. Knobler, Alison Mack, Adel Mahmoud, Stanley M. Lemon. Washington: National Academies Press, 2005. http://www.ncbi.nlm.nih.gov/books/NBK22156/
Connor, Steve. "American Scientists Controversially Recreate Deadly Spanish Flu." 『インデペンデント』, June 11, 2014. http://www.independent.co.uk/news/science/american-scientists-controversially-recreate-deadly- spanish-flu- virus-9529707.html
Crosby, Alfred W. *Amer i ca's Forgotten Pandemic: Th e Infl uenza of 1918*（アルフレッド・

W・クロスビー『史上最悪のインフルエンザ――忘れられたパンデミック』）Cambridge: Cambridge University Press, 2003. Kindle edition.

Dotinga, Randy. "5 Surprising Facts about Woodrow Wilson and Racism."『クリスチャン・サイエンス・モニター』, December 14, 2013. http://www.csmonitor.com//Books/chapter-and-verse/2015/1214/5-surprising-facts-about- Woodrow-Wilson-and-racism.

Ewing, Tom. "Influenza in the News: Using Newspapers to Understand a Public Health Crisis." National Digital Newspaper—Program Awardee Conference, September 26, 2012. http://www.flu1918.lib.vt.edu/wp-content/uploads/2012/11/NDNP Ewing Influenza 25Sept2012.pdf.

"The Flu of 1918." *Pennsylvania Gazette*, October 28, 1998. http://www.upenn.edu/gazette/1198/lynch2.html

"The Great Pandemic— New York." United States Department of Health and

Human Services. http://www.flu.gov/pandemic/history/1918/your state/northeast/newyork/

Greene, Jeffrey, and Karen Moline. *The Bird Flu Pandemic: Can It Happen? Will It Happen? How to Protect Your Family If It Does*. New York: St. Martin's Press, 2006.

Greenslade, Roy. "First World War: How State and Press Kept Truth off the Front Page."*Guardian*, July 27, 2014. http://www.theguardian.com/media/2014/jul/27/first-world-war-state-press-reporting.

Hardy, Charles. " 'Please Let Me Put Him in a Macaroni Box'— the Spanish

Influenza of 1918 in Philadelphia." WHYY- FM radio program *The Influenza Pandemic of 1918*. Philadelphia, 1984. History Matters website. http://historymatters.gmu.edu/d/13/

"Influenza 1918." A complete transcript of the program. *American Experience*. PBS.org.1998. http://www.pbs.org/wgbh/americanexperience/features/transcript/influenza-transcript/

Kolata, Gina. *The Story of the Great Influenza Pandemic of 1918 and the Search for the Virus That Caused It*. New York: Touchstone, 1999.

Kreiser, Christine M. "1918 Spanish Influenza Outbreak: The Enemy Within." HistoryNet website. October 27, 2006. http://www.historynet.com/1918- spanish-influenza-outbreak-the-enemy-within.htm

Nicholson, Juliet. "The War Was Over but Spanish Flu Would Kill Millions More."*Telegraph*, November 11, 2009. http://www.telegraph.co.uk/news/health/6542203/The-war-was-over-but-Spanish-Flu-would-kill-millions-more.html#disqus thread.

"Over There." A song by George M. Cohan. Wikipedia. https://en.wikipedia.org/wiki/Over There.

Porter, Katharine Anne. *Pale Horse, Pale Rider: Three Short Novels*（キャサリン・アン・ポーター『蒼ざめた馬、蒼ざめた騎手』）. New York: Harcourt Brace, 1967.

"Scientific Nursing Halting Epidemic." *Philadelphia Inquirer*, October 15, 1918. From the Influenza Encyclopedia, University of Michigan Library. http://quod.lib. umich.edu/f/flu/3990fl u.0007.993/1.

"Spanish Influenza in North America, 1918–1919." Harvard University Library: Contagion— Historical Views of Diseases and Epidemics. http://ocp.hul.harvard.edu/contagion/influenza.html

Trilla, Antoni, Guillem Trilla, and Carolyn Daer. "The 1918 'Spanish Flu' in Spain." *Oxford Journals, Clinical Infectious Diseases* 47, no. 5 (2008). http://cid.oxfordjournals.org/content/47/5/668.full.

Willerson, James T. "The Great Enemy— Infectious Disease." Edited by S.

Ward Casscells and Mohammad Madjid. *Texas Heart Institute Journal*, 2004. http://www.ncbi.nlm.nih.gov/pmc/articles/PMC387424/

"Woodrow Wilson." Th e Great Pandemic— Th e United States in 1918–1919.

United States Department of Health and Human Ser vices. http://www.flu.gov/pandemic/history/1918/biographies/wilson/

嗜眠性脳炎

Carswell, Sue. "Oliver Sacks."『ピープル』, February 11, 1991. https://people.com/archive/oliver-sacks-vol-35-no-5/

Crosby, Molly Caldwell. *Asleep: The Forgotten Epidemic That Remains One of Medicine's Greatest Mysteries*. New York: Berkley Books, 2010. Kindle edition.

Golden, Tim. "Bronx Doctor Has Best- Seller, Hit Movie and No Job."*New York Times*, February 16, 1991. http://www.nytimes.com/1991/02/16/nyregion/bronx-doctor-has-best-seller-hit-movie-and-no-job.html

Kolata, Gina. *The Story of the Great Influenza Pandemic of 1918 and the Search for the Virus Th at Caused It*. New York: Touchstone, 1999.

"Mystery of the Forgotten Plague." BBC News. July 27, 2004. http://news.bbc.co.uk/2/hi/health/3930727.stm

"Parkinson Disease." *New York Times Health Guide*. September 16, 2013. http://www.nytimes.com/health/guides/disease/parkinsons-disease/levadopa -(l-dopa).html

Reid, Ann H., Sherman McCall, James M. enry, and Jeffrey K. Taubenberger. "Experimenting on the Past: The Enigma of von Economo's Encephalitis Lethargica." *Journal of Neuropathology and Experimental Neurology*, July 2001. http://jnen.oxfordjournals.org/content/60/7/663.

Sacks, Oliver. *Awakenings*（オリヴァー・サックス『レナードの朝』）. New York: Vintage Books, 1999.

Vilensky, Joel A. *Encephalitis Lethargica: During and After the Epidemic*. Oxford: Oxford University Press, 2011. Kindle edition.

Vilensky, Joel A. "Sleeping Princes and Princesses: The Encephalitis Lethargica Epidemic of the 1920s and a Contemporary Evaluation of the Disease." Presentation Slides. 2008. http://slideplayer.com/slide/3899891/

Vilensky, Joel A. "The 'Spanish Flu' Epidemic of 1918 & Encephalitis Lethargica." The Sophie Cameron Trust, Bath, England. http://www.thesophie camerontrust.org.uk/research-epedemic.htm

Vincent, Angela. "Encephalitis Lethargica: Part of a Spectrum of Poststreptococcal Autoimmune Diseases?" *Brain: A Journal of Neurology*, December 16, 2003. http://brain.oxfordjournals.org/content/127/1/2

ロボトミー

Beam, Alex. *Gracefully Insane: Th e Rise and Fall of Amer i ca's Premier Mental Hospital*. New York: Public Aff airs, 2009.

Borden, Audrey. *The History of Gay People in Alcoholics Anonymous: From the Beginning*. New York: Routledge, 2013.

Dully, Howard, and Charles Fleming. *My Lobotomy*（ハワード・ダリー、チャールズ・フレミング『ぼくの脳を返して - ロボトミー手術に翻弄されたある少年の物語』）. New York: Three Rivers Press, 2008.

Dynes, John B., and James L. Poppen. "Lobotomy for Intractable Pain." *Journal of the American Medical Association*140, no. 1 (May 7, 1949). http://jama.jamanetwork.com/article.aspx ? articleid = 304291.

El- Hai, Jack. *The Lobotomist: A Maverick Medical Genius and His Tragic Quest to Rid the World of Mental Illness*. Hoboken, NJ: J. Wiley, 2005. Kindle edition.

Harkavy, Ward. "The Scary Days When Thousands Were Lobotomized on Long Island." *Village Voice*, October 26, 1999. http://www.villagevoice.com//long-island-voice/the-scary-days-when-thousands-were- lobotomized- on- long-island- 7155435

Harlow, John M. "Recovery from the Passage of an Iron Bar through the Head." Publications of the Massachusetts Medical Society, 1868. Wikisource. https://en.wikisource.org/wiki/Recovery from the passage of an iron_ bar through the head.

"Introduction: The Lobotomist." *American Experience*. PBS. http://www .pbs.org/wgbh/americanexperience/features/introduction/lobotomist- introduction/

Kessler, Ronald. *The Sins of the Father: Joseph P. Kennedy and the Dynasty He Founded*. New York: Grand Central, 1996.

Kochar, Piya, and Dave Isay. "My Lobotomy:

Howard Dully's Story." Edited by Gary Corvino. Sound Portraits Productions. Npr.org. November 16, 2005. http://www.npr.org/2005/11/16/5014080/my-lobotomy-howard-dullys- journey.

Larson, Kate Clifford. *Rosemary: The Hidden Kennedy Daughter*. New York: Houghton Mifflin Harcourt, 2015.

Levinson, Hugh. "The Strange and Curious History of Lobotomy." Magazine, BBC News, November 8, 2011. http://www.bbc.com/news/magazine- 15629160

"Lobotomy." PsychologistWorld.com. http://www.psychologistworld.com/biological/lobotomy.php

Long, Tony. "Nov. 12, 1935: You Should (Not) Have a Lobotomy." WIRED, November 12, 2010. http://www.wired.com/2010/11/1112fi rst-lobotomy/

McGrath, Charles. "A Lobotomy That He Says Didn't Touch His Soul."*New York Times*, November 16, 2005. http://www.nytimes.com/2005/11/16/arts/a-lobotomy-that-he-says-didnt-touch-his-soul.html

"Moniz Develops Lobotomy for Mental Illness, 1935." People and Discoveries. ETV Education, PBS.org. http://www.pbs.org/wgbh/aso/databank/entries/dh35lo.html

"My Lobotomy." *All Things Considered.* Sound-Portraits Productions, November 16, 2005. http://soundportraits.org/on- air/my lobotomy/transcript.php

Phillips, Michael M. "The Lobotomy File, Part Two: One Doctor's Legacy." *Wall Street Journal*special project. 2013. http://projects.wsj.com/lobotomyfiles/? ch = two.

Pressman, Jack D. *Last Resort: Psychosurgery and the Limits of Medicine*. Edited by Charles Rosenberg and Colin James. Cambridge History of Medicine series. Cambridge: Cambridge University Press, 2002.

Raz, Mical. *Lobotomy Letters: The Making of American Psychosurgery*. Edited by Theodore M. Brown. Rochester Studies in Medical History series.

Rochester, NY: University of Rochester Press, 2015.

Scull, Andrew T., ed. *Cultural Sociology of Mental Illness: An A- to- Z Guide*.

Thousand Oaks, CA: Sage, 2014.

Vertosick, Frank T., Jr. "Lobotomy's Back."*Discover*, October 1997. http://discovermagazine.com/1997/oct/lobotomysback1240.

Weiner, Eric. "Nobel Panel Urged to Rescind Prize for Lobotomies." Npr.org. August 10, 2005. http://www.npr.org/templates/story/story.php ? storyId= 4794007

ポリオ

Castillo, Merrysha. "Jonas Salk." The Exercise of Leadership. Wagner College, New York. http://faculty.wagner.edu/lori-weintrob/jonas-salk/

"Deadly Diseases: Polio." ETV Education, PBS.org. http://www.pbs.org/wgbh/rxforsurvival/series/diseases/polio.html

"Double Party Held at Warm Springs."*New York Times*, January 30, 1934. http://query.nytimes.com/gst/abstract.html ? res = 9B01EED91E3DE23ABC4950DFB-766838F629EDE.

Eisenhower, Dwight D. "Citation Presented to Dr. Jonas E. Salk and Accompanying Remarks." The American Presidency Project. April 22, 1955. http://www.presidency.ucsb.edu/ws/? pid = 10457

Heffner, Richard D. "Man Evolving...an Interview with Jonas Salk." *Open Mind*, May 11, 1985. http://www.thirteen.org/openmind- archive/science/man-evolving/

Llanas, Sheila. *Jonas Salk: Medical Innovator and Polio Vaccine Developer*. Abdo, 2013.

Loving, Sarah. "Herd Immunity (Community Immunity)." University of Oxford, Vaccine Knowledge Project. http://www.ovg.ox.ac.uk/herd- immunity

"Measles (MCV)— Data by Country." Global Health Observatory data repository.World Health Organization. http://apps.who.int/gho/data/node.main.A826 ? ga = 1.149767604.366030890.1401971125

"Medicine: Closing In on Polio." 『タイム』, March 29, 1954. http://content.time.com//time/subscriber/article/0,33009,819686-4,00.html

Musgrave, Ian. " 'Toxins' in Vaccines: A Potentially Deadly Misunderstanding." *TheConversation*, November 28, 2012. http://theconversation.com/xins-in-vaccines-a-potentially-deadly-misunderstanding-11010

Nielsen, N. M., K. Rostgaard, K. Juel, D. Askgaard, and P. Aaby. "Long- term Mortality after Poliomyelitis." U.S. National Library of Medicine. May 2003. PubMed.com. http://www.ncbi.nlm.nih.gov/pubmed/12859038

Offit, Paul A. *Th e Cutter Incident: How America's First Polio Vaccine Led to the Growing Vaccine Crisis*. New Haven, CT: Yale University Press, 2005. Kindle edition.

"Oral Polio Vaccine." The Global Polio Eradication Initiative. http://www.polioeradication.org/Polioandprevention/Th evaccines/Oralpoliovaccine(OPV).aspx

Oshinsky, David M. *Polio: An American Story*. Oxford: Oxford University Press, 2005.

" People and Discoveries— Jonas Salk." A Science Odyssey. PBS.org. http://www.pbs.org/wgbh/aso/databank/entries/bmsalk.html

Plotkin, Stanley. " 'Herd Immunity': A Rough Guide." *Oxford Journals: Clinical Infectious Diseases* 52, no. 7 (2011). http://cid.oxfordjournals.org/content/52/7/911.full.

"Polio and Prevention." The Global Polio Eradication Initiative. http://www.polioeradication.org/polioandprevention.aspx.

"Polio: What You Need to Know." myDr website. January 12, 2011. http://www.mydr.com.au/kids-teens-health/polio-what-you-need-to-know.

"Poliomyelitis." Fact Sheet No. 114. World Health Organization. October 2015. http://www.who.int/mediacentre/factsheets/fs114/en/

Prabhu, Amar. "How Much Money Did Jonas Salk Potentially Forfeit by Not

Patenting the Polio Vaccine?" 『フォーブス』, August 9, 2012. http://www.forbes.com//sites/quora/2012/08/09/how-much-money-did-jonas-salk- potentially-forfeit-by-not-patenting- the-polio-vaccine/#1e35e3941c2d.

Stolberg, Sheryl. "Jonas Salk, Whose Vaccine Conquered Polio, Dies at 80."*Los Angeles Times*, June 24, 1995. http://articles.latimes.com/1995-06-24/news/mn-16682 1 first-polio-vaccine.

Thompson, Dennis. "The Salk Polio Vaccine: Greatest Public Health Experiment in History." CBS News, December 2, 2014. http://www.cbsnews.com/news/the-salk-polio-vaccine-greatest-public-health-experiment-in-history/

Wilson, Daniel J. *Living with Polio: The Epidemic and Its Survivors*. Chicago: University of Chicago Press, 2005.

エピローグ

Aikman, David. *Billy Graham: His Life and Influence*. Nashville: Thomas Nelson, 2007.

Buckley, William F., Jr. "Crucial Steps in Combating the Aids Epidemic; Identify All the Carriers."*New York Times*, op-ed, March 18, 1986. https://www.nytimes.com/books/00/07/16/specials/buckley-aids.html

"Catholics, Condoms and AIDS."*New York Times*, October 20, 1989. http://www.nytimes.com/1989/10/20/opinion/catholics-condoms-and-aids.html

"Huckabee Wanted AIDS Patients Isolated."*Los Angeles Times*, December 9, 2007. http://articles.latimes.com/2007/dec/09/nation/na-huckabee9

Martin, William. *With God on Our Side: The Rise of the Religious Right in America*. New York: Broadway Books, 1996.

"Mike Huckabee Advocated Isolation of AIDS Patients in 1992 Senate Race." Fox News. December 8, 2007. http://www.foxnews.com/story/2007/12/08/mike-huckabee-advocated-isolation-aids-patients-in-12-senate-race.html

Morrison, John. *Mathilde Krim and the Story of AIDS*. New York: Chelsea House, 2004. Kindle edition. Excerpt. https://books.google.com/books ? id= K- ZU35x2JaoC & pg = PA54 & lpg = PA54 & dq = How+much+did+government+spend+-investigating+tylenol & source = bl & ots = MYVv0GgLiT & sig= aGgVsBpQN6It-G971z4EFlEjqaQ8 & hl = en & sa = X &

ved = 0ahUKEwjBlLmwxrTMAhVD-dj4KHQFKB00Q6AEILDAC#v = onepage & q = How%20much%20did%20government%20spend%20investigating%20tylenol & f= false.

Plante, Hank. "Reagan's Legacy." HIV Info— Hot Topics— from the Experts. San Francisco AIDS Foundation. 2011. http://sfaf.org/hiv-info/hot-topics/from-the-experts/2011-02-reagans-legacy.html ? referrer = https://www.google.com/

Reagan, Ronald. "The President's News Conference— September 17, 1985." https://reaganlibrary.archives.gov/archives/speeches/1985/91785c.htm

Shoard, Catherine. "Elizabeth Taylor 'Worth up to 1Bn' at Time of Death." *Guardian*, March 29, 2011. http://www.theguardian.com/film/2011/mar/29/elizabeth- taylor-worth-1bn- death

Stern, Mark Joseph. "Listen to Reagan's Press Secretary Laugh About Gay People Dying of AIDS." *Slate*, December 1, 2015. http://www.slate.com/blogs/outward/2015/12/01/reagan press secretary laughs about gay_ people dying of aids.html